indayi

edition

Besuche uns im Internet:

www.indayi.de

indayi edition

Bibliografische Information der Deutschen Nationalbibliothek:

Die Deutsche Nationalbibliothek verzeichnet diese Publikation in der Deutschen Nationalbibliografie; detaillierte bibliografische Daten sind im Internet über http://dnb.d-nb.de abrufbar.

1. Auflage September 2019

Umschlaggestaltung, Lektorat und Satz: Birgit Pretzsch

Printed in Germany

ISBN-13: 978-3-947003-74-7

Dantse Dantse

ICH LIEBE MEINEN KÖRPER

Mit Power-Carbs, Ballaststoffen, Öl

endlich gezielt Problemzonen wegzaubern

... ohne Diät, mit Appetit

Abnehmen in nur 21 Tagen

- afrikanisch inspiriert -

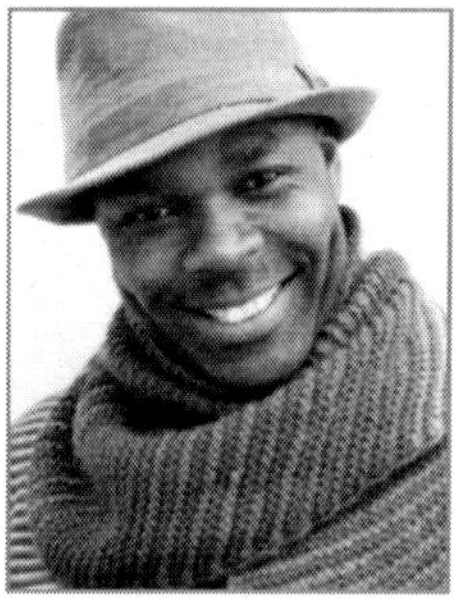

Über den Autor

Dantse Dantse ist gebürtiger Kameruner, hat in Deutschland studiert und lebt seit über 25 Jahren in Darmstadt. Er ist Vater von fünf Kindern, eine Art von Mensch, die man üblicherweise Lebenskünstler nennt. Unkonventionell, frei in seiner Person und in seiner Denkweise, unabhängig von Etabliertem, das er aber voll respektiert.

Als Kind lebte er mit insgesamt 25 Kindern zusammen. Sein Vater hatte drei amtlich verheiratete Frauen gleichzeitig, alle lebten in einer Anlage zusammen. Da bekommen Werte, wie Geben, Teilen, Gefühle, Liebe, Eifersucht, Geduld, Verständnis zeigen u.v.m. andere Akzente, als in einer sogenannten „normalen" Familie. Diese Kindheitserlebnisse, seine afrikanischen Wurzeln, der europäische Kultureinfluss auf ihn und seine jahrelangen Coachingerfahrungen lassen ihn manches anders sehen, anders handeln und anders sein, das hat etwas Erfrischendes.

Als erster Afrikaner, der in Deutschland einen Buchverlag, indayi edition, gegründet hat und als unkonventioneller Autor schreibt und veröffentlicht er gerne Bücher, die seine interkulturellen Erfahrungen widerspiegeln, Bücher über Werte und über Themen, die die Gesellschaft nicht gerne anspricht und am liebsten unter den Teppich kehrt, die aber Millionen von Menschen betreffen, wie zum Beispiel Homosexualität in Afrika, weibliche Beschneidung, Sexualität, Organhandel, Rassismus, psychische Störungen, sexueller Missbrauch usw. Er schreibt und publiziert Bücher, die das Ziel haben, etwas zu erklären, zu verändern und zu verbessern – seien es seine Ratgeber, Sachbücher, Romane, Kinderbücher oder politischen Blog-Kommentare.

Inspiriert von seinen Erkenntnissen und Kenntnissen aus Afrika, die er in vielen Lehren gelernt hat, von seinen eigenen extremen Erfahrungen und Experimenten – wie z.B. der übertriebene Aufnahme von Zucker, um die Wirkung auf die Psyche zu untersuchen – von wissenschaftlichen Studien und Forschungen und von Erfahrungen aus anderen Teilen der Welt hilft er durch sein Coaching sehr erfolgreich Frauen, Männern und Kindern in den Bereichen Ernährung, Gesundheit, Karriere, Stress, Burnout, Spiritualität, Körper, Familie und Liebe. Mit Dantse Dantse meistert man sein Leben!

Sein unverwechselbarer Schreibstil, geprägt von seiner afrikanischen und französischen Muttersprache, ist sein Erkennungsmerkmal und wurde im Text erhalten und nur behutsam lektoriert.

DantseLOGIK™
Meistere dein Leben

DantseLOGIK™
Meistere deine Beziehung

DantseLOGIK™
Meistere deine Familie

DantseLOGIK™
Meistere dein Gewicht

DantseLOGIK™
Meistere deine Gesundheit

DantseLOGIK™
Meistere deine Karriere

DantseLOGIK™
Meistere deine Kommunikation

DantseLOGIK™
Meistere deine Krise

DantseLOGIK™
Meistere deinen Stress

DantseLOGIK™
Meistere deine Männlichkeit

DantseLOGIK™
Meistere deine Weiblichkeit

Coaching, das wie Magie wirkt – das ist das Motto der

DantseLOGIK™
Meistere dein Leben

- DantseLOGIK™. Logik, die Wunder wirkt.
- DantseLOGIK™. Logik, die bewegt.
- DantseLOGIK™. Logik, die glücklich macht.
- DantseLOGIK™. Die Kraft zum Erfolg.
- DantseLOGIK™. Heilt. Wirkt. Garantiert.

Lass die Pfunde purzeln, baue Muskeln auf, und stärke deine Gesundheit – und das alles bei vollem Appetit!

Lebe dein Leben – erleichtert!

Jeder ist seines Gewichts Schmied – baue deinen Körper dauerhaft glücklich!

Essen kann und soll Spaß machen!

Erfolgreicher Coach und Ernährungsberater Dantse zeigt dir in diesem Buch sein komplettes Wissen mit vielen neuen Ansätzen und Zusammenhängen, die du so vorher nicht gekannt hast. Das beste Beispiel ist er selbst, der ohne Diät und ohne Fitnessstudio immer sein Gewicht wie vor 30 Jahren behält und weiterhin Muskeln wie ein 25-Jähriger hat.

Abnehmen mit der **DantseLOGIK™**
Meistere dein Gewicht

OHNE DIÄT

- Fett weg
- Bauch weg
- Rettungsringe weg
- Speckrollen weg
- Impotenz weg
- Krankheiten weg
- Fitnessstudio weg
- Kilos weg

OHNE (Leistungs-) SPORT

- Muskeln definiert
- Bauch straff
- Po knackig
- Cellulite und Falten weg
- Seele glücklich

Du wirst keine Diät in der Welt finden, die dir eine dauerhafte Gewichtsreduktion ermöglicht und deren Ergebnis langfristig ohne Jo-Jo-Effekt konstant bleibt, wenn du dich nicht gesünder ernährst. An dieser Stelle stehe ich dir als dein Mentor zur Seite und leite dich durch den Dschungel des Abnehmens.

Mein Ziel für dich ist es, dass du am Ende unserer Reise ohne Diät leben kannst und deinem Körper ohne negative Gedanken gegenüberstehst. Wenn du meinen Ratschlägen ohne Wenn und Aber folgst, wette ich darauf, dass du dein persönliches Ziel mit großem Erfolg und großer Freude erreichen wirst!

Ich danke Emilie, Miriam, Jörg, Karin, Merve, Sina, Thea, Lena, Gühl, Chantale, Andre, Julka, Daniela, Esmeralda und den anderen, die hier nicht genannt werden wollen, die sich bereit erklärt haben, meine Tipps zu testen und monatelang mit mir ihr Feedback zu teilen.

Über dieses Buch

Fast alles essen, was du willst und dabei abnehmen und Muskeln aufbauen? Dieses Buch ersetzt alle Diäten, die du bis jetzt kanntest. Zusätzlich ersetzt es deinen täglichen Gang zum Fitnessstudio. Damit ist die Suche für dich beendet und die Lösung für deine Probleme in allen Bereichen gefunden. Manche geben so viel hunderte von Euro jährlich aus, um gesund zu sein und abnehmen zu können. Sie haben zig Diäten hinter sich, und zig Bücher zum Abnehmen gekauft, jahrelang Diät gemacht, ohne ein langfristiges, positives und bleibendes Ergebnis. Weißt du warum? Weil viele Bücher nicht praxisbezogen sind und von Autoren geschrieben werden, die selbst die Erfahrung nicht gemacht haben.

? Warum esse ich, wie ich will, bin immer satt, erlaube mir genug Sünden und behalte mein gesamtes Aussehen so, wie ich jetzt bin, seit über 30 Jahren, obwohl ich aus einer Familie komme, in der viele Kilos Gesetz sind?

? Warum habe ich in meinem Alter, ohne jemals in ein Fitnessstudio gegangen zu sein, Muskeln wie ein Berufssportler?

? Wie habe ich es geschafft, alle meine Problemzonen im Griff zu haben und knackig zu bleiben und dabei top gesund zu sein?

Seit über 25 Jahren habe ich kein Medikament genommen. Du glaubst, es hat vielleicht nur mit den Genen zu tun? Das denken Menschen immer wieder, wenn sie in mein Coaching kommen, um sich beraten zu lassen. Nach einigen Wochen verstehen sie, dass jeder es schaffen kann, ohne Diät, mit Genuss und mit vollem Bauch! Das beweise ich dir in diesem Buch und gebe dir mein Versprechen, dass du erfolgreich sein wirst.

Wenn ich in Kamerun bin, sehe ich Jugendliche, Mädchen und Jungen, die kaum Sport treiben, aber deutlich muskulöser sind, obwohl sie viel größere Portionen essen, besonders am Abend. In den westlichen Ländern wird vom Essen am Abend abgeraten. Warum funktioniert das bei den Afrikanern? Dieses Buch zeigt es dir, und erklärt, wie du mit ganz wenigen Tricks und ohne Anstrengung, mit vollem Appetit dein Wunschgewicht erreichst.

Manchmal liegt der Grund, warum du nicht abnimmst in einem kleinen Detail, wie zum Beispiel an deinem tollen, gesunden Tee, den du aber heiß trinkst. Heiß trinken oder essen fördert den Fettaufbau. Vielleicht liegt es am Wasser, das du trinkst? Du siehst schon, dass du viele erstaunliche Erkenntnisse aus diesem Buch gewinnen wirst.

Eine Besonderheit meiner Bücher ist, dass ich viele der Tipps zuerst an mir selbst und an Testpersonen ausprobiere und sie erfolgreich in meinem Coaching anwende. Alle Tipps sind also praxiserprobt!

Dieses Buch ist eine tolle Synthese aus wissenschaftlichen Tatsachen, afrikanischer Naturlehre, Wissen aus vielen Teilen der Welt, eigenen Experimenten, Forschungen und Erfahrungen aus meinem Coaching. Es hat alles in sich, wie kein anderes Buch zuvor und versorgt dich mit sehr vielen neuen Erkenntnissen:

- **?** wie du mit reichlich pflanzlichem Öl abnimmst
- **?** wie dir eine bittere und basische Ernährung beim Abnehmen hilft
- **?** welche Tropenlebensmittel echte Fettkiller sind
- **?** welche Vitamine Kilos schmelzen lassen
- **?** welches die drei magischen Kräuter-Gewürze sind, die sogar im Schlaf Fett schmelzen lassen
- **?** welche Kohlenhydrate Fett verbrennen und Muskeln aufbauen

- ? welche psychischen Faktoren beim Abnehmen eine zentrale Rolle spielen
- ? wie du deine Darmflora reinigst, weil das Abnehmen im Darm anfängt
- ? wie du deinen Körper entschlackst
- ? wie du den Jo-Jo Effekt dauerhaft vermeidest
- ? wie du mit festen Programmen in wenigen Wochen mehrere Kilos abnimmst
- ? warum Hungerattacken auftreten und wie du sie vermeidest
- ? was du tun musst, wenn du plötzlich nicht mehr abnimmst
- ? warum und wie kalt duschen und intermittierendes Fasten helfen schnell Fett zu verbrennen
- ? warum und wie Wasser schlank, aber auch DICK machen kann
- ? warum sehr heiße und sehr kalte Speisen und Getränke dick machen

- ? welche kleinen Details, die man oft vernachlässigt, dein Ziel torpedieren

Und das ist nicht alles

Du erfährst,

- ? warum die große Mehrheit der Afrikaner muskulöser ist als die Europäer
- ? warum sie eine festere Haut und einen knackigeren Po haben, ohne Sport machen zu müssen, nur durch die Wahl der Lebensmittel
- ? warum die meisten Menschen unter 35 in Afrika ohne Sport einen Sixpack-Bauch haben, und was sie dafür essen
- ? warum afrikanische Frauen weniger Cellulite haben

…und in dem Buch zeige ich dir außerdem, was du tun kannst, um auch so auszusehen.

Du glaubst das ist alles?

Nein! **DantseLOGIK™ – Meistere dein Gewicht** zeigt dir außerdem, welche Lebensmittel Fett an bestimmte Zonen, wie

Po, Bauch, Hüfte, Brust verschwinden lassen. So kannst du, wenn du willst, gezielt abnehmen.

Schlussendlich findest du hier

☺ tolle, einfache und würzige Kilos-weg-Kochrezepte

☺ exklusive Kilo-Killer-Power-Frucht-Smoothies und

☺ Power-Trinkrezepte zum Abnehmen ohne Wenn und Aber

…damit es dir schmeckt und du gesund und schnell abnimmst.

DantseLOGIK™ – Meistere dein Gewicht

ist ab jetzt ein Synonym für schöne und gesunde Körper und Psychen, es ist das neue Programm zum ganzheitlichen Abnehmen, das nebenbei Krankheiten beseitigt.

Hier erwarten dich neue, schnelle und so einfach wie möglich gehaltene Methoden, die dir nicht nur lästige Stunden im Fitnessstudio ersparen, sondern dazu beitragen, dass du jeden Tag mit neuem Impuls und mit voller Energie und Freude durch den Tag gehst.

DantseLOGIK™ – Meistere dein Gewicht

macht dich glücklich und

gibt dir zurück was dir gehört:

Deinen schönen Körper!

Kein anderes Buch der Welt versammelt so viele Insider-Informationen an einem Ort. Schau einfach kurz auf das Inhaltsverzeichnis und du wirst sehen, dass ich dir nicht zu viel verspreche. Ich offenbare dir hier mein komplettes Wissen und viele Fakten aus vielen Kulturen wie du sie so noch nicht kennst. Das Ergebnis ist mein Beweis. Fange jetzt an, beginne sofort mit **DantseLOGIK™ – Meistere dein Gewicht**!

Mein Fazit

Ich bin kein Freund des 100%igen Verzichts. Ich bin der Meinung, dass wir ganz gelassen und ohne Angst auch die sogenannten „schlechten Lebensmittel“ berühren und zu uns nehmen können. Wichtig ist, dass diese nicht unsere Grundernährung sind, denn sie schaden. Aber es ist nicht schlimm, wenn wir sie ab und zu oder in sehr reduzierten Mengen gelegentlich zu uns nehmen. Mal Pommes mit Bratwurst, mal Cola, mal Chips, mal Kentucky Fried Chicken werden uns nicht schaden, solange unsere Grundernährung aus guten Lebensmitteln besteht.

Inhalt

Die Besonderheit meiner Bücher und meiner Wissenslogik: Warum helfen meine Bücher so sehr?

Alleinstellungsmerkmal: Meine Bücher sind nicht konventionell wissenschaftlich, sondern natürlich

Direkt auf den Punkt kommen, ohne das Buch durch viele Fachbegriffen aufzubauschen, im Versuch es aufzuwerten. Das ist es, was meine Leser wollen. Sie wollen Tipps, die man sofort anwenden kann, ohne dass man beim Lesen selbst schon wieder Stress hat den Inhalt zu verstehen. Die meisten Menschen wissen selbst schon sehr gut, was mit ihnen los ist, an welcher Krankheit sie leiden. Was ihnen fehlt, sind **Lösungen, die wirklich helfen** können. Sie wollen praktische Bücher und weniger Erklärungen, Definitionen und wissenschaftliche Studien, die man heute mit Google überall lesen kann (viele davon sind sowieso manipuliert – lies das Kapitel. „Das Geschäft mit den wissenschaftlichen Studien"). Da ich kein Arzt bin, passt diese Bitte und dieser Wunsch meiner Leser sehr gut zu meiner Philosophie:

Bücher, die wie Sofort-Medikamenten sind!

Meine Bücher sind wie sofort wirkende Medikamente oder Therapien - warum?

Ich werde dich in diesem Buch nicht belästigen mit vielen Fachbegriffen, komplizierten wissenschaftliche Demonstrationen, Beweisen, Erklärungen und Zusammenhängen, die viele Autoren benutzen, um ihre Bücher aufzuwerten. Wenn du zu einem behandelnden Therapeuten gehst (sei er Schulmediziner oder alternativer Heiler), interessieren dich weniger die wissenschaftlichen Studien oder Fachpublikationen über eine Krankheit, die du hast oder vor der du dich schützen willst. Dich bringt es weiter, dass der Arzt/Heiler das richtige für dich tut, damit du geheilt oder geschützt bist, ohne dass er dich mit vielen Erklärungen noch mehr durcheinanderbringt. Deswegen nennt man den Ort, an dem sie dich behandeln, „Praxis“. Das ist griechischen Ursprungs und bedeutet *Tat, Handlung, Verrichtung*, aber auch *Durchführung, Vollendung und nicht Diskussion, Gerede, Schule, Lernen* usw. … Ja, es geht darum, dass du dort bekommst, was dir hilft.

GENAUSO SIND MEINE BÜCHER. SIE KOMMEN BEI DEN LESERN GUT AN, WEIL ICH IN EINER „EINFACHEN“ UND DEUTLICHEN SPRACHE BEDEUTENDES WISSEN ZUR VERFÜGUNG STELLE, DAS IHNEN DIREKT HILFT.

Zum Beispiel schrieb mir eine Leserin mit einem total kaputten Immunsystem, dass sie die Sauce DIFO – DANTSE IMMUN FORTE aus meinem Buch „Am Anfang war der Darm" (ISBN 978-3-947003-12-9) verwendet habe und ihr Immunsystem innerhalb von 3 Wochen viel stabiler geworden sei. Das bestätig, dass es richtig ist, dass ich allen Menschen diese Gesundheitsinformationen zur Verfügung stelle. Wenn ich der Meinung bin, dass Quelleangaben wichtig sind, dann nenne ich die Quellen. Aber im Allgemeinen sind sie mir nicht wichtig, weil viel von dem Wissen, das ich hier weitergebe, kann ich nicht wissenschaftlich belegen. Ich habe es bei meinen Lehren in Afrika und auf anderen Wegen gewonnen. Nicht umsonst suchen mich immer öfter Fachleute auf, um das eine oder das andere von mir zu lernen, weil sie es in einem meiner Bücher gelesen haben oder ihre Patienten voller Begeisterung über mich gesprochen haben.

In diesem Sinne sind meine Bücher zu verstehen und zu „verkosten". Wer wirklich tiefer und wissenschaftlicher in ein Thema einsteigen möchte, kann dies gerne mit anderen Büchern von Fachautoren tun. Dort bekommt man dann detaillierte wissenschaftliche Erkenntnisse.

AUS DIESER LOGIK HABE ICH MICH NUN ENTSCHIEDEN EINE GANZE REIHE VON BÜCHERN ZUR SELBSTHEILUNG ZU SCHREIBEN, DIE ICH „SELBSTHEILUNG MIT DEM CHARME DER DANTSELOGIK" NENNE.

DantseLogik:
Es gibt keine Wunder, keine Magie, sondern nur Phänomene, deren Ablauf wir nicht verstehen

Wie zu jedem Topf ein Deckel passt, so gibt zu jedem Problem immer eine Lösung.

DantseLogik – die Welt der Lösungen:

DantseLogik – Logik, die Wunder wirkt.

DantseLogik – Logik, die bewegt.

DantseLogik – Logik, die glücklich macht.

DantseLogik – die Kraft zum Erfolg.

DantseLogik – heilt. Wirkt. Garantiert.

DantseLogik – berührt Herzen.

DantseLogik – öffnet die Augen.

DantseLogik – erweitert den Horizont.

DantseLogik – beeinflusst das Leben.

DantseLogik – löst Probleme.

DantseLogik – beseitigt Sorgen und Ängste.

DantseLogik – macht glücklich.

DantseLogik – sieht in allem die Möglichkeiten, das Gute, die „Chance“.

DantseLogik ist die Lehre, nach der alles zusammenhängt, nichts zufällig ist, alles eine logische Erklärung hat, die wir nur manchmal nicht imstande sind zu verstehen. Findet man die Logik hinter einer Sache, lässt dies die Macht, welche diese Sache über uns hat, verschwinden und Lösungen kommen nun einfacher bzw. können einfacher gefunden oder gesehen werden. DantseLogik ist eine Logik, die dich und die Welt der Lösungen verändert. Alles was dir passiert, konkurriert nur um dein Wohlergehen.

Wissen vertreibt Wunderglaube, da Wissen Wahrheit ist

Die DantseLogik ist die gesamte Logik meiner Lehre, meiner Philosophie, die zeigt, wie man durch Logik Dinge und Phänomene, die als Wunder bezeichnet werden, entzaubert und die Struktur und Logik dahinter versteht. Viele Menschen glauben an **Magie oder an Wunder**: DantseLogik, die von mir entwickelte therapeutische Lehre, demonstriert, dass es aber keine Wunder, keine Magie, keine Zauberei gibt, sondern nur Dinge, deren Vorgang die große Mehrheit von uns nicht imstande sind zu verstehen, weil wir das nötige Wissen nicht haben.

DantseLogik ist eine Lehre des Wissens, nach der alles zusammenhängt und mit dem Umfeld und der Umwelt verbunden ist. Nichts passiert isoliert, zufällig oder einfach so. Alles hat eine logische (biologische, mathematische, physikalische, spirituelle) Erklärung. DantseLogik macht es möglich, dass du **dich selbst therapieren und coachen kannst** und Erfolge erreichst, die man als unmöglich abgestempelt hätte. DantseLogik lässt dich „unmögliche“ Ergebnisse schaffen, weil du nicht weißt, dass sie unmöglich sind. Gerade, weil du nicht mehr weißt, dass es unmöglich ist, wird alles auf einmal möglich. Weil du nicht weißt, dass es unmöglich ist, tust du es einfach und schaffst es auch.

DantseLogik lässt dich „unmögliche“ Ergebnisse schaffen, weil du nicht denkst, dass sie unmöglich sind. Und weil du nicht denkst, dass es unmöglich ist, machst du es einfach und schaffst es auch!

Erschaffe dir das, was du brauchst und du hast es. Gott hat uns dazu befähigt. Wir haben die Fähigkeit, zu bekommen, was wir wollen, wann wir wollen, wenn wir alle unsere inneren Ressourcen abrufen können. Diese Zusage hat uns Gott persönlich gegeben.

Es steht in der **Bibel**, dass Gott den Menschen nach seinem Bild geschaffen hat. Ich sehe in diesem Bekenntnis ein spirituelles, ein energetisches Bild. Es bedeutet:

Wenn der Mensch nach dem Bild Gottes geschaffen ist, dann kann er auch viele Dinge, die Gott kann und die wir Wunder nennen.

Ab dieser Erkenntnis sind diese Dinge keine Wunder mehr, sondern Realität. Zum Beispiel kann Gott sich zwischen den Dimensionen bewegen und sich an verschiedenen Orten aufhalten. Der Mensch kann das auch. Manche, die das Wissen dazu haben, tun das jeden Tag, aber **wir nennen es fälschlicherweise Magie**. Jesus sagt in Johannes 8:32:

„Ihr werdet die Wahrheit erkennen, und die Wahrheit wird euch frei machen."

Auf Englisch heißt es:

„You will know the truth, and the truth will set you free."

Und auf Französisch:

„Vous connaîtrez la vérité, et la vérité vous affranchira."

Wahrheit ist das höchste Wissen, absolutes Wissen. Dann würde ich den Satz Jesu auch so verstehen können:

„Ihr werdet das Wissen erkennen und das Wissen wird euch frei machen."

Wissen befreit von Wunder und Magieglaube.

Gott kann uns sehen und mit uns reden, ohne technische Geräte zu benötigen, er weiß, was wir denken, ohne uns zu fragen, er kann uns nur durch seine Energie, seine Liebe, sein Wort heilen. Wie können wir dann ähnliche Taten, wenn sie von Menschen ausgeführt werden, Magie nennen? Wunder? Wenn der, der uns geschaffen hat, all das kann und uns gesagt hat, er hat uns nach seinem Abbild geschaffen? Wenn du weißt, wie es geht, kannst du ohne Geräte fliegen oder kommunizieren (auditiv, visuell usw.), **du kannst ohne Medikamente heilen**, du kannst, wie Gott gesagt hat, Berge durch deinen Glauben versetzen. Und hier können wir das Wort „Glauben" durch das Wort „Wissen" ersetzen.

Damit wollte Gott den Menschen klarmachen, welche bombastischen Fähigkeiten er (Gott) in ihn (den Menschen) gesteckt hat, damit er fast alles schafft und erreicht, was er will, wenn er nur daran arbeitet.

Gott öffnet sich uns und zeigt uns alles, was möglich ist. Indem er es selbst vormacht, zeigt er uns den Weg, damit wir es auch schaffen können wie er, denn wir sind sein Abbild. Aber **durch unsere Art zu denken, haben wir uns selbst Berge vor der Tür gebaut**. Wir haben uns selbst blind gemacht. Wir haben in unserem Kopf das Wort **„UNMÖGLICH"** eingepflanzt und vertrauen nur noch auf einen Bruchteil dessen, was wir eigentlich können.

Die sehr wenigen Menschen, die das verstanden haben, regieren die Welt. Ein paar hundert, tausend Menschen, die um das unerschöpfliche Wissen wissen, regieren über das Leben von Milliarden Menschen und bestätigen somit das Gesetz Gottes, der Menschen mit den Fähigkeiten erschaffen hat, über alles zu herrschen. Ja, tatsächlich tun dies nur ein paar Menschen. **Du selbst könntest es tun.** Du hast diese Möglichkeit. Sie liegt in allen Menschen. Du musst sie nicht erfinden (denn niemand erfindet), **du musst es nur entdecken in dir.**

Das bedeutet, nur wenige intelligente Menschen glauben an „Magie“, an „Wunder“. Oder besser gesagt, wer nicht an Dinge glaubt, nur weil er sie nicht erklären kann, weil er sie nicht versteht, ist wenig intelligent.

Das ist eine rein logische Denkweise und darauf ist meine ganze Lehre aufgebaut, die ich **DantseLogik** nenne. Alles ist Logik, sobald du verstehst, wie es (ab)läuft.

**Ich bin kein Arzt, aber ich heile.
Ich bin kein Heilpraktiker, aber ich heile.
Ich bin kein Techniker, aber ich repariere technische Geräte.
Ich bin kein Wirtschaftsberater, aber ich rette Firmen.
Ich bin kein Psychiater, aber ich beseitige hartnäckige psychische Probleme.**

Ich bringe Menschen vorwärts und bringe sie zu „unmöglichen" Veränderungen bis hin zu neuen, höheren Bewusstseinszuständen, obwohl ich kein Geistlicher bin. All das ohne Medikamente, ohne magische Amulette. Ich stelle kein Heilmittel her, ich mische keine Kräutertinkturen, die ich verabreiche, ich gehe nicht jeden Tag in die Kirche**. Alles, was ich schaffe, ist möglich, weil ich die Logik hinter den Dingen immer tiefer und besser verstehe.** Die Menschen, die mir begegnen sind erstaunt, wie ich vieles sehe, erkenne, verstehe und dass ich in wenigen Minuten Lösungen finde, wo sie manchmal 15 Jahre Therapie umsonst gemacht haben. Manche heilsamen Veränderungen erscheinen fast sofort.

Viele kommen und **erwarten, dass ich Magie praktiziere**, dass ich magische Wörter benutze, dass ich ihnen von mir gemischte Heilmittel gebe. **Aber sie finden nichts als eine Logik.** Eine Logik, die Zusammenhänge, Abläufe, Verbindungen erkennen lässt. **Diese Logik heilt nicht, sondern bringt den Menschen dazu, sich selbst zu heilen**. Diese Logik schafft, dass du die Fähigkeiten in dir aufdeckst und nun selbst dein „Wunder“ erschaffst, wie Gott dich auch erschaffen hat. Du musst es nur erschaffen und so die Macht über das, was du erschaffen hast erlangen.

Erschaffe dir deine Heilung
und du bist geheilt.

Erschaffe dir dein Glück
und du bist glücklich.

Erschaffe dir dein Geld
und du bist reich.

Erschaffe dir die Liebe
und du wirst geliebt.

Erschaffe dir den Erfolg
und du bist erfolgreich.

Das ist DantseLogik, die Logik des Erschaffens. Die Logik, die dich dazu bringt, alles zu erschaffen, was du willst.

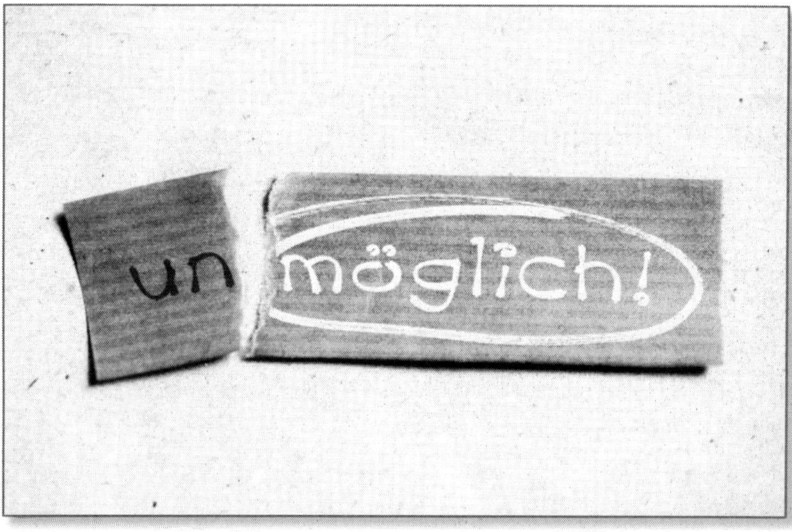

Diese Logik erklärte ich auch einem Mann, der mich aufsuchte, weil er Probleme hatte. **Ein Beispiel aus der Praxis:**

Der 28jährige türkische Mann kam vor einigen Jahren zu mir, um sich beraten zu lassen. Er hatte gehört, dass ich, wie er sagte, „Wunder" vollbringe. Wir trafen uns eines Morgens im Sommer 2014 und gingen gemeinsam joggen. Ich erklärte ihm zuerst, dass nur Gott und die Propheten Wunder vollbringen konnten. Aber ich bin weder das eine noch das andere. Für mich als Menschen gibt es kein Wunder. Es gibt nur Phänomene, die wir nicht verstehen. Wir verstehen sie nicht, nicht weil sie nicht logisch sind, sondern weil wir sie nicht verstehen *können*, genauso wie Geometrie für ein Kindergartenkind Magie und Wunder ist. Weil das Kind die Lehre der 7. Klasse noch nicht versteht,

**bedeutete das für es, dass es so etwas nicht gibt. Für das Kind sind es Spinnereien, die es da auf dem Papier sieht. Wenn das Kind dann aber in der 7. Klasse ist und Geometrie lernt, wird sie auf einmal zu einem normalen, völlig logischen Vorgang. Und das Kind vergisst, dass es dieses Wissen und diese Realität noch vor 5 oder 6 Jahren als Spinnerei abgetan hatte. So erklärte ich es dem jungen Geschäftsmann. Wie diese Geschichte weitergeht, kannst du unter dem Titel „*100 Stück am Tag? Unmöglich! Ich schaffe es nicht einmal, 10 Stück im Monat zu verkaufen!* Dann sah er das Wunder!" in diesem Buch nachlesen: „Dinge passieren nicht einfach so..."
(ISBN 978-3-947003-22-8)**

Wir sind oft nicht imstande, Dinge zu verstehen, weil wir unser Gehirnvermögen nur auf das Sichtbare, das Rationale, das Physische reduziert haben. Das ist, als würde man von einem Geldstück nur eine Seite betrachten und ignorieren, dass es auf der anderen Seite auch noch etwas gibt. Dadurch haben wir uns selbst verdummt. **Wir haben unsere Intelligenz stark reduziert und nutzen deswegen nur einen kleinen Teil unseres Gehirnvermögens.** Alle Menschen, die diese Welt geprägt haben, sind über ihre rationale Intelligenz gegangen und haben gewusst, wie sie das, was andere nicht sehen materialisieren können.

Es gibt nichts, was es noch nicht gab, sei es nur als Idee, als Energie. Deswegen gibt es Menschen in verschiedenen Teilen der Welt, die sich nicht kennen, die aber im gleichen Moment an dieselbe Entdeckung denken und daran arbeiten. Ich nenne diesen Vorgang nicht *Erfindung*, denn sie erfinden nichts, alles gibt es schon, deswegen konnten sie einfach *empfangen* und *entdecken*. Wie bei der Entstehung eines Kindes: Eine Frau *gebärt* ein Kind, aber sie hat es nicht erfunden.

Genauso ist es mit Dingen, die wir Wunder, Magie nennen. **Alles hat eine logische und mathematische Erklärung**, die man ganz einfach versteht, sobald man das richtige Wissen dafür bekommen hat. Hätte man uns vor Jahrzehnten von Smartphones erzählt, mit denen man ohne Schnur telefonieren und gleichzeitig die Person auch noch sehen kann, hätte niemand daran geglaubt. Es wäre pure afrikanische Magie, Voodoo gewesen, wie ein Franzose in den 70er Jahren zu meinem Vater sagte.

Wir lebten damals in Ostkamerun und mein Vater war ein regionaler Präfekt, der Franzose war Ingenieur bei einer Holzfirma. Der Franzose verbrachte sehr viel Zeit bei uns mit meinem Vater und sie tauschten sich sehr intensiv über **philosophische Themen** aus. Dabei kamen sie auch auf Themen wie Magie oder Voodoo. Mein Vater erzählte ihm von den Fähigkeiten seiner Urgroßeltern. Sie konnten ohne Schnur telefonieren und sich dabei sogar gegenseitig sehen. Mein Vater sagte, dass diese Technik wiederkommen werde. Der Franzose sagte ihm, dass „ja im Voodoo, alles möglich ist", und machte sich lustig über ihn. Und heute ist diese „Voodoo" so normal, dass niemand sich fragt, wie es funktioniert. Alles, was wir nicht kennen, nicht können, nicht verstehen ist für uns zuerst unmöglich und wird als magisch abgestempelt.

Es gibt keine Wunder, keine Magie, außer du willst das so bezeichnen. Das zeigt die DantseLogik. DantseLogik bringt dich dazu, dir Dinge zu ermöglichen, die wir Menschen als unmöglich, nicht machbar gelernt haben. Aber Gott ermöglicht uns kostenlos, all dies zu können. Wir haben die Fähigkeit, zu bekommen, was wir wollen, wann wir es wollen, wenn wir auf alle unseren inneren Ressourcen zugreifen können.

Der sehr fleißige türkische Mann traf sich übrigens häufiger mit mir, erzählte mir seinen Wunsch und bat mich, ihm zu helfen, diesen Wunsch zu realisieren. Ich sagte ihm immer, dass er auf gutem Wege wäre, und dass seinem Wunsch normalerweise entsprochen würde, wenn es das wäre, was ihn und die Menschen um ihn glücklich machen könnte. Er müsse nur sehr aufmerksam sein, um die Zeichen Gottes (bzw., für Leute, die den Name Gottes nicht hören wollen: die Zeichen seines unsichtbaren Beschützers), zu erkennen und anzunehmen und den Mut haben, diese sofort umzusetzen.

In meinem Buch **DANTSELOG – Die revolutionäre Selbst-Dialog-Kommunikations-Technik zum Lösen von Problemen. Teil 1: Die Dantselog-Lehre** (ISBN 978-

3-947003-26-6) lernst du, wie du „Wunder" nur durch innovative Selbstgespräche ermöglichen kannst.

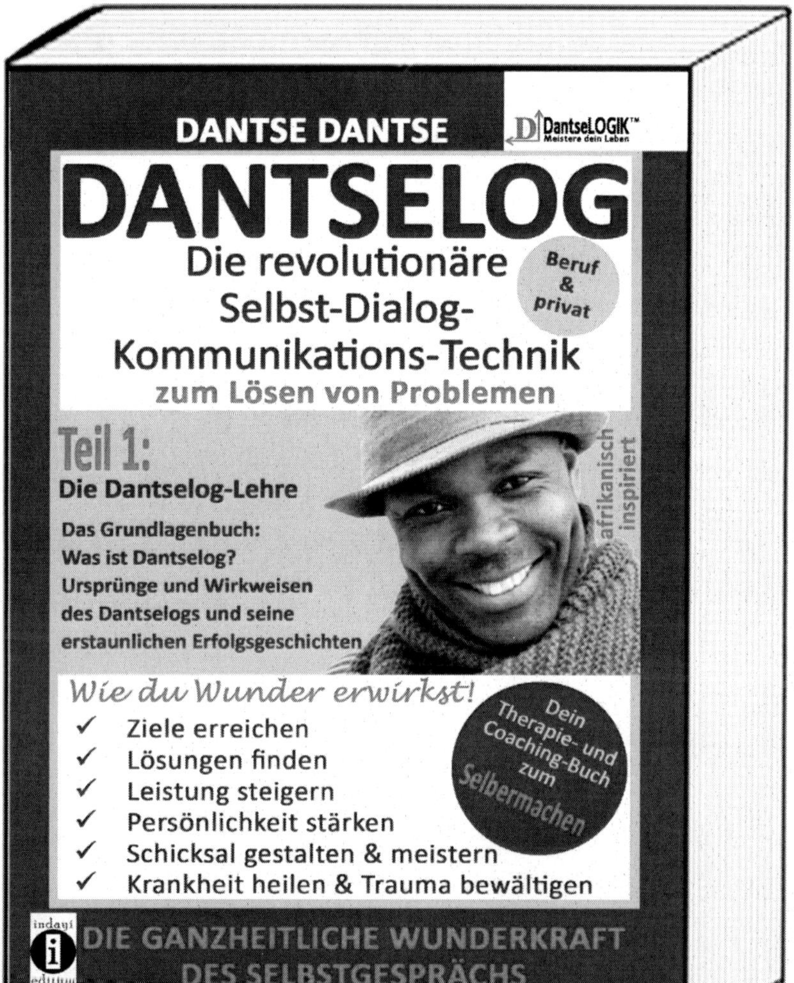

Warum lässt man uns an Magie glauben?

Besonders in Afrika, während meiner Forschungen und Lehren, aber auch bei meinen Recherchen in vielen Wissenslogen Europas habe ich Dinge gesehen, die man uns als **Magie und Wunder** verkauft, deren Entstehen aber zu 100% nach einem ganz normalen logischen Prozess des Wissens abläuft. Viele Dinge, die wir – auch ich – Magie nennen, sind **einfache, logische Prozesse**, die jeder von uns durchführen kann, wenn wir wüssten, wie es geht, das bedeutet, wenn wir es gelernt haben.

Es ist kein Zufall, dass man die Menschen im Glauben an Wunder und Magie lässt. Das schafft ein **Mysterium-Denken**. Um dieses Mysterium zu bewahren, muss der Wunder und Magie-Glaube unterhalten und ihm freier Lauf gelassen werden. All das verfolgt mehrere Ziele, wobei das wichtigste ist, die **Kontrolle über die Menschen** zu behalten.

Der Glaube an Wunder oder Magie lässt Menschen, die Macht haben und über andere Menschen entscheiden, die volle Freiheit, ihre Pläne für **totale Macht, Manipulation und Kontrolle** (Selbstbewusstsein, Denken, Gefühle, Persönlichkeit usw.), aufzustellen und auszuführen. Das Verbreiten vom Glauben des Geheimnisses lässt Raum für alle Glaubensrichtungen sowie Religionen, Sekten usw., dass sie ihre **dogmatischen, trügerischen, phantasmagorischen und unlogischen Lehren** als mystisch darstellen und sie durchsetzen können. Diese Erkenntnis zu verbergen und Wunder und Magieglaube zu fördern lässt zu, dass mächtige Menschen und Institutionen Unwissenheit, Lüge, Dummheiten verbreiten, dass sie lügen, um Menschen geschickt zu manipulieren. Dieser Obskurantismus führt zum Auftauchen von Logen, Sekten, Gurus, Demagogen in der ganzen Welt und es ist für jeden Geschmack etwas dabei. **Jeder gewinnt** etwas dabei: die **Politik**, die immer als Ziel hatte Menschen zu führen, sie so zu orientieren, dass sie sich kaum noch den Entscheidungen von oben widersetzen. Es ist ein Gewinn für die **Wirtschaft und Wissenschaft**, die dann zufällig irgendwann viele dieser Geheimnisse patentieren, sich Ruhm, gesellschaftliches Ansehen sichern und den „Wunderglaube“ zu Geld machen. Auch **Sekten und Gurus** profitieren davon, von diesen verlorenen Menschen, die ihre Seele suchen.

Wissen vertreibt den Aberglauben und den Wunderglauben und wird somit ein Feind. Wissenschaftliche Beweise dienen manchmal dazu, tieferes Wissen zu verbergen und Menschen, die nicht bestimmten Kreise angehören, zu bremsen. Das hat zum Verlust großer Mengen Wissen beigetragen und die Menschen weniger klug gemacht. Die Menschheit wäre viel weiter, wenn man das Mysterium entmythisiert hätte, wenn es weniger Geheimnisse gäbe. Man hätte mehr Freiheit und weniger Kontrolle.

Die Formel der inneren geistigen Einstellung: Das magische DantseLogik Erfolgsgesetz für eine positive mentale Einstellung

Alles was dir passiert konkurriert nur zu deinem Wohlergehen. Nichts ist gegen dich, alles ist für dich.

Es gibt wahrlich eine höhere Macht (Gott für mich, etwas anderes für andere Menschen), die über uns wacht und immer alles daransetzt, dass es uns gut geht. Diese innerliche mentale Annahme ist das Beste, was du für dich tun kannst, um dein Leben zu erleichtern, es ohne, bzw. mit wenig, Angst und Sorge zu leben. Das ist eine aktive mentale Einstellung. Eine mentale Einstellung die hilft, heilt, Lösungen findet, Frieden bringt, Angst und Sorge sowie Druck und Blockaden beseitigt, zuversichtlich und selbstbewusst macht. Und vor allem, eine Einstellung die dir **FREIHEIT** und **LIEBE** ermöglicht.

FREIHEIT und LIEBE sind die größte Güte, die Gott uns gratis (aber nicht umsonst) gegeben hat.

DIE MAGISCHE DantseLogik ERFOLGSFORMEL

„Alles und alle um mich herum und in mir tragen dazu bei, dass ich mein Ziel erfolgreich erreiche und glücklich bin.

Alles, was mir passiert, trägt zu meiner Gesundheit, Befreiung, Freiheit, meinem Erfolg und Glücklichsein bei.

So war es immer gewesen, so ist es immer geplant worden, auch diesmal wird es so sein, so wird es geschehen, so ist es geschehen, so sei es. Danke!“

Diese Formel ist das A und O für deinen Erfolg. Du sollst daran **fest glauben und festhalten**. Dabei ist es egal was passiert, weil dieses Gesetz die Wahrheit ist. Sogar **deine Feinde helfen dir, dein Ziel zu erreichen**, ohne es zu wissen. Auch was wir Unglück nennen passiert nicht ohne Grund: Ein Schmerz will dir sagen, dass etwas zu ändern ist. Übergewicht will dir sagen, dass du dich schlecht ernährst. Diabetes will dir sagen, dass dein Körper überzuckert und überfettet ist.

Alles was dir passiert, auch Unglück und Pech, **konkurrieren zu deinem Wohlergehen**, jetzt oder später. Dieses Gesetz ist die Wahrheit, kein anderes Gesetz kann dieses **göttliche Gesetz** ersetzen oder verändern oder ergänzen. Es findet sich versteckt in der Bibel:

> **WIR WISSEN ABER, DASS DENEN, DIE GOTT LIEBEN, ALLE DINGE ZUM BESTEN DIENEN, DENEN, DIE NACH DEM VORSATZ BERUFEN SIND.**
>
> **RÖMER 8:28**

Alles, wirklich alles, was mit uns passiert, ist **immer eine positive Mitteilung**. Nur die Deutung durch uns kann diese Mitteilung zu etwas Negativem machen. Da dieses Gesetz eine Wahrheit ist, ist es automatisch eine **Kraft und transportiert somit Energie**, die auf alle anderen Handlungen positiv wirken. Der Glaube daran kann nur noch eines mit sich bringen: **deinen Erfolg**.

Diese mentale Einstellung wird dich **mit dem Guten synchronisieren**. Es kommen nur Dinge zu dir, die am Ende positive (Aus-)Wirkung haben. Diese Wahrheit ist so stark, dass man sie in der Erziehung der Kinder als einen zentralen Punkt übernehmen müsste. Ein Mensch mit so einer mentalen Einstellung ist automatisch ein **Gewinner**. Nicht, dass er nicht erlebt, was wir Menschen Niederlage, Scheitern, Schwierigkeit nennen, sondern, weil sie ihm keine Angst mehr machen, keine Macht über ihn haben und ihm keine Energie entziehen. **Er weiß, dass alles gut wird** und deswegen ist er auch auf dieses Gute fokussiert. Das führt dazu, dass er so handelt und sich so verhält, dass dieses Gute tatsächlich zu ihm kommt. Er ist mit dem Guten synchronisiert.

Synchronisiere deine Gedanken mit dem Guten und dem Positiven in allen Dingen und das Gute wird dich verfolgen.

DU WIRST NIEMALS EIN VERSAGER, EIN VERLIERER SEIN, EGAL WAS PASSIERT. DU BLEIBST FÜR IMMER EIN GEWINNER, AUCH WENN DU VOR SCHMERZEN WEINST.

Jedesmal, wenn du unsicher bist, wenn du zweifelst, wenn etwas dir Angst und Sorge macht, wenn etwas Schmerzhaftes passiert, wenn du krank bist, wenn du gemobbt wirst, wenn ein „Unglück“ passiert, wenn du eine „Niederlage“ erleidest, wenn du scheiterst oder versagst oder wenn du verlassen bist, sage dir einfach dieses Erfolgsgesetz auf und glaube fest daran und du wirst sehen, was mit dir passiert.

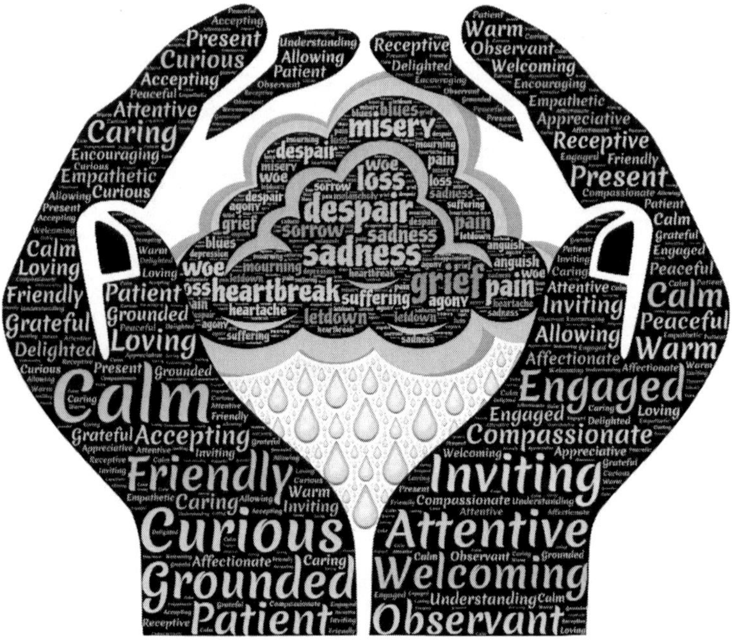

Die DantseLogik-Lehre: Sei immer Täter, um dich zu heilen und zu befreien

Sei in allen Situationen und bei allem, was dir passiert immer der Täter bzw. nimm immer die Täterrolle ein. Sei bei einer Tat niemals, auch wenn sie gegen dich gerichtet ist, das Opfer, sondern der **Autor deines Wohlergehens**, der Autor deines glücklichen Endes.

> **DIESE EINSTELLUNG, DIE DIE MEISTEN VON UNS ALS „UNFAIR ODER „UNGERECHT“ BEZEICHNEN WERDEN, IST EINE DER BESTEN THERAPIE, DIE ES GIBT.**
> **DAMIT KANNST DU AUCH SCHLIMME KRANKHEITEN UND TRAUMATA HEILEN ODER BEKÄMPFEN.**

Das **Opfer** einer Tat ist wahrscheinlich an seiner persönlichen zukünftigen Zerstörung **schuldiger** als der echte Täter selbst, wenn es als Opfer mit dem wahren Täter in Verbindung steht. Als Opfer **übergibst du dem Täter die Macht** über dich und über das Geschehen, was die Tat mit dir machen soll. Denn in einer solchen Verbindung hängt die (Opfer-) Befreiung oder Heilung sehr häufig von der Art ab, wie man diesen schuldigen Täter behandelt hat. Damit ist das **Opfer emotional abhängig vom Täter** und ist somit (auch energetisch) Gefangener von ihm. Viele Menschen fühlen sich schließlich befreit, wenn ein Täter entweder identifiziert oder verhaftetet wurde oder gestanden hat und verurteilt wurde oder er Details über seine Tat preisgibt. Das heißt, wenn du Opfer bist oder in der Opferrolle bleibst, wirst du **Sklave oder Gefangener des wahren Täters**, der dich bindet. So wirst du am Ende gegen dich selbst der Täter deines Schmerzes und Leidens sein und nicht mehr die ursprüngliche Tat und ihr Urheber.

Von dem Moment an, an dem du akzeptierst, dass etwas nicht zufällig passiert ist, dass es passieren musste und deswegen einen **Sinn hat und zu etwas Positivem beitragen kann** (auch wenn du noch nicht weißt wie), siehst du die Möglichkeiten, alles zu deinen Gunsten oder zu deinem Besten nutzen zu können. Auf einmal wirst du mit dieser Denklogik aus der DantseLogik zum **Meister und Autor (Urheber) des Weges**, den du, verschuldet durch die Handlungen anderer, gehen wirst. Du bist nun derjenige, der entscheidet, wie es weitergeht, welche Richtung die erlebte Tat nimmt, welche Handlung zu ergreifen ist, welche Macht diese Tat auf dich haben wird oder nicht.

DU ÜBERLÄSST DER NATUR DIE MACHT ÜBER DEN WAHREN TÄTER UND SEINE TAT UND DU ÜBERNIMMST DIE MACHT ÜBER DIE FOLGEN DER TAT AUF DICH. ES GIBT KEINE BESSERE GESTE ZUR SELBSTLIEBE UND ZUM SELBSTSCHUTZ.

Wenn du dich weigerst, der Autor zu sein (nicht der Schuldige), bist du dir selbst undankbar. Du tust nicht etwa Gutes für den Täter, indem du ihn in den Mittelpunkt des Geschehens stellst, ihn ständig verurteilst, dich ständig über ihn ärgerst, du tust dir etwas Gutes, wenn du **seine Macht über dich auf null reduzierst**, ihn ignorierst, seine Entschuldigung nicht brauchst (denn du hast ihm schon verziehen). Als Täter bist du dir selbst dankbar, denn **du entscheidest allein**, wie du die Tat verarbeiten wirst und wie du sie zu einem guten Ende für dich bringen könntest.

Obwohl wir alle **das Recht** haben (und das ist auch gesund so) **auch mal deprimiert zu sein**, zu weinen, traurig zu sein, zu jammern und uns zu beklagen, schlapp und faul zu sein, Ungerechtigkeit oder schlechte Behandlung uns gegenüber anzuprangern und gegebenenfalls zu bekämpfen, ist es aber viel wichtiger zu wissen, wann dies unsere Sicht auf das Leben negativ beeinflusst. Du musst dir immer sagen, dass du nicht der einzige mit den Problemen bist, aber **du kannst nur Dinge ändern, wenn du handelst**.

Opfer sein und bleiben macht dich abhängig vom Täter und am Ende bist du Täter deiner Schmerzen aus dem Geschehen. Selber zum „Täter" (Autor) werden, das macht dich unabhängig und mächtig. Es lässt dir die Macht, selbst zu entscheiden, wie die Auswirkung einer Tat auf dich positiv sein wird.

Aus einer Tat gegen dich wird eine Chance für dich.

Sei niemals Opfer. Opfer sein bedeutet, dass der andere oder die Sache, die Situation die Macht über dich hat und dann deine Reaktion und deine Gefühle bestimmt. **Wenn du Opfer einer Person bist und es bleibst** (auch wenn sie dir tatsächlich und bewiesenermaßen geschadet hat), **gibst du ihr die Macht** gleich mit. Das heißt, du hast nicht mehr die Macht, die Kraft und die Motivation etwas zu ändern bzw. Veränderungen herbeizuführen. Du gibst das Kommando und Lenkrad zur Veränderung an diese Person oder Sache ab. Du bist **von dieser Person abhängig** und kannst nur mehr um Veränderung betteln. Das führt zu einem Gefühl der Ohnmacht und Hilflosigkeit und macht total unglücklich.

Sei in allen Dingen immer Täter. Täter dafür, wie du dein Leben gestalten willst, egal was passiert ist, welche Richtung dein Leben nehmen soll und muss, wie deine Reaktion auf eine Aktion sein wird, damit die Aktion wenig bzw. kaum negativen Einfluss auf dich hat und dich unglücklich macht. Gib die Opfermentalität auf. Trage die Verantwortung, um die Macht über die Dinge zu haben. Wer die Macht hat, kann viel ändern und verändern.

Wissenschaftlich, ja oder nein?
Am Ende ist alles Wissenschaft

Diese Erkenntnisse allein verändern die Wissenschaft gravierend:

„Es ist überheblich, arrogant, ein Mangel an Demut, fehlender (Selbst)-Respekt gegenüber dem Wissen und letztendlich Zeichen von wenig Intelligenz, zu sagen oder zu glauben, dass es das, was man nicht erklären kann, nicht gibt. Die heutige wissenschaftliche Methodik ist die banalste und ungenialste Methode, um das Wissen verstehen zu wollen. Sie reicht einfach nicht, um das ganze Wissen zu erklären.“

Mein Feu-Vater

„Je mehr der Mensch sich von seiner Spiritualität und der spirituellen, nicht sichtbaren Welt entfernt, desto einfacher wird er und am Ende wird er dumm. Dieser Mensch wird ein Spielball derer, die spirituell sind und wissen, dass die reale Welt nur die Umsetzungswelt ist. Die Labor ist aber ganz woanders.“

Mein Wissenslehrer in Kamerun

„Die subtilen Qualitäten des Gehirns sind nicht notwendigerweise rational und unsere Vernunft ist nicht stark genug, um unsere direkte Kenntnis der Tatsachen zu ergänzen. Die Intuition hat ein Feld, das größer ist als das der Vernunft, und der religiöse Glaube, rein intuitiv, bildet einen menschlichen Hebel, der wirksamer ist als die Wissenschaft und die Philosophie. Es ist die Überzeugung, die dich zum Handeln bringt, nicht das Wissen."

Pierre Lecomte von Noüy, französischer Mathematiker, Biophysiker, Schriftsteller und Philosoph (1883-1947).

„Alles, was du denkst, gibt es schon. Es existiert bereits. Wenn es dies nicht gäbe und es nicht existieren würde, würdest du es auch nicht anziehen. Du würdest nicht daran denken. Nun musst du es nur noch materialisieren und nicht neu erfinden."

Dantse nach einem Gespräch mit einem kamerunischen Genie, das im Urwald lebt und nie Kontakt mit der Außenwelt hatte.

„Du kannst dich nicht Erfinder nennen. Jeder, der sich Erfinder nennt usurpiert den Titel. Er gehört ihm nicht. Du erfindest nichts Neues, denn es gibt schon alles."

Das Urwald-Genie aus Kamerun

Meine Bücher sind nicht „wissenschaftlich", sondern natürlich und voller Wissen. Ich sehe mich als einen unabhängigen Berichterstatter, der den Dingen neutral auf den Grund geht und der das, was er weiß und gefunden hat, den Menschen weitergibt.

Viele Leser melden sie bei mir, um zu fragen, warum dies oder das nicht woanders zu finden ist, warum manche Thesen nicht wissenschaftlich bewiesen bzw. gestützt sind. Meine Bücher sind nicht wissenschaftlich in dem Sinne, wie wir wissenschaftlich definieren. Wenn du nur solche Bücher suchst und nur an dem, was wissenschaftlich bewiesen ist, interessierst bist, wenn du glaubst, dass nur wissenschaftlich Bewiesenes die einzige Wahrheit ist, wenn du nicht glaubst, dass viele Dinge, die erst heute wissenschaftlich bewiesen sind, gestern schon längst bekannt waren und genutzt wurden, dann musst du jetzt damit aufhören, dieses Buch weiter zu lesen. Wenn du einer von denen bist, die nur an das glauben, was sie sehen und hören, und denken alles andere existiere nicht, dann höre jetzt damit auf, dieses Buch zu lesen, **denn ich bin kein wissenschaftlicher Forscher im klassischen Sinne.**

Wenn du dich aber entscheidest weiter zu lesen, lies und setze meine Tipps einfach um, auch wenn du nicht daran glaubst, auch wenn du daran zweifelst, dass sie dir helfen können. Das Ergebnis wird dir den Glauben bringen und deine Zweifel ausräumen. So geht es tausenden von Lesern, die Monat für Monat meine Gesundheitsbücher kaufen, und meine Tipps gegen Krankheiten wie Krebs, Diabetes usw. umsetzen. Ihre Zufriedenheit sowie die Platzierung als Amazon-Beststeller Nr.1 von Büchern wie „Krebs hasst Safou, fürchtet Moringa und kapituliert vor Yams" (ISBN 978-3-946551-34-8) sind überzeugende Belege, dass

Wissen nicht unbedingt rein wissenschaftlich sein muss, um Menschen zu helfen.

Die sichtbare und die unsichtbare Welt

Ich hatte einmal bei einem Vortrag eine Diskussion mit Fachleuten (Professoren und Ärzten) und einer Gruppe von ihren Patienten. Bei dem Vortrag sagte ich ihnen, dass die Welt regiert wird von Dingen, die wir nicht sehen, nicht berühren und nicht hören können.

> **WAS WIR SEHEN, DIE PHYSISCHE WELT, HAT GAR NICHTS MIT DER VOLLEN WAHRHEIT UND DER REALITÄT DIESER WELT ZU TUN. SIE IST NUR EIN WINZIGER TEIL DER REALITÄT.**

Die Welt, die den fünf Sinnen (Sehen, Hören, Riechen, Schmecken und Tasten) zugänglich ist, ist die echte Welt „light", eine kleine Welt.

> **DIE MACHT ÜBER UNS HABEN DIE SINNE, DIE WIR GAR NICHT SEHEN, HÖREN, TASTEN, RIECHEN, SCHMECKEN. DIESE ANDERE WELT IST DIE WELT DER MACHT. SIE ENTSCHEIDET ÜBER DIE SICHTBARE WELT.**

Viele Fachleute zeigten sich empört und meinten ich rede esoterischen Unsinn. **Es gäbe nur eine Welt, eine reale Welt, und das sei die Welt in der wir leben.** Das was wir sehen, hören tasten, schmecken und riechen können, sei unsere Realität. Alles andere sei irreal und existiere nicht, außer in Fantasien von Verschwörern. Es wurde stark applaudiert. Ich war verwundert über eine solche Aussage von Menschen, die das Wissen tragen. Ich blieb ruhig und stellte ihnen nur eine Frage. Ich nahm das Beispiel von Schall, Licht und elektromagnetischen Wellen und einige andere Beispiele, um meine Argumente wissenschaftlich zu stützen.

Schallwellen können wir mit menschlichen Sinnen hören. Ultraschall ist Schall mit Frequenzen oberhalb des Hörfrequenzbereichs des Menschen. Das bedeutet, Menschen können Ultraschall nicht hören. Mit den **elektromagnetischen Wellen** ist es genauso. Es gibt Bereiche, Wellenlängen, die Menschen sehen können. Das Lichtspektrum, wie auch das **Farbspektrum**, ist der für Menschen sichtbare Anteil des elektromagnetischen Spektrums. Die Mikro- und Radiowellen, Infrarotstrahlung (Wärmestrahlungen), UV-, Röntgen-, und Gammastrahlen sind nicht mit den menschlichen Sinnen zu empfangen.

Meine Frage an die Fachleute war dann diese:

➔ Sind diese von uns nicht sichtbaren und nicht spürbaren Schall- oder elektromagnetischen Wellen nicht real? Sind sie nicht die Wahrheit? Weil wir sie nicht sehen, existieren sie nicht? Sie hatten ja gesagt, es sei Unfug was ich sage, nämlich, dass es außerhalb unserer Wahrnehmung eine andere Realität gäbe

➔ Die sichtbare Welt (das, was unsere Sinne aufnehmen können) und die unsichtbare Welt (die Ultraschall- und elektromagnetischen Wellen, die wir nicht empfangen) – welche von beiden hat die Wissenschaft mehr vorangebracht? Welche hat die Medizin revolutioniert? Mit welcher Welt kann ich den Menschen besser heilen, Flugzeuge fliegen lassen, telefonieren, fernsehen, ins Internet gehen usw.? Ganz klar mit der Realität der unsichtbaren Welt.

Als **anderes Beispiel** nahm ich das Beispiel des **Lichtspektrums**: Unser Bewusstsein empfängt nur einen Bruchteil von Dingen, die für uns möglich sind. Den größten Teil der machbaren Dinge können wir mit unseren Sinnen nicht empfangen. Es passiert im Dantse-Bewusstsein, in dieser anderen Welt. Beim Lichtspektrum zum Beispiel sagt die Wissenschaft, dass unsere bewussten Sinne nur 8% davon wahrnehmen können.

➔ **Aber nur, weil wir 92% des Lichtspektrums nicht empfangen können, bedeutet das nicht, dass es nicht existiert. Es ist da, wir sehen es nur nicht.**

Akupunktur wurde lange von der Wissenschaft als Unfug belächelt. Ein bekannter Wissenschaftler sagte vor Jahren, dass es **Scharlatanismus** wäre, zu glauben, dass es auf dem Körper Punkte geben, an denen man durch Nadelstiche eine therapeutische Wirkung erzielen könne. Die Krankenkassen lehnten es ab solche Behandlungen zu zahlen. Heute ist das völlig anders. Die Wirkung dieser Therapie zur Heilung von Krankheiten ist **weltweit anerkannt**. Das Wissen ist vielfältig und nur weil wir etwas nicht wissen oder nicht kennen, bedeutete das nicht, dass es das nicht gibt oder es falsch oder unmöglich ist.

Als **letztes Beispiel** wählte ich eines mit Tieren. Viele Tierarten haben, neben den Sinnen, die wir auch Menschen haben, **andere Sinne wie den Magnetsinn** (Orientierung am Erdmagnetfeld , bezeichnet die Fähigkeit, die Tieren besitzen, das Magnetfeld der Erde wahrzunehmen und für die Ortsbestimmung zu nutzen), den Elektrosinn (chemische, elektrische oder akustische Signale), den Strömungssinn (die Fähigkeit von Organismen, strömende Gase bzw. Flüssigkeiten wahrzunehmen und sich in ihnen zu orientieren). Eine erstaunlich große Anzahl von Tieren hört im Ultraschall-Bereich. Fledermäuse nutzen ihre Ultraschall-Schreie, um sich an deren Echos zu orientieren. Da Menschen das nicht können, existieren diese Möglichkeiten nicht? **Warum werden die paar Menschen, die das gelernt haben und können, Magier genannt?** Sind diese Tiere Magier? Zauberer?

Meine letzte Frage an dieses Publikum und an die Fachleute, die mich am Anfang als Esoteriker einstufen wollten, war nun: **Welche Behauptungen sind nun wissenschaftlich belegt, ihre oder meine?** Wer erzählt hier Unfug und verblödet Menschen? Ich oder ihr, die Fachleute? Im Saal wurde es ruhig und ohne, dass ich eine Antwort bekam, ging das Gespräch in ein anderes Thema über.

Was ich mit diesen Beispielen bewiesen hatte, ist so in allen Bereichen des Lebens.

DIE PHYSISCHE WELT IST DIE MATERIALISATION VON KENNTNISSEN DER WELT, DIE WIR NICHT SEHEN, HÖREN, SCHMECKEN, TASTEN ODER RIECHEN KÖNNEN. DIE SPIRITUELLE WELT IST MÄCHTIGER ALS DIE SICHTBARE WELT. WER ZUGANG ZU DIESER UNSICHTBAREN WELT HAT, HAT EINEN VORSPRUNG IM WISSEN.

Was heute vielleicht nicht als wissenschaftlich gilt, kann schon lange wissenschaftlich sein, wurde aber von den Menschen noch nicht greifbar umgesetzt.

Alle bedeutenden Menschen auf dieser Erde, alle **Genies**, sind Menschen, die diese Macht der unsichtbaren Welt erkannt und genutzt haben. Die Ignoranz bei dieser Diskussion hatte mich erstaunt, denn zwei der Fachleute waren bekannte Sektenangehörige (man nennt solche Sekten heute Logen). Und ab einem bestimmten Grad geht es in diesen **Logen** um die Macht über sich und den anderen durch „Zähmung" von Wissen spiritueller Welten.

Es gibt selten einen Anführer oder Politiker, einen Milliardär, einen hocherfolgreichen Menschen, der nicht in solch einer Loge ist. Ich finde es nicht schlecht, dass es Logen gibt. Es ist nicht schlimm, wenn Menschen sich über ihre innere Kraft bewusster werden und diese noch stärken wollen, um erfolgreicher zu sein.

Ich bin nur irritiert, dass sie propagieren, es gäbe nur eine Welt, eine Realität, die physische Welt, aber selbst Wissen aus der nicht sichtbaren Welt, deren Existenz sie vehement abstreiten, benutzen.

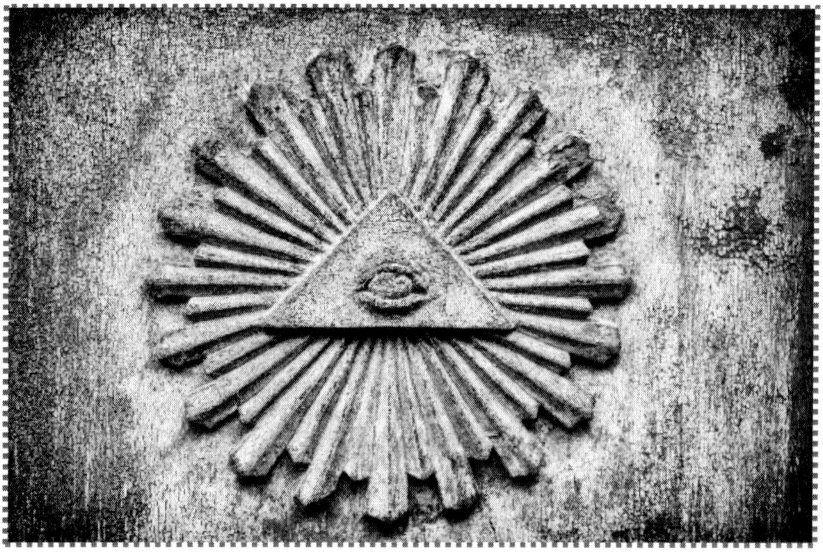

AM ENDE ZÄHLT NUR EINS: DASS MAN SEIN ZIEL GESUND ERREICHT, EGAL WELCHEN WEG MAN GEWÄHLT HAT. UND DAS TUE ICH MIT MEINEN BÜCHERN UND MEINEM COACHING, UND TAUSENDE VON MENSCHEN SIND DAMIT STETS ZUFRIEDEN UND GLÜCKLICH.

Auf meiner Coachingseite www.mycoacher.jimdo.com kannst du die Meinungen von hunderten von Menschen über mich lesen. Obwohl ich keine Werbung mache und keine Likes kaufe, habe ich im Durchschnitt über 3000 Likes für meine Beiträge auf Facebook.

Ich möchte mit meinen Büchern neue Visionen und die Vielfalt der Möglichkeiten zeigen und aufzeigen

Meine Bücher sollen Horizonte erweitern und zeigen, dass es viele Wahrheiten, viele Realitäten, viele verschiedene Arten von Lösungen, von Wegen und Auswegen gibt, die dazu führen, dass der Mensch sein Leben meistert. Denn jeder Mensch ist ein Unikat und es können nicht alle in einen Topf geworfen werden.

Manchen hilft der eine Weg, manchen der andere. Manche Medikamente helfen bei einem Menschen und das gleiche Medikament für dieselbe Krankheit schlägt bei einem anderen Menschen nicht an: Bei ihm hingegen hilft aber eine alternative Methode. Es gibt **unzählige Möglichkeiten** und es wäre sehr schade für den Menschen und die Welt, wenn nur Einbahnstraßen-Lösungen angeboten würden.

Die **moderne Wissenschaft**, wie man sie uns lehrt, kann nur einen kleinen Teil des Wissens erklären und auch nur einen kleinen Teil der Lösung zu den menschlichen Problemen beitragen. Die **moderne Medizin** ist für den Großteil der Probleme der Menschen **inkompetent**. Der schulische wissenschaftliche Weg ist nur einer von vielfältigen Wegen Wissen zu erklären.

Die Wissenschaft, so wie wir sie kennen, die die **Ausschließlichkeit des Wissens** für sich reklamieren will, ist zu jung, um diesen Status einzufordern. Der Mensch lebt seit zigtausenden von Jahren und er hat gut gelebt und Probleme seiner Zeit und jeder Art auch sehr gut gelöst, ohne diese Art von Wissenschaft zu benötigen. Im Gegenteil: Die Menschen haben vor tausenden von Jahren Dingen geschafft, die die aktuelle Wissenschaft nicht in der Lage ist zu erklären. Das bedeutet, es gibt andere Arten, das Wissen zu demonstrieren und auszulegen, die einen viel weiterbringen als die, die wir heute haben.

Diese Annahmen allein verändern die Wissenschaft gravierend zum Positiven

In der afrikanischen Naturlehre steckt so viel Wissen, das sehr hilft, ohne dass man viel dafür tun muss. Viele Menschen in meinem Coaching sehen mich als Guru, wenn ihnen mit kleinen und einfachen Tipps geholfen wird, manchmal bei Leiden und Schmerzen, die sie seit zig Jahren mit sich tragen und nachdem sie alle Therapien der Welt gemacht haben. Ich sage immer, dass ich das nicht bin. Mein Lehrmeister war ein Guru, ein großer. Ich bin es nicht.

ICH MACHE NICHTS VERWUNDERLICHES, ICH NUTZE NUR DIE LOGIK DER DINGE UND FINDE LÖSUNGEN, DAMIT DEN MENSCHEN GEHOLFEN WIRD.

Du wirst beim Lesen meiner Bücher erstaunt sein, dass ich mich sehr häufig auf wissenschaftliche Studien, Erkenntnisse und Kenntnisse beziehe. Ja, das ist meine Stärke, da ich nicht dogmatisch bin. **Ich mag die Wissenschaft sehr**, da dahinter eine Logik steht. Viele Wissenschaften sind sehr gut und haben die Menschheit verändert und unsere Lebensbedingungen stark erleichtert und verbessert. Ich bringe meine Kinder auch zum Arzt, wenn es nötig ist. Aber es ist auch gut zu erkennen, dass einige Dinge in der Wissenschaft und Schulmedizin nicht zugunsten der Menschen ablaufen. Das gleiche muss man auch über alle anderen alternativen Therapieformen sagen. Es gibt gute und weniger gute. **Die Schulmedizin ist sehr wichtig und hat die Menschheit auch weitgebracht.** Besonders bei Krankheiten, die die Wissenschaft durch die Wirtschaft selbst verursacht hat, wirkt die Schulmedizin gut. Deswegen sind meine Bücher auch sehr davon inspiriert. Ich glaube nur, und dies gilt für alle Systeme, dass sich die Schulmedizin weiter wissenschaftlich öffnen und den Menschen tiefer **in seiner Ganzheit** betrachten sollte.

Nichts ist perfekt. Ich studiere und analysiere intensiv das Gute hier und da, aus allen Richtungen, und bringe es mit meinen eigenen Kenntnissen, Forschungen und afrikanischen Erkenntnissen zusammen. Daraus ist erst meine Methode **DantseLogik** entstanden.

DantseLOGIK™
Meistere dein Leben

Das Geschäft mit den wissenschaftlichen Studien

Muss alles wissenschaftli ch bewiesen sein, damit es uns hilft?

Leider glaubt die große Mehrheit der Menschen in den westlichen Ländern immer noch nur Informationen, die aus der wissenschaftlichen Ecke kommen. Ich bekomme immer viele Briefe von meinen Lesern, die sich beklagen, dass für manche meiner Behauptungen wissenschaftliche Quellen fehlen. Obwohl ihnen mit den Ratschlägen geholfen wurde, wollen sie zur Gewissensberuhigung wissen, ob die Wissenschaft über das eine oder das andere schon mal geschrieben hat. Ich lächele immer darüber, denn dies zeigt, wie sehr wir konditioniert sind, **in Einbahnstraßen zu denken**. Man nennt es auf Französisch „la pensée unique“. Das bedeutet, nur auf eine Art zu denken. Etwa in der Art: „Was nicht schwarz ist, muss weiß sein.“ Dass es zwischen schwarz und weiß noch viele andere Farben gibt, ist für viele Menschen immer noch schwer zu begreifen.

Die Wissenschaft ist sehr wichtig und die Idee des „wissenschaftlichen Beweises“ finde ich sehr gut und auch ethisch und methodisch, denn es hilft uns zwischen gut, falsch, weniger falsch, seriös, nicht seriös usw. zu trennen und zu unterscheiden, und so kommt das Wissen vorwärts und verbessert unser Leben.

Wir vertrauen der Wissenschaft, wissenschaftlichen Studien, medizinischen Forschungen, denn wir verbinden damit die Hoffnung auf bessere Gesundheit, Heilung, Wohlstand, langes Leben. Die Medien stürzen sich darauf und zitieren neue Studien-ergebnisse, sie sind wie Trophäen, denen viele Menschen Glauben schenken möchten. Gerade darin liegen die **Missbrauchsmöglichkeiten und das Geschäft** mit den wissenschaftlichen Studien:

Das Geschäft mit unserem Glauben und unserer Hoffnung.

Den Satz „Vertrauen ist gut, Kontrolle ist besser" kennt fast jeder von uns. Gerade bei wissenschaftlichen Studien hat dieser Satz seine Berechtigung, damit wir wertvolle und ehrliche Studien von wertlosen und tendenziösen Studien unterscheiden können, die uns nur manipulieren wollen, damit wir etwas Bestimmtes tun. Warum?

„Schlank durch Schokolade", diese Doku im ZDF, dem Zweiten Deutschen Fernsehen, brachte großes Medieninteresse. Es ging um das Aufdecken der Wissenschaftslüge „Wer Schokolade isst, nimmt schneller ab", der „Schokoladen-Diät" des „Institute for Diet and Health". Mit Hilfe einer pseudo-wissenschaftlichen Studie (einer fake-Studie) und ein paar Werbetricks, hatten die Autoren es **geschafft, eine völlig absurde Diät seriös erscheinen zu lassen**. Die Doku zeigte, ich zitiere: „Wie leicht sich die Medien von dubiosen Studien manipulieren lassen." Die Studie wurde weltweit verbreitet, alle Medien berichteten darüber, was die Wissenschaft wieder geschafft hatte und dass Schokolade hilft abzunehmen. Dabei existiert das Institut, die diese Studien gemacht haben sollte, gar nicht. So einfach wurden Menschen mit dem Begriff „wissenschaftlich" manipuliert und viele dachten nun wirklich, dass man mit Zucker vollgepumpter Schokolade Fett verbrennen kann.

Wir kennen die Problematik auch mit **Asbest**. Ein stark krebserregender Baustoff, der bis Mitte der neunziger Jahre in Deutschland häufig benutzt wurde, bevor er verboten wurde. Davor gab es **top-wissenschaftliche Studien** von renommierten Forschern, Laboren und Wissenschaftlern, die **diesem Stoff seine Ungefährlichkeit bescheinigten**. Alle anderen Studien, die vor Asbest warnten, wurden als verschwörerisch abgestempelt. Die Realität danach war desaströs. Tausende von Menschen und besonders Bauarbeiter erkrankten wegen Asbest an Krebs, weil sie diesen wissenschaftlichen Studien geglaubt hatten. Und so ist es mit vielen Studien.

DIE WISSENSCHAFT KANN SICH IRREN, KANN SICH KORRUMPIEREN UND MANIPULIEREN LASSEN, KANN FEHLER MACHEN.

Die **Medizin** ist besonders davon infiziert und somit ist unsere Gesundheit manipulierbar. Viele Ärzte und Forscher, die uns mit Wissen versorgen, bekommen Geld von der Industrie für ihre Mitarbeit. In den Medien wurde schon von Schein-Studien berichtet. Mediziner, die Geld für eine Studie kassieren ohne wirklich eine richtige Studie durchgeführt zu haben, ihr Ergebnis aber „wissenschaftliche Studie“ nennen. Wir kennen Fälle, wo diese Mediziner vor Gericht gelandet sind und ihre Studie widerrufen mussten.

Manche Quellen meinen, dass **bis zu 90% der Studien in irgendeiner Form manipuliert** sind. Ich nenne nur einige Fälle: Astra Zeneca und Bayer Vital, Lucentis. Lipobay und so weiter.

Wissenschaftliche Standards werden nicht immer respektiert

In mehr als der Hälfte aller medizinischen Forschungsarbeiten werden die wissenschaftlichen Standards nicht eingehalten, sagt der klinische Koordinator am Deutschen Zentrum für Neurodegenerative Erkrankungen (DZNE), Dr. Ulrich Dirnagel, der viele medizinische Studien auf ihre Stichhaltigkeit untersucht hat. Er fand heraus, dass die **Dokumentation** von vielen wissenschaftlichen Arbeiten **unvollständig und sogar manipuliert** ist. Dirnagel veröffentlichte seine Untersuchungsergebnisse 2015 im Fach-Journal *PLoS Biology*.

Erfundene medizinische und wissenschaftliche Studien und Erkenntnisse ermöglichen einen **hohen Umsatz** des betreffenden Medikamentes oder anderer Produkte.

Es geht auch um die **Vermeidung von Schadensersatzansprüchen**. Viele Firmen stellen Medikamente her, die mit der Zeit Menschen schaden. Es wird dann mit allen Mitteln versucht, die Ursache des Schadens nicht in den betreffenden Medikamenten zu sehen, sondern woanders. Dafür nutzen sie Labore, Forscher, Mediziner, die mit zahlreichen Studien belegen sollen, dass das Medikament okay ist. Aber nicht immer geht es um Geld. Manchmal geht es um den Namen, **um den Ruf und um Ruhm**. Um den Kampf unter Wissenschaftlern und um gegenseitige Sabotage.

HIERMIT MÖCHTE ICH DIE LESER NUR WARNEN, NICHT EINFACH BLIND ALLES ZU GLAUBEN, WAS SICH HINTER DEM LABEL „WISSENSCHAFTLICH“ VERBIRGT UND NICHT ALL DEM, DAS DIESEN NAMEN NICHT TRÄGT, UNKRITISCH ZU MISSTRAUEN.

Kontrolle ist gut, egal aus welcher Ecke Informationen kommen. Das Beste ist das Selbstexperiment: **Selbst testen und aus-**

probieren, was der Ratgeber empfiehlt – solange es nicht schaden kann – ist die richtige Kontrolle.

Der „pensée unique“ hindert uns daran, weiterzukommen und andere Wahrheiten zu erfahren, denn die **wahre Gesundheit liegt in deinen eigenen Händen**. Du kannst viel mehr für dich tun, als uns gesagt wird. Du kannst gesund leben ohne Medikamente, ohne chronische Krankheiten, wenn du auf die Natur vertraust, eine positive Einstellung zu dir findest, dich bewegst, deine Ernährung umstellst. In der Ernährung liegt ein Großteil unserer Gesundheit und deine Ernährung liegt in deinen Händen, in deinem Macht- und deinem Wissensbereich und nicht in „wissenschaftlichen Studien“. Dieses Wissen zeige ich dir erfolgreich in meinen zahlreichen Büchern, ohne dass ich Mediziner bin.

SIND WIR NICHT EIGENTLICH ALLE EIN BISSCHEN MEDIZINER?

MIT DER „DANTSELOGIK – MEISTERE DEINE GESUNDHEIT“ WIRST DU SELBST DEIN EIGENER MEDIZINER

Viele Leute fragen mich, wenn sie eine meiner Theorien lesen, testen und erkennen, dass sie wirken, ob mein Wissen wissenschaftlich untermauert ist, ob es dafür wissenschaftliche Studien gibt. Klar, ich mache meine eigenen Studien, Forschungen und

Experimente mit Probanden und mit mir selbst. Dennoch erfülle ich niemals den Standard der konventionellen, wissenschaftlichen Studien – Gott sei Dank. **Denn mein Wissen und meine Bücher sind nicht wissenschaftlich im Sinne der Schulkonvention**. Würde ich nur nach konventionellen, wissenschaftlichen Methoden vorgehen, würde ich viel Wissen, dass ich mir seit meiner Lehre in Afrika angeeignet habe, nicht anwenden können und somit unzähligen Menschen nicht helfen können. Tausende von Menschen lesen meine Bücher und nirgendwo wurde über mich schlecht berichtet. Ich bekomme viele Zuschriften von Menschen, die sich überglücklich dafür bedanken, wie mein Wissen ihr Leben positiv verändert hat.

Der konventionellen Wissenschaft fehlt der Zugang zu unerklärlichen Bereichen des Lebens (der Bereich, der aber den größten Einfluss auf den Menschen hat) und somit zu einem wichtigen Bestandteil des Menschen. Der zweite Fehler der Wissenschaft ist die Spezialisierung und somit die **Einteilung der Menschen in viele Kategorien, die miteinander nichts zu tun haben.** Das ist aber in der Natur unmöglich. Der Mensch ist Eins, in mehreren Teilen, die alle miteinander verknüpft sind. Du kannst Schmerzen im Auge (Augenarzt) haben, aber das Problem liegt in deinen Genitalien (Urologe). Das sind schon zwei unterschiedliche Experten, die getrennt voneinander arbeiten. Eine Heilung kann so selten nachhaltig sein ohne, dass eine neue Krankheit entsteht. Solche Beispiele zeigen: **Obwohl die Wissenschaft gut und hilfreich ist, kann sie nicht die einzige Methode sein**. Deswegen muss etwas nicht unbedingt wissenschaftlich sein, um gut zu sein und etwas muss nicht schlecht sein, nur weil es nicht wissenschaftlich bewiesen ist.

Denn wissenschaftliche Beweise und Studien sind definitiv nichts, dem man blind vertrauen sollte

Wer am 23.07.18 um 22 Uhr ARD geschaut hat, hat die Sendung über die Manipulation von wissenschaftlichen Studien gesehen. Die Reporter zeigten, wie einfach es ist, jeden Unfug als wissenschaftliche Studie gelten zu lassen und damit Geld zu verdienen. Sogar in sensiblen Bereichen wie bei Krebserkrankungen. Wie man in dieser Sendung sehen konnte, **kann praktisch jeder irgendetwas schreiben und dies dann mit ein bisschen Geschick als wissenschaftlich erklären lassen**.

Fazit: Wichtig ist es für dich, dass dir etwas hilft, ohne Nebenwirkungen, ohne dir zu schaden, egal ob es wissenschaftlich ist oder nicht. Das bedeutet: viel wichtiger als irgendwelche Worte, Texte, Untersuchungen ist dein Kopf.

VERGLEICHE, DENKE SELBST NACH UND LASS NICHT ANDERE FÜR DICH DENKEN

1. EINFÜHRUNG: Afrikanisch inspirierte Tipps und Tricks zum Abnehmen, ohne zu verhungern oder, um das Gewicht zu halten und schlank zu bleiben

Warnung 1

Du wirst in diesem Buch beim jeweiligen Thema viele Listen und Tabellen über Lebensmittel und Inhaltsstoffe finden. Dies sind keineswegs vollständige Listen, aber ich hoffe, dass sie dem einen oder anderen eine erste schnelle Hilfe sind, die du selbstverständlich erweitern kannst.

Warnung 2

Wenn du zu denen gehörst, die glauben, dass man nur mit harten Diäten abnehmen kann, durch Verzicht auf Genuss, auf Öl, auf Fleisch usw., oder die gerne fertige Präparate bevorzugen, dann stoppe hier. Diese Tipps und Tricks sind nicht geeignet für dich.

Warnung 3

Bio ≠ automatisch abnehmen

Viele Menschen glauben, dass sie automatisch abnehmen, weil sie ständig Bio essen. Das ist aber falsch: Man kann zwar durch Bio-Lebensmittel gesünder sein und leben, weil diese Lebensmittel weniger oder kaum Schadstoffe und Chemikalien enthalten, dennoch können sie genauso wie industrielle Lebensmittel dick machen, wenn keine Umstellung passiert. Bio-Süßigkeiten zum Beispiel enthalten nicht unbedingt weniger Zucker als die konventionellen Süßigkeiten. Auch durch Bio-Lebensmittel kann man zu viele Kalorien zu sich nehmen, mehr als der Körper verarbeiten kann. Man wird genauso dick wie die anderen, die diesen Überschuss an Kalorien durch konventionelle Lebensmittel aufgenommen haben.

Ich möchte Menschen ansprechen, die gerne essen, die Appetit haben, aber dabei abnehmen oder das Gewicht halten möchten, und ich möchte ihnen helfen, ein normales Leben zu führen, ohne auf Kalorien zu achten, weil die Kalorien nämlich nicht zählen! Essen mit Freude, Abnehmen mit Spaß ist unser Leitspruch!

Mit den Tipps und Tricks in diesem Ratgeber wirst du auch weitere schöne Nebenwirkungen erfahren: weniger Fältchen, weniger Pickel, schönere und glattere Haut und schönere Haare. Manche Tipps helfen, den Cholesterinspiegel zu senken, oder sie helfen gegen die Übersäuerung des Körpers, bekämpfen die Müdigkeit, wirken gegen Halsschmerzen und Erkältungen und stärken das Bindegewebe. Manche Lebensmittel sind antibakteriell, antimikrobiell oder beugen Thromben, Erkältungen, sowie bestimmten Krebsarten vor.

All diese Erfahrungen, die ich schon an viele Menschen in meinem Coaching weitergegeben habe, sind nun in diesem Buch gesammelt, damit noch mehr Menschen geholfen werden kann.

Du kannst Kalorien zählen, aber Kalorien zählen nicht. Sie sind unwichtig, um abzunehmen. Wichtig ist die Auswahl der Lebensmittel und die Art der Zubereitung.

Wiegen allein reicht nicht, um zu wissen, ob man abgenommen hat oder nicht. Du kannst gut abnehmen, aber gleichzeitig schwerer werden als zuvor, weil du schöner und straffer geworden bist und sich mehr Muskeln aufgebaut haben!

Du kannst auch zunehmen, weil deine Darmflora krank ist!

Ich werde dir mit meinen Tipps und Tricks zeigen, dass auch du dein Wunschgewicht ohne „grausame“ Anstrengung, Verzicht und Depressionen erreichen und halten kannst. Mit diesen Tipps isst du sättigend und abwechslungsreich und du wirst nicht nur garantiert abnehmen, sondern auch Muskeln aufbauen, Cellulite und Orangenhaut verbessern, sowie glattere und straffere Haut bekommen. Außerdem wirst du feststellen, dass du aktiver und weniger müde bist, deine Konzentration sich steigert, du dich jünger fühlst und sich deine allgemeine Lebensqualität verbessert.

Du wirst einfach merken, dass du glücklicher und mehr mit deinem Körper im Einklang bist.

Die afrikanischen Naturrezepte kennen keine konkreten Mengenangaben, da jeder Körper unterschiedlich ist und individuell reagiert. Du musst die für dich passende Menge selbst herausfinden und einteilen, so dass dein individueller Körper das für dich beste Ergebnis erreicht. Du musst deine individuellen Bedürfnisse kennen. Die Menge, die du brauchst, musst du selbst bestimmen. Schon deswegen sind diese Diäten, die dir eine bestimmte Menge vorschreiben, nicht gut. Du wirst das nicht langfristig halten können. Menschen haben unterschiedliche Stoffwechsel und verarbeiten die Energie unterschiedlich.

Essen, so viel wie du willst? Ja, aber nicht alles, was du willst!

Nicht die Menge an Essen allein, sondern die (falsche) Zusammensetzung des Essens macht dick. Aber du musst auch wissen, dass viel nicht immer besser ist.

Deswegen iss am besten nur so viel, wie du brauchst, um deinen Hunger zu stillen.

Gesundes, pflanzliches Öl ist sehr gut für den Körper

Es regt die Verdauung an und ist ein wichtiger Geschmacksträger. Zusätzlich hat man auch schnell ein Gefühl der Sättigung und das bedeutet, du wirst weniger essen.

In Afrika werden pflanzliche Öle sogar als Abführmittel genutzt, das heißt sie helfen, die ungesunden Stoffe aus dem Körper auszuscheiden.

Ich verstehe immer noch nicht, warum in den westlichen Ländern solch eine Angst vor Speiseöl herrscht, obwohl es eines der wichtigsten Elemente zum Abnehmen ist. Komisch, nicht wahr?! Ja, das ist für mich die erste Fehlinformation in der Ernährung. Gesunde Öle helfen sogar beim Abnehmen, da Fett in einem gewissen Rahmen satt macht.

Scharfes vertreibt den Appetit, regt den Körper an und baut Fett ab

Chilis und Pfeffer, besonders frischer Pfeffer, heizen dem Stoffwechsel tüchtig ein. Dieser Effekt ist seit Jahrhunderten in Afrika und Asien bekannt und wird nun auch in der Wissenschaft als

Thermogenese bekannt. Das heißt: Ein Teil der aufgenommenen Kalorien wird in Form von Wärme wieder freigesetzt.

Würziges Essen mit Ingwer, Zwiebel, Petersilie und Knoblauch ist sehr gut für den Körper. Diese Zutaten helfen enorm dabei, die Energie zu regulieren und heizen dem Stoffwechsel ebenfalls ein.

Bitteres Essen und Tee sind gut. Sie verringern das Hungergefühl und Tee entwässert den Körper und hilft somit auch beim Ausscheiden von Schadstoffen.

Frisch gepresster, ungesüßter Grapefruitsaft und Zitronen helfen beim Abnehmen. Presse die Zitronen aus, mische sie mit Wasser und trink dies am besten vor den Mahlzeiten.

2. Das Essens-Fiasko des zwanzigsten Jahrhunderts! Pflanzliches Fett aus dem Essen zu verbannen: Der schlimmste Feind des Schlankseins

Auch wenn es seltsam erscheinen mag, mehr Fett zu essen macht nicht automatisch fett und dick. In der Tat, das Fett in den Mahlzeiten und das Fett in deinem Körper sind zwei verschiedene Dinge. Es handelt sich zwar um das gleiche Wort, aber nicht um dieselbe Substanz. Das Fett, das du über die Ernährung zu dir nimmst, wird nicht direkt zu Fett in deinem Körper umgewandelt.

Fette dienen dem Aufbau und Erhalt der Zellwände. Sie dienen dem Schutz der Organe. Außerdem können viele Vitamine ohne Fett vom Körper nicht gut aufgenommen werden.

Ich glaube, zu erklären, dass allein Fette (und besonders Öle) dafür verantwortlich sind, dass man zunimmt, war der größte Fehler, den die Medien, die Wissenschaft und die Ernährungsexperten früher gemacht haben, Schon vor 30 Jahren haben mich solche Behauptungen gewundert. Die afrikanische Naturmedizin behauptet fundamental das Gegenteil und es scheint sich immer mehr herauszustellen, dass sie Recht hat, denn immer mehr Studien zeigen heute, dass ein Mangel an Fett im Essen noch fetter macht. Öle in normaler Menge machen nicht fett.

Wenn diese Erkenntnisse nicht wahr wären, dann würden die meisten Afrikaner, zum Beispiel die Kameruner, fett und dick sein, denn die Menschen dort „trinken" Öl beim Essen. Das bedeutet, es wird mit sehr viel Öl gekocht, aber die meiste Menschen dort sehen sportlich, muskulös aus, auch wenn sie keinen Sport treiben. Und auch die Asiaten, besonders die Chinesen, wären heute alle fett, denn sie sind die Meister des Frittierens. Diese Idee, das Fett beim Essen wegzulassen, um abzunehmen, kam aus den USA. Man dachte, damit könnte die Fettleibigkeit in Amerika reduziert werden. Erst nach der Einführung dieser Essensphilosophie wurden die US-Amerikaner aber richtig fett. Die Folgen dieser Idee, die normalerweise jeder Wissenschaftler und Ernährungsforscher hätte kommen sehen müssen, sind katastrophal.

Das Fett (ein natürlicher Geschmacksgeber und -träger) wurde aus dem Essen verbannt und stattdessen kamen künstliche E-Stoffe hinein, damit das Essen weiterhin schmeckte. Die Nahrung wurde salziger, süßer und säuerlicher. Der Mensch war damit „endgültig" vergiftet und die Fettleibigkeit war nicht mehr zu kontrollieren.

Als Fazit würde ich sagen:

weniger pflanzliches Fett in der Nahrung

= mehr süße Nahrung

+ mehr salzige Nahrung

+ mehr Transfette

+ mehr Zusatzstoffe

→ eine tödliche Mischung

Dass Fett fett macht ist im Grunde nicht falsch, falsch ist es, wenn man damit Öle meint. Genau die Fette, die dick und krank machen wurden früher von diesen Experten ausgenommen und sie wurden sogar beworben, damit man sie noch häufiger zu sich nahm. Dies sind industriell hergestellte Fette (Transfette in fast allen Fertig- und Kühlgerichten, in Chips, Pommes, Hamburgern usw.), dies sind Fette von gemästeten, ungesunden Tieren (Wurstwaren, Milch, Sahne, Butter, Margarine usw.).

Im Fernsehen sah ich Sachen, die ich nicht verstehen konnte. Die Kochsendungen propagierten eine falsche Ernährung und nannten ihre Küche gesund. „Ja, ein bisschen Öl, wir müssen an unsere Figur denken“, sagte ein Koch in seiner Sendung und einige Minuten später tat er massenweise Butter und Sahne ins Essen, weißen Zucker ins Dessert und verkaufte das als gesundes Essen. Ja, dass Menschen heute fett und krank sind ist kein Zufall.

Neben schlechten Fetten sind dies die wahren Freunde der Fettleibigkeit und der Krankheiten:

☹ Zucker, besonders die raffinierten. Es wurden ähnliche Fehler wie mit dem Fett gemacht. Gute, weniger schädliche Zucker wurden ersetzt durch Süßstoffe, die dann richtig fett machen

☹ Milchprodukte, die heute zu viele Hormone, Chemikalien und Antibiotika enthalten

☹ Mehlprodukte, auch hier wurde das gesunde Mehl, wie man es vor 50 Jahren noch hatte, so geändert, genmanipuliert und industriell verarbeitet, dass es heute eine Gefahr geworden ist und kaum noch Nährstoffe enthält

Wenn du dich gesund ernähren möchtest, ist es wichtig, dass du selbst recherchierst, nachdenkst und nicht nur das tust, was die Forscher, die Wissenschaft und die Experten sagen. Sie liegen auch manchmal, wie bei der Sache mit dem pflanzlichen Öl, falsch.

3. Die 10 schlimmsten Lügen der Lebensmittelindustrie über Lebensmittel

☹ Getreideprodukte und Nudeln sind gesund

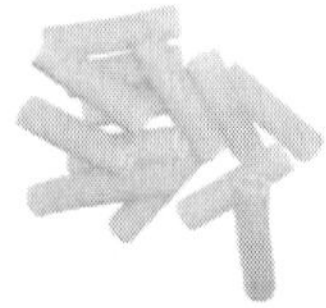

Noch vor 50 Jahren hätte ich sofort *ja* gesagt, aber heute enthalten industrieverarbeitete Getreide kaum Nährstoffe. Das am stärksten verbreitete Getreide ist der Weizen, der viel Gluten enthält – und dieses kann eine Menge Erkrankungen verursachen.

☹ Käse und Milchprodukte sind gesund

Auch hier, wie beim Getreide, wäre das im Grund auch richtig, weil diese Nahrungsmittel viele Nährstoffe enthalten. Leider sind sie heute durch die ungesunde Massenzüchtung von Tieren und die benutzten Chemikalien (Antibiotika) eine Gefahr für die Menschen. Bio-Milchprodukte (von echten Bio-Produzenten und nicht die der Supermarktketten) sind dringend zu empfehlen. Aber auch diese würde ich nur gelegentlich essen, denn auch Bio-Milch ist hormonell belastet und Milch ist ganz allgemein nicht für erwachsene Tiere oder Menschen vorgesehen. Sie verursacht viele Krankheiten und macht dick.

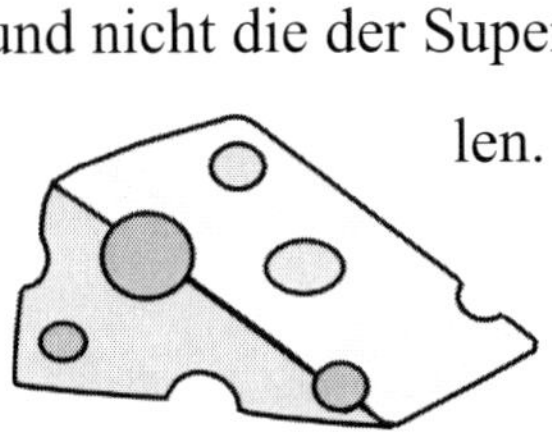

☺ Fettarme Produkte sind gut und machen dünn

Fettarm bedeutete, dass das Fett entnommen und das Produkt somit verändert wurde. Damit es aber weiterhin schmeckt, tauschen die Hersteller das entnommene Fett gegen andere, chemische Stoffe aus, wie Süßstoffe, mehr Salz, Geschmacksverstärker, um den Geschmack zu erhalten, was für die Gesundheit auf Dauer gefährlich wird.

☺ Fleisch ist ungesund und macht fett

Fleisch ist nicht ungesund, sondern bestimmte Arten von Fleisch können ungesund sein. Im Gegenteil kann gesundes Fleisch, wegen des hohen Gehalts an Eiweiß, dem Köper sehr helfen und sogar Krankheiten bekämpfen, wie zum Beispiel Diabetes und hohen Blutdruck.

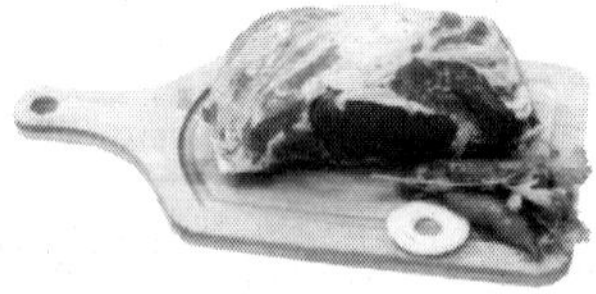

Auch tierisches Fett kann gesund sein, sofern die Tiere korrekt ernährt und nicht mit schlechtem Futter gemästet wurden und das Fleisch nicht aus Massentierhaltung kommt. Fleischfett hat ein gesundes und ausgewogenes Verhältnis von gesättigten und ungesättigten Fetten sowie von Omega-6- und Omega-3-Säuren.

☺ Weniger pflanzliches Fett ist gesund

Der Mensch hat schon immer viel Fett bzw. Öl zu sich genommen. Sogar viel tierisches Fett, um zum Beispiel den Winter zu überstehen. Den größten Teil der Kalorien nahmen und nehmen viele Völker über das Fett zu sich und das hat sich seit tausenden von Jahren nicht geändert. Warum sollte dann auf einmal Fett schlecht sein? Fett ist grundsätzlich nicht schlecht, aber die Art des Fettes, die wir zu uns nehmen hat sich sehr verändert. Das tierische Fett wurde ungesund, wegen der Art der Züchtung der Tiere und wegen der industriellen Verarbeitung der tierischen Fette, mit zig E-Stoffen. Das gute pflanzliche Fett wurde durch minderwertige pflanzliche gehärtete und teilweise gehärtete Öle ersetzt.

☺ Pflanzliches Öl macht dick

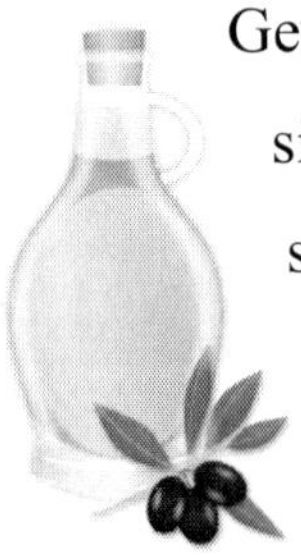

Gewisse Fettsäuren sind essenziell: Das bedeutet, sie sind wichtig für den Körper, aber er kann sie nicht selbst herstellen. Öl ist mehr als ein Nahrungsmittel. Öl ist ein Heilmittel. In diesem Buch erfährst du, warum und wie du mit Öl Gewicht verlierst.

☺ Vollkornprodukte sind gesünder

Nicht, weil ein Brot dunkel ist, ist es auch Vollkorn. Viele Vollkornprodukte werden mit Farbstoffen verdunkelt und viele Menschen denken, durch den Verzehr etwas Gesundes zu essen. Diese Farbstoffe sind aber leider oft nicht natürlich und können als chemikalische Zusatzstoffe der Gesundheit schaden.

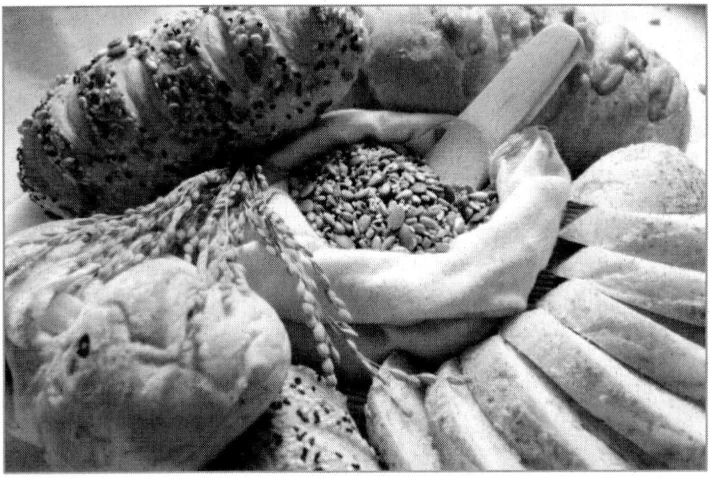

Außerdem gibt es in Getreidekörnern viele Stoffe mit unterschiedlichen Proteinstrukturen, wie Lektine und Alkylresorcine, die (besonders für Menschen, die eine ungesunde oder problematische Darmflora haben) den Darm krank machen können, indem sie die die Darmwand angreifen. Dadurch kann die Wand durchlässiger werden. Man nennt das Phänomen das Leaky-Gut-Syndrom. Konsequenzen: Nährstoffe, Toxine, Gifte, Stoffwechselprodukte, Bakterien gelangen über die geschädigte Darmschleimhaut direkt in den Organismus und können hier Beschwerden und Krankheiten wie Allergien und Autoimmunerkrankungen verursachen.

☺ Fruchtzucker ist gesund

Natürliche Fruchtzucker, die man in Obst und Gemüse findet sind in dieser Form nicht schädlich. Die isolierte und hochkonzentrierte industriell hergestellte Fructose ist aber eine Gefahr für den Körper. Dass auf einem Produkt Fruchtzucker steht, sollte uns nicht dazu verleiten, zu glauben, es sei gesund. Fruchtzucker verursacht Übergewicht, Herz-Kreislauferkrankungen, Krebs, Diabetes.

☺ Abendessen macht dick

Viele Untersuchungen haben bewiesen, dass nicht der Zeitpunkt der Mahlzeit, sondern vor allem die gesamte aufgenommene Kalorienmenge am Tag und das Level bzw. die Intensität der Bewegung ausschlaggebend sind, ob man an Gewicht zulegt oder nicht. In Kamerun essen wir reichlich am Abend und die Menschen sind dennoch schlank. Und dazu riskieren Menschen, die abends nicht genug essen, spätabends Hunger zu bekommen und dann Dinge wie Chips oder Süßigkeiten zu essen und somit doch zuzunehmen.

☺ Kohlenhydrate machen dick

Das stimmt nicht für alle Kohlenhydrate. Manche Kohlenhydrate sind sogar sehr wichtig, wenn man abnehmen will. Die normale Ernährung in Afrika, in Kamerun zum Beispiel, besteht bis zu 80% aus Kohlenhydraten und die Menschen nehmen nicht zu, sondern bauen im Gegenteil sogar Muskeln auf.

☺ Milch und Milchprodukte sind gut für die Knochen

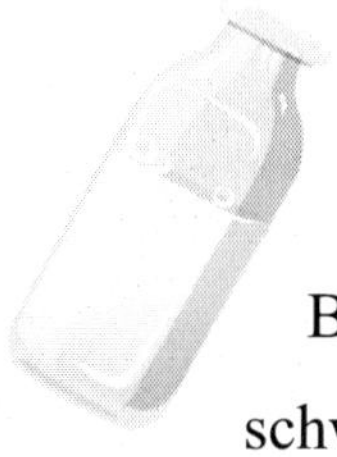

Zwar enthält Milch sehr viel Calcium, aber sie scheint die Knochen nicht sehr zu stärken. Wissenschaftliche Studien zeigen, wie du in diesem Buch lesen wirst, dass die Menschen mit den schwächsten Knochen in den westlichen Ländern leben. Gerade dort, wo sehr viel Milch als Massennahrungsmittel konsumiert wird.

4. Abnehmen heißt nicht immer Kilos verlieren! Muskeln sind nicht schwerer als Fett, nur dichter

Schwerer trotzt Abnehmen, aber schlanker?

Ob man abnimmt, wird nicht nur an den Kilos auf der Waage gemessen, sondern auch am gesamten Umfang.

Treibt man bei einer Diät viel Sport, kann es dazu kommen, dass man mehr wiegt als zuvor, aber dafür sehr viel Umfang verloren hat. Das hat mit den Muskeln zu tun. Man hat Muskeln auf- und Fett abgebaut. Da Muskeln kompakter sind als Fett und weniger Platz einnehmen, bist du dennoch schlanker.

Ein Kilogramm Körperfett ist genauso schwer wie ein Kilogramm Muskelgewebe. So gesehen sind Muskeln nicht schwerer als Fett, sie sind nur dichter. Das heißt, jemand mit einem Kilo Fett ist genauso schwer wie jemand mit einem Kilo Muskel, dennoch – wenn sie gleichaltrig, gleichgeschlechtig und gleichgroß sind – sieht der Erste dicker aus, weil er mehr Umfang (Volumen) hat und der Zweite schlanker ist. Das bedeutet, dass man tatsächlich das Volumen im Verhältnis zum Gewicht von Fett und Muskelmasse vergleichen muss. Ein Kubikzentimeter Fett wiegt 0,94 Gramm. Ein Kubikzentimeter Muskelgewebe 1,05 Gramm, das heißt 12% mehr!

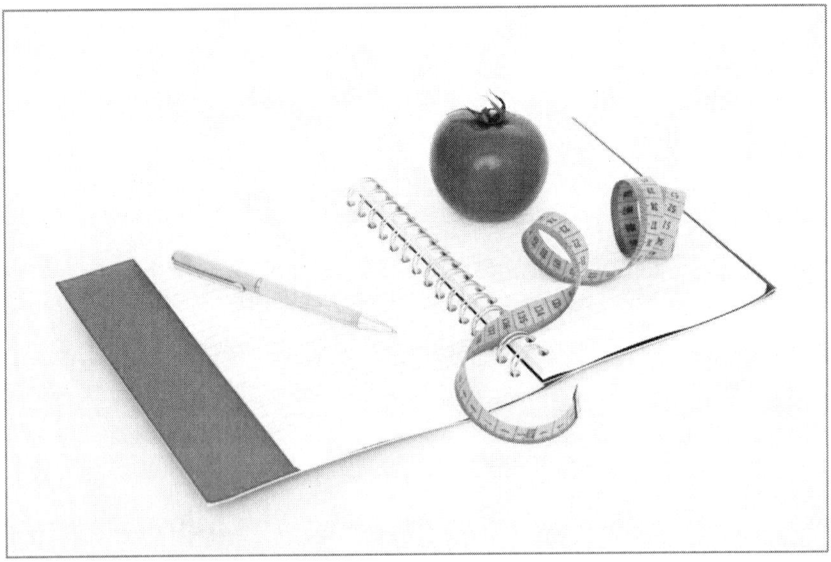

5. Ernährungs- und Gesundheits-tagebuch: So fängst du an, damit du während der „ERNÄHRUNGS-THERAPIE“ deine Erfolge messen kannst

Protokolliere, um dein Ergebnis messen zu können und auch um zu wissen, was du besser machen musst.

1. Kaufe dir ein kleines Heft und gib ihm einen Namen
2. Schreibe das Datum auf, an dem du anfangen willst
3. Schreibe deine Maße auf (Bauch, Beine, Po, Brustumfang, Gewicht usw.)
4. Schreibe auf, welchen Sport du treibst oder wie du dich bewegst
5. Schreibe deine körperliche und psychische Verfassung, *vor* der Umsetzung meiner Tipps, in einem Notensystem von 1 bis 6 auf, wobei 1 die beste Note ist und 6 die schlechteste. (Zum Beispiel: Ausdauer 3, Kraft 5, Migräne 6, Müdigkeit 4, Kopfschmerzen 2 usw.)
6. Schreibe deine sexuelle Aktivität auf bzw. wie hoch die Lust auf Sex, inkl. an Selbstbefriedigung, ist
7. Schreibe eine Liste aller Lebensmittel und Getränke auf, die zu deiner jetzigen Ernährung gehören (vergleiche sie später mit den Infos aus diesem Buch)
8. Schreibe dann auf, wie deine gewöhnliche Wochenernährung aussieht. Was und wie isst du? Was kochst du? Isst du kalt oder warm? Wann nimmst du etwas zu dir?

9. Schreibe dann auf, was du am meisten und am häufigsten isst und trinkst

10. Schreibe alles auf, was du verändern möchtest

11. Schreibe deine Ziele ohne Zeitraum oder mit flexiblem Zeitraum auf, um Druck zu vermeiden. (Du kannst es auch anders machen. Wenn du erst durch Druck motiviert bist, dann gibst du dir feste Zeitfenster)

Klar kannst du noch einen detaillierteren Ernährungsplan machen. Dafür gibt es auch viele Ernährungstagebuch-Apps und Programme im Internet. Du kannst alles tag- oder wochengenau machen und genau aufschreiben, was du gerade gegessen hast. Das hilft dir exakt zu erkennen, wo wann und mit welchen Lebensmitteln oder Ernährungsarten du am bestens abnimmst oder zunimmst.

Nun kannst du weiterlesen.

	0 Monate	3 Monate	6 Monate	12 Monate
Körpermaße				
Gewicht	70 kg			
Bauchumfang	95 cm			
...				
Meine sportlichen Aktivitäten	1x/Monat schwimmen			
Meine sexuellen Aktivitäten	Schwache Potenz			
Meine körperliche Verfassung				
Ausdauer (1-10)	5			
Kraft (1-10)	6			
...				
Meine psychische Verfassung				
Konzentrationsfähigkeit (1-10)	4			
Stimmung (1-10)	3			
...				
Meine Beschwerden				
Migräne (1-10)	7			
Erkältungen (1-10)	8			
...				
Meine Haut (1-10)	**3**			
Meine Medikamente	2 Schmerz-tabletten/ Tag			

6. Die drei Makronährstoffe

Kohlenhydrate, Proteine (Eiweiße) und Fette (Lipide) sind die drei Makronähstoffe und ich habe noch die Ballaststoffe hinzugenommen.

Makronährstoffe sind wichtige Nahrungsbestandteile, die der Körper braucht, um einen gut funktionierenden Stoffwechsel garantieren zu können.

6.1 Kohlenhydrate

Kohlenhydrate bestehen aus Zuckermolekülen und sind neben Fett und Eiweiß ein wichtiger Bestandteil der menschlichen Nahrung und des gut funktionierenden Körpers. Sie sind neben Fett die wichtigsten Energielieferanten für den Körper und „Benzin“ für Gehirn und Muskeln: 1 Gramm Kohlenhydrate hat 4 Kilokalorien, Fett hingegen hat pro Gramm 9 Kilokalorien. Die akute Energieversorgung des Körpers wird im Wesentlichen über die im Blut gelöste Glucose gewährleistet. Kohlenhydrate werden über das Blut zu allen Zellen transportiert.

Kohlenhydrate werden in drei Gruppen unterteilt

1. Die Monosaccharide (Einfachzucker), z. B. Traubenzucker, Fruchtzucker, werden sofort vom But aufgenommen
2. Disaccharide (Zweifachzucker), z. B. Kristallzucker, Milchzucker, Malzzucker werden schnell in Einfachzucker umgewandelt

Einfachzucker und Zweifachzucker sind wasserlöslich und haben einen süßen Geschmack. Sie kommen vor allem in Süßigkeiten und Schokolade vor. Sie enthalten, außer in Obst, keine Vitamine und Mineralien und sind nur reine Energieträger, die den Blutzuckerspiegel schnell in die Höhe steigen lassen. Durch die Ausschüttung von Insulin wird er aber wieder schnell abgebaut und das Hungergefühl kommt rasch zurück.

3. Polysaccharide (Vielfachzucker), z. B. in Stärke, Cellulose, Chitin, Getreide, Vollkornprodukten, Kartoffeln und Hülsenfrüchten, sind hingegen nicht in Wasser löslich. Sie lassen den Blutspiegel langsamer ansteigen. Da der Zuckerspiegel im Blut konstant bleibt, hält das Sättigungsgefühl länger an. Sie enthalten viele Vitamine, Mineralstoffe, se-

kundäre Pflanzenstoffe sowie Ballaststoffe und haben einen geringen Fettgehalt

Wie wirken Kohlenhydrate im Körper?

Kohlenhydrate werden im Verdauungstrakt als Glucose (Einfachzucker) aus dem Nahrungsbrei aufgenommen, und gelangen in die Blutbahn. Das Hormon Insulin transportiert die Glukose vom Blut in die Körperzellen und deswegen steigt nach der Nahrungsaufnahme von Kohlenhydraten der ersten Kategorien der Blutzuckerspiegel sehr schnell. Wird der aufgenommene Zucker nicht benötigt, wandelt sich die Glucose in Glykogen um, als Reserve für schlechte Zeiten. Wenn die Versorgung des Gewebes mit Kohlenhydraten größer ist als die Menge, die der Körper verbrauchen kann, wenn der Glycogenspeicher im Muskel voll ist, wird der Überschuss in Fett umgewandelt und als Depotfett gespeichert. Die Folge davon: man nimmt zu.

Kohlenhydrate können unter Energieaufwand aus anderen Nahrungsbestandteilen wie Proteinen und Glycerin vom Körper selbst hergestellt werden und sind deswegen nicht essenziell für den Körper.

Das Problem ist allerdings, dass beim Verzicht auf bestimmte Kohlenhydrate (besonders aus der Mehrfachzuckergruppe) dem Körper bestimmte wichtige Vitamine und Mineralien fehlen. Daher sind gute Energielieferanten für Körper, Muskeln und Gehirn bestimmte Kohlenhydrate, die diese enthalten – wie Kochbananen, Obst, Gemüse, Hülsenfrüchte, Süßkartoffeln. Diese Lebensmittel sind reich an Vitaminen, Mineralstoffen, sekundären Pflanzenstoffen sowie Ballaststoffen und haben einen sehr geringen Fettanteil.

Abnehmen durch Verzicht auf Kohlenhydrate? Jein...

Viele Ernährungsexperten meinen, dass Kohlenhydrate Dickmacher sind, dass man auf sie verzichten kann, da sie nicht essenziell sind, und dass man so schnell Gewicht verlieren würde. Jein, würde ich sagen. Zwar kann die Leber über den Abbau von Körpereiweißen Glukose herstellen, aber wie bereits erklärt, diese Herstellung passiert einfacher mit Einfach- und Zweifachzucker Kohlenhydraten, als mit Mehrfachzuckern.

Hält man dem Körper Mehrfachzucker-Kohlenhydrate vor, verliert der Körper eine wichtige Ballaststoff-Zufuhr und Ballaststoffe machen satt. Das bedeutet, dass Kohlenhydrate nicht gleich Kohlenhydrate sind!

Man kann auf Einfachzucker und Zweifachzucker (oft werden sie in isolierter Form verzehrt) und auf bestimmte Mehrfachzucker-Kohlenhydrate ohne große Probleme verzichten, weil sie meist kaum gesunde Nährstoffe und Vitamine enthalten und sie außerdem oft industriell verarbeitet und gesundheitsschädlich sind. Es handelt sich um Produkte wie Milch und Milchprodukte, Brot, Backwaren, verarbeitete Getreide, Nudeln und Mehle (Weißmehl ist am schlimmsten), manche Nüsse, süße Getränke, Süßwaren, Eis, Brotaufstriche usw., alle enthalten isolierte und verarbeitete Kohlenhydrate und außerdem zu viele Kalorien.

Polysaccharide sind die beste Nahrung für die Muskeln, wie man bei Menschen in Afrika sieht.

Kohlenhydrate aus Rüben, Knollen oder Wurzeln, wie Kartoffeln, Yams, Süßkartoffeln, Taro, Maniok, sowie Kochbananen, Hülsenfrüchte, Obst, Gemüse, Kräuter sind wichtige Vitaminlieferanten, sie enthalten wichtige Ballaststoffe und haben viel weniger Fett und somit weniger Kalorien als die anderen Formen der Kohlenhydrate. Die Aufspaltung und Verdauung dieser Polysaccharide geht nur langsam vonstatten und deswegen steigt der

Blutzuckerspiegel auch langsam an. So machen sie für längere Zeit auch richtig satt, da der Zuckerspiegel im Blut konstant bleibt. Man isst deswegen weniger.

Muskeln lieben Kohlenhydrate (und Fleisch). Diese lassen die Muskeln fast von allein wachsen, wie ich bei Menschen in Afrika gesehen habe. Wer mehr Polysaccharide isst, nimmt am Tag weniger Kalorien zu sich als bei anderen Formen der Ernährung.

Ein Beispiel, was in Kamerun durchschnittlich gegessen wird: 300g Maniok (ca. 450 kcal) in Wasser gekocht mit einer Sauce aus 400 g Spinat (ca. 100 kcal) und zwei Stücken Fleisch (300 kcal) und Öl (100 kcal).

Das macht in der Summe nicht einmal 1000 kcal, aber man ist voll und ganz satt, fast für den ganzen Tag. Doppel so viel pro Tag wäre für einen Mann schwer zu schaffen. Normalerweise kommt dann nur noch eine kleine Mahlzeit dazu und am Ende des Tages ist man unter 2500 kcal und somit weit unter der von Ernährungsexperten empfohlenen Tagesmenge für Männer von ca. 3000 kcal. Das Beste dabei ist, dass man fast alle wichtigen Vitamine zu sich genommen hat und viel weniger Chemikalien.

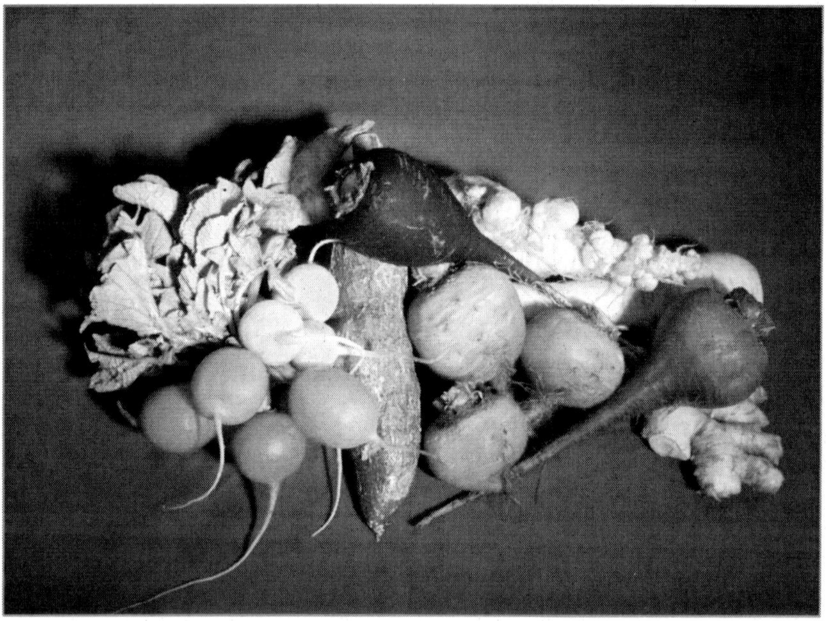

Wir sehen also, die richtige Wahl der Kohlenhydrate macht mehr Sinn als der totale Verzicht darauf. Man kann zwar abnehmen, aber langfristig ist das ungesund, denn Kohlenhydrate liefern nicht nur Energie, sie beteiligen sich auch an der Regulation des Stoffwechsels von Proteinen und Fetten. Ich finde eine lang andauernde, ganz auf Kohlenhydrate verzichtende Diät, ohne ausreichende Zufuhr von Proteinen zwingt den Körper sich selbst zu fressen, indem er Kohlenhydrate unter großem Energieaufwand selbst herstellt. Das ist aber nicht seine Rolle. Das ist ungesund. Man schadet so langfristig anderen Organen.

Ich empfehle in meinem Ernährungscoaching nur einen selektiven Verzicht auf Kohlenhydrate, denn der totale Verzicht wäre einseitig und sogar unmöglich, denn Kohlenhydrate kommen in verschiedensten Lebensmitteln und auch in Kombinationen mit anderen Nährstoffen vor, auch dort, wo wir es nicht erwarten. Deswegen kann diese Diät nicht langfristig und nachhaltig das gewünschte Ziel erreichen, denn niemand kann null Kohlenhydrate essen. Ausgewählte Kohlenhydrate enthalten wichtige Vitamine für die Muskeln und machen somit muskulös und schlank.

Wir brauchen alle drei Makronährstoffe. Meine Empfehlung ist eine gute Mischung aus allen drei Komponenten.

6.2 Proteine

„Proteine, Eiweiße oder Eiweißstoffe sind biologische Makromoleküle, die aus Aminosäuren aufgebaut sind. Proteine finden sich in allen Zellen und verleihen ihnen nicht nur Struktur, sondern sind auch *molekulare Maschinen*, die Metaboliten transportieren, Ionen pumpen, chemische Reaktionen katalysieren und Signalstoffe erkennen können. Aus Proteinen (Eiweiß) bestehen z. B. Haut, Haare, Muskeln“ (Quelle: Wikipedia).

Eiweiße sind die Grundbausteine deines Körpers und aller menschlicher Zellen

Eiweiße machen dabei 20% des Körpergewichts aus, ohne sie geht gar nichts. Sie haben wichtige Funktionen für den Körper, u.a.:

☺ Sie schützen den Körper gegen Mikroorganismen

☺ Sie sind Energielieferanten

☺ Sie lassen Muskeln sich bilden und gesund bleiben

☺ Sie steuern als Hormone Vorgänge im Körper

☺ Sie transportieren körperwichtige Substanzen, wie z. B. Hämoglobin, das im Blut für den Sauerstofftransport zuständig ist, oder Transferrin, das Eisen im Blut transportiert

☺ Sie lassen Zellen sich entwickeln, sich bilden, sich erneuern oder sich reparieren

☺ Sie sind Reservestoffe bei Hungersnot

Die wichtigsten Proteinquellen sind Fleisch, Fisch, Eier, Milchprodukte, Nüsse und Hülsenfrüchte (Soja: 41,6%).

Ein Mangel an Proteinen kann dem Körper schaden. Folgen davon sind: Haarausfall (Haare bestehen zu 97 bis 100% aus Proteinen – Keratin), Kwashiorkor (Hungerödem), Muskelschwäche, Wachstumsstörungen, Fettleber, Müdigkeit.

Achtung: Wer übermäßig viel Eiweiß verzehrt, kann einen erhöhten Gehalt an Harnsäure in seinem Blut beobachten. Diese entsteht durch den Abbau der Eiweiße im Körper.

6.3 Fett

Was ist Fett und welche Arten von Fett gibt es?

Fett ist ein Makronährstoff, der nur über die Nahrung in unseren Körper gelangt, während der Körper zum Beispiel Kohlenhydrate selbst herstellen kann. Fette sind gute Geschmacks- und Aromaträger. Sie lassen das Essen gut und intensiv schmecken.

Jedes Gramm Fett enthält 9 Kilokalorien, Proteine und Kohlenhydrate enthalten nur jeweils 4 Kilokalorien. Das zeigt, dass Fett in unserer ursprünglichen Ernährung eine zentrale Rolle hatte. Schon während der Entwicklung des Fötus und des Kindes sind gesättigte Fettsäuren am wichtigsten. Studien von Dr. Weston A. Price (1870-1948), ein zu dieser Zeit sehr bekannter Zahnarzt, der „Isaac Newton der Ernährung" genannt wurde, zeigen, dass eine fettarme Ernährung einer schwangeren Frau vermehrt zu verkleinerten Kiefern und damit zu lebenslangen Zahnfehlstellungen des Kindes führt. In Kamerun habe ich gelernt, dass Kinder, deren Mütter in der Schwangerschaft wenig Fett zu sich genommen haben, psychisch labiler sind, und viel mehr Probleme mit den Nerven, mit Depressionen, Migräne, Gewichtsproblemen usw. haben werden. Eine gute Versorgung mit gesättigtem Fett ist deswegen in der frühkindlichen Entwicklung absolut wichtig.

Fett ist der Energieträger mit der größten Energiedichte

Fette transportieren fettlösliche Vitamine, Mineralien und andere Mikro-Nährstoffe in unserem Organismus. Ohne Fett würden Mangelerscheinungen auftreten. Fette sind also ein sehr wichtiger Bestandteil der menschlichen Ernährung.

Ohne Fett können Gehirn und Denken nicht funktionieren. Muskeln bestehen zu einem großen Teil aus Fett. Daher ist es falsch, abnehmen zu wollen, indem man Fett weglässt.

Ein weiterer Grund Fett zu sich zu nehmen sind die fettlöslichen Vitamine, die sie enthalten: Vitamin A, Vitamin D, Vitamin E und Vitamin K. Diese Vitamine stammen aus fetthaltigen Quellen (meist tierischen Ursprungs). Viele kommen auch aus Gemüse, aber auch hier ist zu notieren, dass diese fettlöslichen Vitamine aus Gemüse nur dann richtig vom Körper aufgenommen werden können, wenn das Gemüse mit Fett zubereitet wird. Das beste Fett dafür ist Öl mit gesättigten Fettsäuren.

Fette sind nicht gleich Fette. Es gibt sehr gute, weniger gute und schlechte Fette, die die Wissenschaft in ungesättigte, gesättigte und Transfette unterteilt hat.

Sowohl gesättigte als auch ungesättigte Fettsäuren sind nützlich für den Körper. Sie können Energie und Tonus liefern, sie unterstützen und stärken das Immunsystem, bekämpfen und verhindern viele Krankheiten und wirken sich auf viele weitere Stoffwechselprozesse positiv aus.

Die meisten pflanzlichen Öle enthalten sowohl gesättigte als auch ungesättigte Fettsäuren in verschiedenen Verhältnissen und die Öle haben unterschiedliche Funktionen, weswegen es auch so viele verschiedene gibt. Man findet kaum ein pflanzliches Öl, das nicht gesättigte, einfach und mehrfach ungesättigte Fettsäuren enthält. Eine große Zahl an ungesättigten Fettsäuren macht ein Öl aber nicht unbedingt gesünder. Zum Beispiel besitzen Kokosöl und Palmöl weniger mehrfach ungesättigte Fettsäuren, sind aber viel gesünder und helfen dem Körper schneller abzunehmen als Sonnenblumenöl. Menschen in Ländern, in denen diese Öle benutzt werden, sind schlanker und muskulöser als Menschen in den westlichen Ländern, die häufiger Sonnenblumenöl, Rapsöl oder Olivenöl zu sich nehmen.

Der Körper braucht eine gut dosierte Ernährung mit allen Arten von Ölen, das tut ihm gut. Es gibt diese vielen verschiedenen Arten von Fetten nicht umsonst, sie sind da, weil sie irgendwie wichtig sind. Der Mensch nutzt sie nur falsch. Nicht die Fette selbst sind das Problem, sondern was wir Menschen aus den Fetten gemacht haben oder machen und wie wir sie nutzen. Es ist deswegen ratsam, beim Kochen abwechselnd unterschiedliche Fette zu benutzen, damit wir dem Körper alle Fettsäuren geben, die er braucht. Wichtig ist für mich vor allem die Quelle des Öles und wie das Öl weiterverarbeitet wurde, d.h. welche Zusatzstoffe darin zu finden sind.

Ich warne lediglich vor gesättigten Fettsäuren aus tierischer Quelle: Dabei denke ich vor allem an Milcherzeugnisse und verarbeitete Fleischprodukte (Wurst, Schinken, Bratwurst usw.), mehr als an Fleisch selbst.

Ein gelegentlicher Verzehr dieser Produkte ist für den Körper auch keine Gefahr. Die Gefahr besteht nur, wenn man diese tierischen Produkte regelmäßig und in großen Mengen zu sich nimmt.

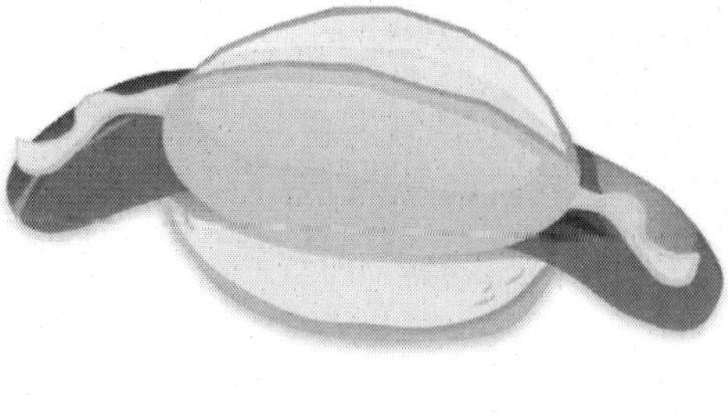

Welche Fette gibt es?

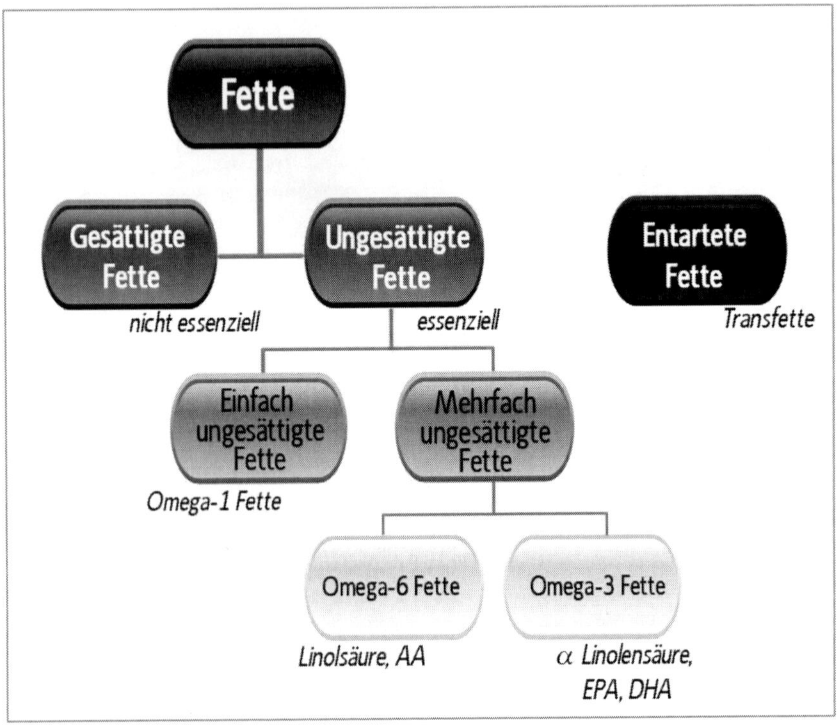

6.3.1 Gesättigte Fette, auch nicht-essenzielle Fette genannt

Gesättigte Fette sind nicht-essenziell. Das bedeutet, unser Körper kann sie selbst herstellen. Zellmembranen bestehen zu 30 bis 50% aus gesättigten Fettsäuren.

Fette, die hart werden, wenn sie kalt sind – außer pflanzliche Öle (Palmöl, Kokosöl) oder unverarbeitetes Fleisch – sind ganz allgemein nicht sehr gut für den Körper, z.B. Butter oder Fett aus Milchprodukten, auch wenn die Lebensmittelindustrie uns das nicht ganz klar erklärt. Das sind oft schlechte gesättigte Fette. Sie lassen den Cholesterinspiegel im Blut ansteigen und machen fett.

Gesättigte Fettsäuren sind aber nicht grundsätzlich so schlecht für den Körper, wie überall propagiert wird.

Im Gegenteil, diese Fette sind für den Körper sehr wichtig.

Die Quelle, aus der sie stammen, macht diese Fette meiner Meinung nach gut oder weniger gut. Fleisch kann wohl sehr gesund sein und dem Körper guttun. Viele gesättigte Fette sind deshalb schlecht, weil sie von Tieren stammen, die schlecht ernährt wurden.

Jüngste Studien haben gezeigt, dass die Aufnahme gesättigter Fette über die Ernährung das Risiko von Herzerkrankungen reduzieren kann.

Das Fett der Muttermilch, die das Baby trinkt, besteht zu großem Teil aus gesättigten Fettsäuren, aber dieses Fett ist sehr gesund und macht das Kind gesund. Auch gesättigte Fette von gesunden Tieren sind ungefährlich für den Körper, wenn sie, wie bei allen Dingen, in Maßen verzehrt werden. Schon unsere Vorfahren liebten am Fleisch das Fett, das sie als das Wertvollste betrachteten. Sie waren aber dennoch nicht dick. Das zeigt, dass nicht das Fett dick macht, sondern das *schlechte* Fett (durch falsche und chemikalienreiche Futtermittel und durch die industrielle Verarbeitung des Fleisches).

Ein anderer Vorteil von gesättigten Fettsäuren: Sie sind chemisch sehr stabil, halten sich lange und lassen sich hoch erhitzen, ohne dass sie dabei oxidieren. Fette mit vielen gesättigten Fettsäuren sind lange haltbar.

6.3.2 Ungesättigte Fette

Ungesättigte Fette lassen sich in nicht-essenzielle und essenzielle Fette unterteilen:

Die einfach ungesättigten heißen Omega-1-Fette, dazu zählen auch die Omega-9-Fette. Sie sind nicht essenziell und können auch vom Körper selbst hergestellt werden. Sie werden für die Testosteronproduktion benötigt. Fast alle Öle, Fleischsorten, Nüsse, Avocados enthalten sie.

Die mehrfach ungesättigten Fettsäuren sind in Omega-6 und Omega-3 Fette unterteilt. Diese Fette sind lebenswichtig, es sind essenzielle Fette. Das bedeutet, unser Körper kann diese Art der Fettsäuren nicht selbst herstellen, also müssen sie von außen zugeführt werden. Die beste Quelle dafür ist eine Ernährung, die aus pflanzlichen und tierischen Produkten besteht.

Einfache und mehrfach ungesättigte Fettsäuren beeinflussen den Cholesterinspiegel günstig und schützen Herz und Gefäße, indem sie das LDL-Cholesterin (schlechtes Cholesterin) senken und das gefäßschützende HDL-Cholesterin (gutes Cholesterin) erhöhen. Diese Fette helfen sehr beim gesunden Abnehmen.

Fette, die flüssig bleiben oder weich werden, wie Pflanzenöle, sind generell besser für den Körper. Sie sind eher reich an einfach (wie Olivenöl, Rapsöl) und mehrfach ungesättigten Fettsäuren (wie Maiskeimöl, Sonnenblumenöl, Sojaöl, Distelöl). Dies ist aber nur eine grobe Orientierung. Das bedeutet, dass auch harte Fette, wie Palmöl oder Kokosöl sehr wohl gesund sind und vielleicht sogar am gesündesten.

Ein Nachteil von mehrfach gesättigten Fettsäuren: Sie sind chemisch sehr instabil, halten sich nicht lange, und sie lassen sich nicht so hoch erhitzen und oxidieren schneller. Es besteht deswegen die Gefahr, dass sich Transfettsäuren bilden.

6.3.2.1 Omega-6 Fettsäuren

Omega-6 Fettsäuren wird eine entzündungshemmende Wirkung nachgesagt. Sie sind für einen perfekt funktionierenden Stoffwechsel sehr wichtig. Für die Gesundheit von Haut, Haaren, Zähnen, Muskeln und Gelenken sind sie unersetzlich.

Omega-6 findet man in fast allen fetthaltigen Lebensmitteln, wie z.B. in Hülsenfrüchten, Fisch, fetthaltigem Fleisch, Ölen (Distelöl, Sonnenblumenöl, Rapsöl, Maiskernöl, Walnussöl, Olivenöl usw.), Samen, Nüssen, sogar in Vollkornprodukten.

6.3.2.2 Omega-3 Fettsäuren – wichtige Bestandteile der Abnehm-Ernährung und des Muskelaufbaus

Omega-3 Fettsäuren gehören zu den mehrfach ungesättigten Fettsäuren, wie DHA, und sind wichtige und notwendige Bestandteile unserer Ernährung; sie werden vor allem im Gehirn gebraucht. Das menschliche Gehirn besteht zu einem großen Teil aus DHA, das zur Stärkung der Hirnleistung und der Bekämpfung von zahlreichen Krankheiten, wie zum Beispiel Alzheimer, Herzinfarkt, Demenz, Thrombose und ADHS benötigt wird. Außerdem hilft es gegen Übergewicht.

Omega-3 Fettsäuren werden des Weiteren benötigt für

- ☺ die Produktion von Hormonen
- ☺ die Synthese von Eiweiß
- ☺ die Bekämpfung von Entzündungen und Infektionen

☺ die Bildung körpereigener Abwehrzellen

☺ den Schutz des Herzens

☺ das Senken der Blutfettwerte und des Blutdrucks

☺ das Reduzieren des Blutzuckerspiegels

☺ und vieles mehr

DHA kann sowohl über die Nahrung zugeführt werden – vor allem durch Öle fettreicher Meeresfische wie Makrele, Hering, Aal und Lachs – als auch im menschlichen Organismus aus der essenziellen α-Linolensäure synthetisiert werden.

6.3.2.3 Welche Lebensmittel enthalten die mehrfach ungesättigten Fettsäuren?

Gute Lebensmittel, die Omega-3 Fettsäuren enthalten

☺ Fisch: Lachs, Hering, Turnfisch, Makrele, Aal

☺ Fast alle Öle: Hanföl, Leinöl, Walnussöl, Algenöl, Rapsöl, Sojaöl; diese enthalten zwar kein DHA und EPA, dafür jedoch deren Vorstufe, die Omega-3 Fettsäure ALA (α-Linolensäure). Diese Vorstufe kann der Körper in DHA und EPA umwandeln. 20 Gramm Rapsöl (ca. zwei Esslöffel) entsprechen dabei etwa einer Menge von 1 bis 1,5 Gramm Omega-3 Fettsäuren. Das würde für den Tagesbedarf ausreichen.

☺ Leinsamen, Walnüsse

Vorsicht vor Omega-3 Fettsäuren aus Ernährungsergänzungsmitteln!

Eine längere Einnahme von sehr hohen Dosen an Omega-3 Fettsäuren aus Ernährungsergänzungsmitteln kann zu gesundheitlichen Problemen führen wie zum Beispiel der Erhöhung des Cholesterinspiegels, der Schwächung des Immunsystems, der Vermehrung von Infektionskrankheiten und entzündungsbedingter Krankheiten, Übelkeit, Erbrechen usw.

Achtung: Ein Zuviel an mehrfach ungesättigten Fettsäuren kann auch eine Senkung des gefäßschützenden HDL-Cholesterins bewirken.

6.3.3 Gesättigte oder ungesättigte Fettsäuren? Was tut dem Körper gut?

Bei dieser Frage ist es wichtig, aus welcher Perspektive man die Sache betrachtet.

Aus Sicht der Naturvölker ist ein Fett mit überwiegend gesättigten Fettsäuren und einfach gesättigten Fettsäuren besser für den Körper und besser zum Abnehmen als ein Fett mit überwiegend mehrfach gesättigten Fettsäuren. Das liegt auch daran, dass die mehrfach ungesättigten Fettsäuren instabil sind und schnell oxidieren und somit Entzündungen im Körper hervorrufen können.

Es ist auch festzustellen, dass die Fette mit den meisten mehrfach ungesättigten Ölen in den westlichen Ländern hergestellt werden. Andere Völker, die sehr natürlich leben und ihre Essgewohnheiten noch nicht „modernisiert“ haben, essen häufiger andere Fette. Ist es Zufall, dass sie schlanker sind?

Fast alle genannten gesunden Öle, wie Olivenöl, Kokosöl, Palmöl, Erdnussöl enthalten eine höhere Menge an gesättigten und ungesättigten Fettsäuren. Wenn man davon ausgeht, dass die

Natur keine Fehler macht und dass auch das Fett in Tieren vorwiegend gesättigte Fettsäure enthält, kann man davon ausgehen, dass die mehrfach gesättigten Fettsäuren wichtig, aber nicht die besten sind. Das ist vielleicht auch der Grund, warum der Körper diese nicht selbst herstellen kann.

Gesättigte Fettsäuren helfen einer guten Resorption von fettlöslichen Vitaminen am besten.

Ist ein gesundes Öl mit vielen Omega-3 Fettsäuren automatisch ein Öl, das zum Abnehmen führt? Viele Studien zeigen, dass Omega-3 Fettsäuren nur in Verbindung mit anderen Fettsäuren ihre komplette Wirkung entfalten.

Fazit:

Fette sind wichtig für den Körper.
Alle Öle haben Vor- und Nachteile
und die Mischung führt dazu,
dass Fett gesund ist.

6.3.4 Transfette

Transfette sind künstlich modifizierte Fette, sie sind unnatürlich für den Körper. Sie entstehen, wenn Öl nur teilweise gehärtet wird, um so Lebensmittel streichfähig, weich, cremig und länger haltbar zu machen.

„Transfettsäuren setzen sich in der weichen Zellwand fest und machen sie hart wie Butterbrotpapier."

So erklärt es der Ernährungswissenschaftler Gerhard Jahreis von der Uni Jena in einem Bericht von *Spiegel online*. Somit wird der Austausch wichtiger Nährstoffe verhindert. Transfette erhöhen das schlechte LDL-Cholesterin. Sie senken außerdem das HDL-Cholesterin (das gute Cholesterin) und fördern somit Alzheimer und Herzkrankheiten, Arteriosklerose und Krebs.

Es gibt auch natürliche Transfettsäuren. Sie werden im Pansen von Wiederkäuern hergestellt und sind deshalb vor allem in Milch und Butter enthalten. Es ist wissenschaftlich noch nicht endgültig geklärt, wie schädlich sie für den Körper im Vergleich zu den künstlichen Transfetten sind.

Transfette stecken fast überall: in Backwaren, in Frühstücksflocken, in Keksen, Fertigsoßen, Tütensuppen, Pommes, Chips, Wurst, Brotaufstrichen und vielem mehr.

Diese Fette werden in den USA binnen der nächsten drei Jahre verboten, wie die US-amerikanische Lebensmittelbehörde FDA im Juni 2015 beschloss. Das ist eine klare Warnung, wenn sie sogar aus den Vereinigten Staaten kommt, dem Land der transfettsäurereichen Lebensmittel!

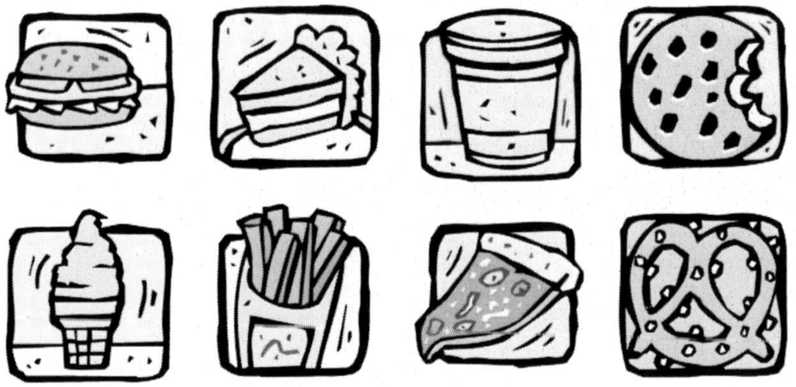

Empfehlung: Eine gute Mischung aus allen Fetten, denn keines existiert ohne Grund. Wenn es sie gibt, bedeutet das auch, dass sie eine wichtige Rolle in unserem Körper spielen. Nur Transfette sollte man unbedingt vermeiden, wenn es geht. Diese künstlichen Fette braucht der Körper nicht, wohl aber die Kasse der Lebensmittelindustrie.

Das ideale Verhältnis von Omega-6 zu Omega-3 Fetten für die Gesundheit ist schwer ermittelbar, aber zu hoch sollte es nicht sein. Manche Quellen sprechen von maximal 2:1. Bei industrieller Ernährung liegt man im Schnitt bei mindestens 12:1 bis manchmal sogar 30:1. Das ist ungesund!

7. Ballaststoffe sind kein Ballast für den Körper

Der Name „Ballast“ war ein Fehler! Der oder diejenigen, die diese Stoffe Ballaststoffe genannt haben, wussten sicher noch nicht, wie wichtig sie für den Körper, den Darm und die Gesundheit sind. Auf keinen Fall sind diese Stoffe Ballast für den Körper.

Viele Menschen und viele Ernährungsexperten raten gar, auf diese Stoffe bei der Ernährung zu verzichten. Ein großer Fehler mit weitreichenden, negativen Konsequenzen.

Entgegen früherer Behauptungen sind Ballaststoffe sehr wichtig für den Körper. Sie helfen nicht nur beim Abnehmen, sie helfen zusätzlich der Gesundheit. Ballaststoffe haben die Eigenschaft im Magen Wasser zu binden und sorgen durch die Dehnung des Magensackes für ein Sättigungsgefühl. Das heißt, man hat lange Zeit kein Hungergefühl und deswegen isst man weniger. Außerdem helfen sie (Zellulose und Pektin) bei der Verdauung.

Des Weiteren beugen sie vielen Krankheiten vor und sind somit ein wichtiger Bestandteil der menschlichen Ernährung. Der Körper kann nicht auf sie verzichten. Ballaststoffe beugen Krebs, Diabetes, Arteriosklerose, Zahnkaries und Herzinfarkt vor, sie senken den Cholesterin- und Blutzuckerspiegel.

Ballaststoffe bestehen meistens aus Zucker, auch wenn sie nicht süß sind, und zählen zu den Mehrfachzuckern, den Polysacchariden (Kohlenhydrate). Sie kommen vorwiegend in pflanzlichen Lebensmitteln vor, unter anderem in Getreide, Obst, Gemüse, Hülsenfrüchten und ein bisschen in Milch.

Ballaststoffe sind in zwei Gruppen unterteilt, beide sind wichtig für den Körper: wasserlösliche Ballaststoffe, vor allem in Gemüse und Obst zu finden, und wasserunlösliche Ballaststoffe wie Zellulose in Kleie und Schrot. Auch wenn Ballaststoffe teilweise ebenfalls eine faserige Struktur haben, sind sie dennoch nicht gleichzusetzen mit Rohfasern, wie manche irrtümlich annehmen.

Ballaststoffe regen den Darm und die Verdauung und als Füllstoffe auch die Darmbewegung an, werden dabei aber selbst nur leicht verdaut, d.h. sie werden im Dünndarm des Menschen fast gar nicht von Enzymen angegriffen und zersetzt. Im Dickdarm werden sie von Bakterien teilweise zerkleinert und zu Fettsäuren abgebaut. Diese Fettsäuren senken den PH-Wert im Darm, bekämpfen die Übersäuerung im Darm und dienen der Darmschleimhaut als Nährstoffe.

Die Deutsche Gesellschaft für Ernährung (DGE) empfiehlt laut Wikipedia, täglich mindestens 30 Gramm Ballaststoffe zu sich zu nehmen, am besten durch Vollkornprodukte, Gemüse, frisches oder getrocknetes Obst und Nüsse.

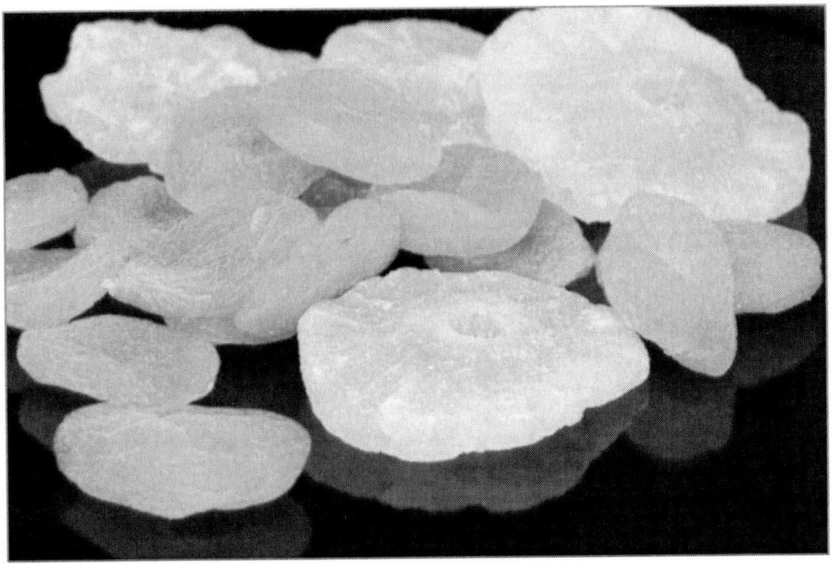

Achtung

Ballaststoffe können auch Mineralstoffe binden und diese werden dann durch den Stuhlgang ausgeschieden. Das bedeutet, dass es bei übermäßigem und einseitigem Verzehr zu Mangelerscheinungen kommen kann. Das Risiko ist aber sehr gering, wenn du Ballaststoffe aus vielen verschiedenen Nahrungsmitteln wie Äpfeln, Brokkoli, Trockenobst, Vollkornbrot, Kochbananen, Okra, Ananas, Birnen, Bananen, Hülsenfrüchten (vorher lange im Wasser einweichen), Kartoffeln, der Frucht des Baobab-Baums – die Superfrucht aus Afrika (auch als Pulver erhältlich), Quinoa, Hirse, Kokosmehl, Yams usw. zu dir nimmst.

Bestimmte Ballaststoffe sollte man allerdings selten zu sich nehmen, solche aus bestimmten Getreiden wie Weizen, besonders wenn sie aus nicht biologischer Landwirtschaft kommen, wie Kleieprodukte. Diese Ballaststoffe sind meiner Einschätzung und Erfahrung nach nicht nötig für den Körper und machen uns krank. Sie verdienen wirklich den Namen „Ballast“.

ABNEHMEN MIT CHARME OHNE DIÄT

Gesund abnehmen, Fett und Rettungsringe am Bauch wegbekommen, Krankheiten bekämpfen und vorbeugen.

8. Eine neue Esskultur für ein neues Körpergefühl: Essen und Abnehmen – ja, das geht!

„Fett macht fit – *light* macht fett“, titelte neulich die Bildzeitung. Sie hätte noch ergänzen müssen, dass pflanzliches Fett fit macht und nicht tierisches Fett, wie Butter. Du musst wissen, dass die afrikanischen und asiatischen Essgewohnheiten diese Tatsche vor Jahrhunderten erkannten.

Diät macht dick. Bei jeder Diät, die du machst, konditionierst du den Körper dazu, bei nächstmöglicher Gelegenheit noch mehr Kalorien aufzunehmen bzw. diese sparsam zu verarbeiten. Dadurch nimmst du wieder zu. Diäten legen den Stoffwechsel lahm.

Ja — du kannst mit Freude abnehmen, ohne zu verhungern und ohne zu verzichten!

☺ Abnehmen und das erreichte Gewicht beibehalten mit Lebensmitteln aus deiner Region!

☺ Nicht nur Abnehmen, sondern gesund essen! Gesünder werden! (reduzieren der Übersäuerung des Körpers, senken des Cholesterinspiegels, gegen Müdigkeit usw.)

- ☺ Kein Übergewicht mehr, keine Diätqual!
- ☺ Richtig Abnehmen, gerade an den Problemzonen Po, Bauch, Hüfte, Oberschenkel mit einem speziellen natürlichen Pulver! (Dieses Pulver liegt im Trend; sogar eine große deutsche Supermarktkette bietet nun ein Teegetränk mit diesem Pulver an – es wirkt vitalisierend und stärkend.)
- ☺ Abnehmen ohne gesundheitsschädliche Mittel!
- ☺ Abnehmen ganz einfach in den Alltag integrieren!
- ☺ Abnehmen und voll genießen mit leckeren und würzigen Rezepten! Super Tipps zu großen Fehlern in der Ernährung
- ☺ Haut straffen, Muskeln aufbauen, Cellulite bekämpfen, jung aussehen
- ☺ Abnehmen mit positiven Nebenwirkungen gegen Cholesterin und hohen Blutdruck

Du kannst mit Spaß abnehmen, voller Genuss und ohne großen Verzicht, schnell, nachhaltig, abwechslungsreich und gesund! Dabei hast du die Möglichkeit, gleichzeitig knackig zu werden und deine Haut zu verschönern.

Mein Programm ist mehr als nur Gewicht verlieren. Es ist eine Sammlung von Ernährungstipps für mehr Kraft und für eine starke Gesundheit. Du wirst nicht nur abnehmen und dieses Gewicht halten, du wirst vitaler, fröhlicher, leichter und glücklicher sein.

Meine Tipps und Tricks sind zwar afrikanisch inspiriert, aber auf hiesige Essgewohnheit übertragen und sollen dich dazu bringen, eine neue Auffassung des Essens anzunehmen. Ich erteile keine Tipps für Diäten, sondern Tipps und Tricks, wie du durch geeignete Lebensmittelwahl dein Leben langfristig glücklich veränderst. Das ist keine Sache für nur 2, 3 oder 6 Wochen. Das sind Tipps für das ganze Leben, die du nach und nach deinen Bedürfnissen anpassen kannst, damit sie irgendwann zu deinem Alltag gehören.

Stell dir vor, wie dein Bauch immer flacher und straffer wird, wie dein Po wieder schöner wird, wie das ungeliebte Fett an der Hüfte verschwindet. Stell dir vor, dass all diese Dinge ohne Hungern eintreten.

Ja, das ist möglich!

Abnehmen, Gewichtsstabilisierung, Körperreinigung und Wohlfühlen ist nun für dich möglich, dank einer Essgewohnheitsumstellung und der richtigen Wahl an Lebensmitteln. Mehr Vitalität: einfach mehr Lust am Leben.

Ich stelle dir nur Informationen vor, die in Afrika bekannt sind und erfolgreiche Ergebnisse zeigen und sich sicher in der hiesigen Esskultur anwenden lassen. Mit diesen Informationen wirst du, wie viele Menschen, die ich schon betreut habe, innerhalb weniger Wochen mehrere Kilo abnehmen.

Menschen, die nur auf harte und radikale Diäten oder auf fettfreies Essen stehen, lesen meine Ratschläge bitte nicht weiter.

Du wirst über manche Tipps staunen, wenn ich dir zum Beispiel sage, dass in Afrika diverse Öle wichtige Bestandteile des gesunden Abnehmens sind.

Obwohl die Themen „Übergewicht“, „zu dick sein“ etc. in den Medien ständig präsent sind (z.B. bei *Germany's Next Topmodel*) und obwohl es tausende von Ernährungstipps, -beratungen und Diäten gibt, werden die Deutschen immer dicker! Wie kann das sein?

Ich bin immer sehr überrascht, wenn ich sehe, wie die Menschen hier in Deutschland kochen. Auch bei Kochsendungen im Fernsehen sind viele Fehler zu beobachten. Man sieht, dass der Koch oft sagt: „Nur einen kleinen Tropfen Öl, bitte passen Sie auf, dass das Essen nicht zu fett wird. Sie müssen auf Ihren Körper aufpassen ..." Kurze Zeit später gibt er ein riesiges Stück Butter in den Topf und dazu noch literweise Sahne oder Schmand und er erzählt, wie gesund man gekocht hat, da es kaum Öl in dem Gericht gibt. Das ist der grundlegende Unterschied zu meinen afrikanischen Naturrezepten und es ist wirklich ein Unding, was diese Sendungen und die Lebensmittelindustrie uns weismachen wollen! Milchprodukte im Übermaß sind nicht gesund für den Menschen! Das ist der Grund, warum in weiten Teilen Afrikas traditionell keine Tiermilch benutzt wird und die Züchtung von Tieren zur Milchgewinnung nicht verbreitet war und es bis heute nicht ist.

Mach alle Diäten der Welt, aber wenn du weiterhin Milchprodukte in diesem Ausmaß verzehrst, wirst du keinen Erfolg haben. Du wirst am Ende deinen Körper nicht mehr im Spiegel sehen wollen – kurz gesagt: Du wirst dich selbst nicht mögen!

In Amerika (ich nehme dieses Beispiel, da hier immer gerne der „American way of life“ kopiert wird; Amerika ist aber in Sachen Ernährung leider unser ungesundes Vorbild), wo pflanzliche Fette total „out“ sind und tierische Fette (Butter, Sahne, Käse, Milch ...) „in“ sind, wurden die Menschen über Generationen immer fetter. Diesen Trend kann man auch in Deutschland beobachten! Behält man diese Essgewohnheiten bei, werden wir noch mehr Übergewichtige sehen. Auch viele junge Menschen (vor allem männliche), sogar Kinder, leiden unter bierbauchähnlicher Fettverteilung. Die Art, wie das Fett sich hier bei den Menschen am Körper verteilt, ist unnatürlich und absolut ungesund – ganz abgesehen von der Optik, da alles so schlaff ist.

Mit meinen Tipps und Tricks
werde ich dir helfen,
dein Gleichgewicht zu finden.

Vielleicht hast du schon gemerkt, dass afrikanische Frauen und Männer allgemein schlanker, straffer, fester und muskulöser sind (auch ohne viel Sport zu treiben), dass sie glattere Haut haben und fitter wirken. Sie fühlen sich grundsätzlich sehr wohl in und mit ihrem Körper. Die meisten Menschen glauben, dass dies einfach in der Natur der Schwarzen liegt. Das kann sein, aber dafür habe ich keinen Beweis. Aber was ich sicher weiß ist, dass die Ernährung in Afrika viel gesünder ist, auch wenn nicht immer ausreichend. Die normalen Essgewohnheiten in einem Land wie z.B. Kamerun sind streng genommen bereits ein Plan zum Abnehmen. Das Essen ist vielseitig, vitaminreich, wird mit viel Gemüse, Fleisch (dies spielt eine große Rolle, denn Rindfleisch macht dünn), Gewürzen, Kräutern und viel gesundem Pflanzenöl zubereitet, so dass man sich überhaupt keine Gedanken über das Gewicht machen muss. Nur wenn man zu viel isst, wird auch das gesunde Essen für den Körper ungesund. Durch diese Zutaten entwickeln sich mehr Muskeln, man ist zwar schwerer, aber nicht dick. Dicke Menschen sind in Kamerun in der Regel diejenigen, die die europäischen Essgewohnheiten übernommen haben oder die zu viel essen.

8.1 Wie änderst du deine Essgewohnheiten?

Was, wie, wann und welche Menge du isst hängt von deinen Essgewohnheiten ab, und diese entstehen schon in deiner Kindheit und werden im Laufe der Zeit von anderen Faktoren beeinflusst, wie Studium, Beruf, sportliche Aktivitäten, Krankheiten, Beziehung usw.

Manche haben feste Essgewohnheiten und manche nicht. Manche haben gute Essgewohnheiten und andere nicht.

Essgewohnheiten sind zum Beispiel:

Person 1 mit guten Essgewohnheiten

☺ Ich stehe auf und mache mir einen Tee

☺ 7 Uhr: Ich esse morgens kein Frühstück oder ich esse ein gutes Frühstück

☺ Um 10 Uhr esse ich eine Banane

☺ Mittags esse ich einen großen Salat

☺ Um 16 Uhr esse ich ein Kaffeestückchen

☺ Um 19 Uhr habe ich mein Abendessen und dieses koche ich mir selbst frisch. Dazu gönne ich mir ein frisches Bier

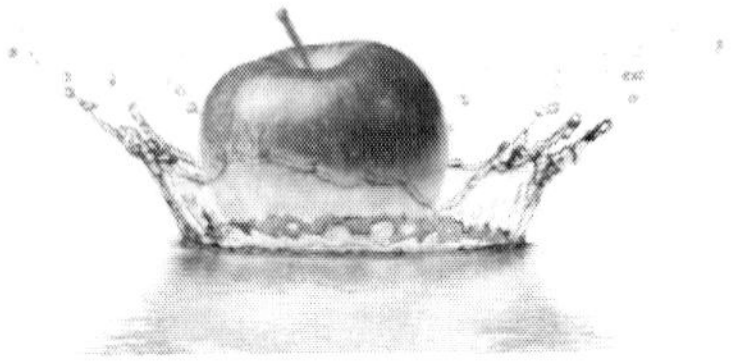

☺ Um 20 Uhr esse ich einen Apfel

☺ Danach putze ich meine Zähne und der Ess-Tag ist vorbei. Nur noch Wasser trinken!

Person 2 mit schlechten Essgewohnheiten

☹ 6 Uhr: Ich stehe auf und habe Hunger und esse schon was

☹ 7 Uhr: Ich möchte jetzt frühstücken. Ich habe wieder Hunger

☹ 8 Uhr: Ich gehe jetzt zur Arbeit, noch ein bisschen Schokolade brauche ich für unterwegs. Ha, ich nehme mir auch was zur Arbeit mit

☹ Jede halbe Stunde auf der Arbeit ein kleines Stückchen Schoko

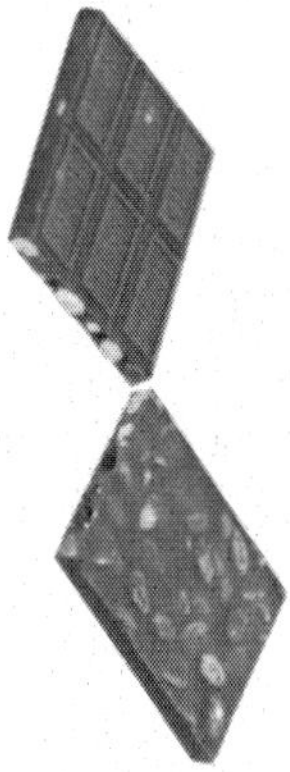

☹ Um 11 habe ich Hunger, ich esse jetzt ein Sandwich

☹ Mittags nehme ich mir mein verdientes Mittagsessen

☹ 14 Uhr: Mir ist langweilig, ich brauche einen Kaffee und Chips. Ah, jetzt nach den Chips habe ich Lust auf Cola

☹ 15 Uhr: Ich bin müde, ich will einen Café au lait und ein paar Nüsse. Habe gelesen, dass Nüsse gesund sind (Gewissenberuhigung)

☹ Um 17 Uhr habe ich Lust auf Kuchen

☹ Um 20 Uhr ich will essen und schiebe eine Pizza in den Backofen. Während die Pizza backt, schaue ich mal fern und esse dabei ein paar Salzstangen und Erdnüsse

☹ Um 22 Uhr brauche ich noch ein Bier, um den Tag abzuschließen

Ganz allgemein ist es so, dass derjenige (Person 2 zum Beispiel), der Kilos verlieren will, weiß, dass er seine Essgewohnheit ändern muss. Aber *wie* er das tun muss, weiß er oft nicht. Diese Feststellung konnte ich bei meinen Klienten in meinem Coaching immer wieder machen. Dabei geht es ganz einfach.

Ich gebe dir hier tolle Tipps, die dir helfen werden ganz einfach deine Essgewohnheit zu ändern, bzw. zu erweitern oder anzupassen, damit du glücklich und gesund abnimmst.

1. Erstelle eine Tabelle mit einer Liste deiner Essgewohnheiten in einer Woche

   Schreibe detailliert auf wie, was, welche Mengen an Nahrungsmitteln du zu dir nimmst, dafür nutze die Ernährungstabelle in Kapitel 5.

2. Notiere in dieser neuen Tabelle die Zeiten

- Wann du die Hauptmahlzeiten einnimmst
- Wann du Nebenmahlzeiten zu dir nimmst
- Wann du isst und trinkst, weil du wirklich Hunger oder Durst hast
- Wann du isst, weil andere essen, oder weil es Mittag ist, usw.
- Wann du isst und trinkst, weil du einfach Lust hast
- Wann du aus Frust oder aus Langeweile isst und trinkst
- Wann du irgendetwas zu dir nimmst (Obst, Salat, Fleisch, Gemüse, Dessert, Milch und Getreideprodukte)
- Wann du Alkohol, Saft, Limonade, Wasser usw. trinkst
- Wann du wirklich was Warmes isst
- Wann du Fertiggerichte zu dir nimmst
- Wann du Süßigkeiten, Nüsse, Kleinigkeiten isst
- Wann du sitzend am Tisch isst
- Wann du sitzend am Tisch isst und währenddessen der Fernseher läuft
- Wann du direkt vor dem Fernseher sitzend isst
- Wann du stehend isst

3. Notiere wie lang die Pausen zwischen den Mahlzeiten sind

Nun hast du einen guten Gesamteindruck von deinen Essgewohnheiten.

4. Identifiziere die Gründe und Faktoren, die dazu führen, dass du diese Essgewohnheit hast und schreibe sie auf

zum Beispiel:

- Nach dem Gespräch mit Kollegen → Schokolade
- Nach Chips → Cola

5. Streiche alle Punkte und Zeiten, die du unter Punkt 4 aufgelistet hast

- Markiere die Punkte unter 4., die du einfach weglassen kannst, ohne dass du dafür etwas tun musst
- Markiere die Punkte unter 4., die du nicht so einfach weglassen kannst, für die du Hilfe brauchst
- Markiere wann du nur isst, wenn du wirklich Hunger hast
- Markiere alle Punkte unter 4., bei denen du dir selbst sagst: „Diese Dinge hier brauche ich echt nicht, sie sind wirklich nicht nötig“

- Mache nun eine weitere Liste mit gesunden Lebensmitteln und eine mit ungesunden Lebensmitteln aus deiner Essgewohnheitstabelle
- Angesichts dieser Erkenntnisse, erstelle eine neue Essgewohnheitsliste, von der du glaubst, sie würde dir guttun, damit du dich GESUND ernährst und von der du glaubst, du könntest sie einfach befolgen ohne dich sehr anzustrengen
- Angesichts dieser Erkenntnisse, erstelle noch eine neue Essgewohnheitsliste, von der du glaubst, sie würde dir noch besser tun, du würdest noch GESÜNDER sein, du würdest noch schneller zu deinem Wunschgewicht kommen, aber du müsstest dich dafür sehr anstrengen, weil du auf vieles verzichten müsstest
- Stelle aus diesen beiden Listen deine Wunsch-Essgewohnheitsliste zusammen: eine mit festen Mahlzeiten und eine mit flexiblen Mahlzeiten. Suche dir aus, was am besten zu dir passt. Ich persönlich bevorzuge feste Zeiten für mein Essen, aber mit Flexibilität. Das bedeutet, ich esse abends und abends fängt für mich ab 19 Uhr an, kann aber bis 21 Uhr gehen. Und wenn es mal 22 Uhr oder später wird, ist es auch kein Problem. Flexible feste

Zeiten bedeutet, dass man Rahmenzeiten hat, bei denen es nicht auf die Minute ankommt. Das macht freier und alles lockerer. Ich erlaube mir auch ungeplante Kleinigkeiten zwischendurch zu essen, aber nur mal ab und zu. Meistens esse ich dann Obst. Prinzipiell bleibe ich jedoch in einem festen Plan.

Du wirst stolz auf dich sein und du wirst sehen, dass es dann so einfach sein wird, eine Essgewohnheit zu ändern, ohne am Ende kämpfen zu müssen.

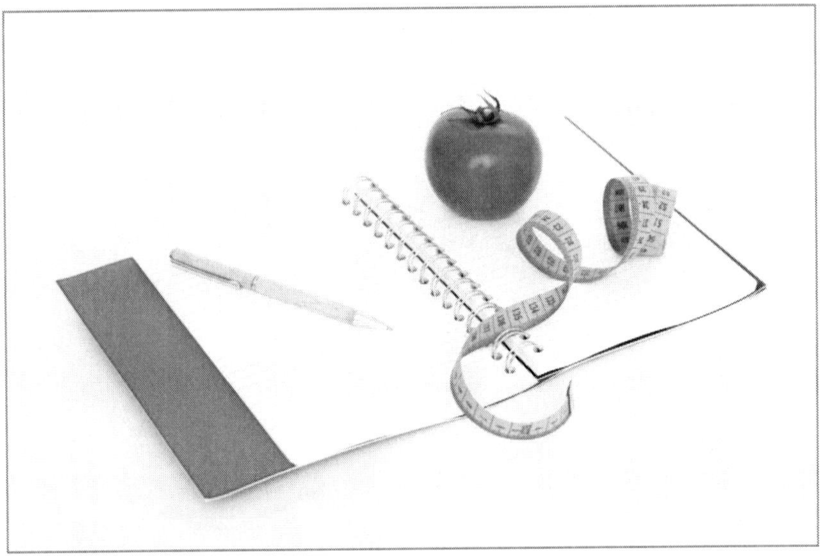

8.2 Grundvoraussetzungen, damit es nachhaltig klappt und der Jo-Jo-Effekt ausbleibt

Die Grundvoraussetzungen, damit Lebensmittel heilen und beim Abnehmen helfen:

8.2.1 Bedingungslose Selbstliebe

Die erste Bedingung, damit du gesund Gewicht verlierst, ist die Selbstliebe. Nur durch die Selbstliebe kannst du dein Selbstwertgefühl steigern. Du musst ein Gefühl für deinen Körper haben und diesen Körper lieben. Halte dich für liebenswert und wertvoll. Lobe dich und mache dir selbst Komplimente.

Selbstliebe bedeutet den eigenen Körper so zu behandeln wie ein seltenes Schmuckstück, wie ein schönes Auto, ja, wie etwas Besonderes, ein tolles Geschenk des Himmels.

Bestrafe und beschimpfe dich nicht, wenn etwas mit der Diät falsch läuft. Glaube nicht, dass nur die anderen schöne Körper haben können und du nicht, weil du sowieso hässlich bist: „Ich bin sowieso hässlich, ich schaffe es nicht." Solche Meinungen über dich solltest du vermeiden und mit liebevollen und motivierenden Sätzen ersetzen:

„Ich liebe mich und mag es sehr, wenn ich zwei Kilo leichter bin, denn mein Po sieht schöner aus und meine Beine passen wieder in meine schönsten Jeans!"

„Meine schöne Brille steht mir besser, wenn ich weniger Umfang im Gesicht habe, wie vor 6 Monaten und so kann ich besser mein schönes Lächeln und meine sexy Lippen bewundern!"

Ja, solche Selbstliebe-Worte über sich selbst motivieren mehr als alles andere, denn darin stecken auch schöne Ziele, die wahrhaftig sind. Du freust dich schon von Anfang an und während der ganzen Zeit über das Ergebnis, noch bevor es da ist. Und das beeinflusst deine Psyche sehr positiv und hilft auch in schweren Momenten die Ernährungsumstellung durchzustehen.

Du solltest für dich und nicht für jemand anderen abnehmen wollen

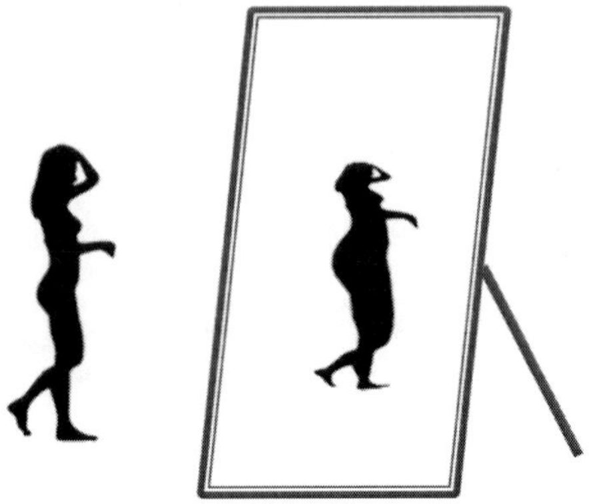

Freue dich auf einen schönen Körper deiner Art, auf einen Körper ohne zu viel Fett (ein bisschen Fett ist sehr gesund), einen Körper ohne Krankheiten. Ja, freue dich die ganze Zeit während der Abnehmkur, wie schön und gesund du bist. Orientiere dich beim Beurteilen des Schönseins nicht an den Bildern aus den Medien, den Zeitungen usw., sondern nur an deinem Ziel. Vergiss nicht, dass Schönheit im Auge des Betrachters liegt. Deswegen ist jeder Mensch auf seine Art schön, und erst durch unsere falsche und schlechte Behandlung von uns selbst verändern wir unser Aussehen negativ. Deswegen geht es bei dir um die Mehr-Kilos und das Fett, das sich wegen der schlechten Ernährung angesammelt hat. Die Selbstliebe und die positive Einstellung zu dir selbst sind Grundbedingungen, damit du erfolgreich, gesund und nachhaltig abnimmst.

8.2.2 Positive psychische Einstellung

Die Haltung einer Person ist wichtig für den Abnehm-Erfolg.

Ein Mangel an Willenskraft und Selbstdisziplin und ein Übermaß an Ungeduld und negativem Denken sind die Hauptgründe, warum die Menschen ihre Ziele, nämlich Gewicht verlieren oder Gewicht erhalten nicht erreichen!

Willenskraft hängt mit vielen Faktoren zusammen und fängt schon beim Einkaufen an. Der Wille muss auch stark sein, alle verlockenden Angebote von Freunden oder Verwandten abzulehnen („das ist doch nur ein bisschen Schoko…, ach du, das ist doch nicht schlimm, du übertreibst aber…., ach meine Liebe, nur noch ein Stück, morgen kannst du doch Sport machen…“ usw.).

Die Selbstdisziplin stärkt die Willenskraft und hilft, dass man sich nicht sehr weit von seinem Ernährungsprogramm entfernt.

Vermeide negative Sätze wie: „Ich schaffe es nicht, ich kann es nicht, ich werde sowieso nicht so zierlich sein wie …“, vermeide das Wort „Diät“ und benutzte ab nun nur noch „gesunde Ernährung, bessere Ernährung, Ernährungsumstellung“, denn

Diät bedeutet bewusst oder unbewusst „Einschränkung, Verzicht usw." und das ist negativ, denn niemand mag sich einschränken, auch dein Körper nicht.

Wenn du negativ denkst, wirst du dem „Ich darf nicht essen" mehr Aufmerksamkeit schenken. Das wird dich behindern, glücklich deine Ziele zu erreichen.

„Ich esse gesund, ich werde immer fitter!"

Benutzte positive Axiome, wie

„Ich esse jetzt immer gesünder und werde immer fitter, ich freue mich, dass mein Körper mich glücklich macht, ich sehe immer besser aus, ich kann es tun und ich mache das gut. . ." usw.

Lobe dich selbst, freue dich über das, was du tust und über jeden Erfolg!

Positiv und optimistisch sich selbst und der „Aktion Abnehmen“ gegenüberstehen – das stärkt und motiviert und kann sehr viel bewirken, denn dadurch wird der Stress reduziert, es gibt dir Mut, du bist ruhiger, zuverlässiger und du hast mehr Energie. Durch die richtige Einstellung wirst du in der Lage sein, dein Wunschgewicht erfolgreich zu erreichen, ein gesundes Gewicht zu erreichen.

„Ich habe diese Woche wieder 500 g verloren und dabei esse ich mich satt!“

Eine „step-by-step“ Einstellung bringt langfristig nachhaltigere Erfolge als eine „schnell-schnell“ Einstellung. Nimm dir den Druck, dass du das gewünschte Gewicht mit schnellem Tempo erreichen möchtest weg, und gehe stattdessen gezielt vor. Setze dir Ziele, aber diese sollten nicht zu hoch sein, denn beim gesunden Gewichtverlust machen die kleinen Erfolge glücklich.

Die kleinen Erfolge geben Mut, motivieren und machen glücklich und die Sammlung von kleinen Erfolgen machen dann den großen Erfolg.

Das bedeutet, du bist erfolgreicher und glücklicher, wenn du zum Beispiel jede Woche 500 g verlierst oder in zwei Monaten 2 kg als wenn du in einer Woche 2 kg verlierst und es dann aber nicht mehr weitergeht. In meinem Gesundheitscoaching habe ich gemerkt, dass die Letzteren mehr jammern und unglücklicher sind, weil es nicht weitergeht, während die Ersteren jede Woche mit einem großen Lächeln zu mir kamen; „Ich habe diese Woche wieder 500 g verloren und dabei esse ich mich satt!“

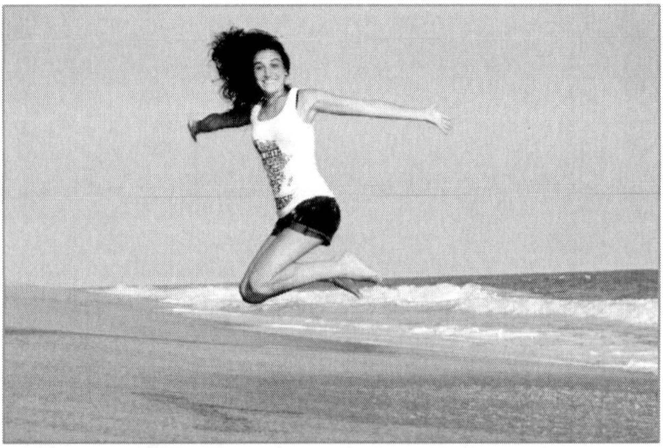

8.2.3 Sportliche Aktivitäten: alle 2 Tage, 20-30 Minuten reichen

In Bewegung bleiben

Bewegung und sportliche Aktivitäten haben eine sehr positive Wirkung auf den Körper, wenn man abnehmen will. Sie können die Hormone, die den Appetit kontrollieren, so steuern, dass man weniger Hunger hat bzw. seltener Hungerattacken bekommt.

Sportliche Aktivitäten regen den Stoffwechsel an, bauen Muskeln auf (die viel Energie verbrauchen) und helfen somit Kalorien zu verbrennen.

Fange mit einem leichten Programm an, bei dem du dich nicht sehr anstrengst. Alle 2 Tage 20-30 Minuten sind okay. Und fange nicht mit Muskelaufbau an. Bleibe am Anfang bei einem Ausdauertraining.

8.2.3.1 Vom Sport-Muffel zum Sport-Fan: So änderst du dein Verhältnis zum Sport

Konditioniere dich zum Sportliebhaber, ja, das ist möglich.

Viele Menschen, die Sport vermeiden, finden immer eine Entschuldigung, warum sie sich nicht bewegen können: Schmerzen am Beim, Kopfschmerzen, Krankheiten, viel Arbeit im Büro, so dass man immer spät nach Hause kommt, Kinder nach der Arbeit, Müdigkeit nach der Arbeit, fehlendes Equipment. Eigentlich fehlt ihnen der Wille, die Lust und die Motivation, weil sie glauben, dass der Sport anstrengend ist oder sie sind faul.

Aber ich will das anders sehen und akzeptiere all diese Entschuldigung nicht. Gehörst du zu denen, die so denken? Die keinen Sport treiben aus einem oder mehreren der Gründe, die ich oben genannt habe? Dann zeige ich dir jetzt, was du machen kannst, damit der Sport dir Spaß macht, denn ich war auch so:

Ich habe Joggen gehasst und fand alle möglichen glaubwürdigen Entschuldigungen, um nicht joggen zu gehen. Eigentlich lag es daran, dass es mich anstrengte. Ich verstand die Leute nicht, die mir immer erzählten, dass es ihnen Spaß mache zu joggen und dass sie nicht mehr darauf verzichten könnten. Es wäre wie eine Sucht. Ich dachte, sie alle erzählen Märchen, bis es irgendwann bei mir passierte. Seit über 15 Jahren kann ich nicht mehr auf Joggen verzichten. Wenn ich aus gesundheitlichen Gründen nicht joggen darf, bin ich nach nur 2-3 Tagen echt traurig. Es fehlt mir. Ich freue mich dann so, wenn ich wieder joggen darf. Das ist eine Sucht, ja, aber eine positive. Das bedeutet nicht, dass alles glatt läuft. Es gibt immer Tage, an denen man träge oder faul ist und Alibis sucht, um sich nicht bewegen zu müssen. Das ist normal. Aber das Sportprogramm, das man im Laufe der Zeit verinnerlicht hat, gewinnt oft und gibt Motivation weiterzumachen.

Über die Jahre habe ich eine Regel für Sport-Muffel entwickelt, die einem hilft langsam zum Sport-Fan zu werden. Wie habe ich das geschafft?

Wie gerade die verbotenen Lebensmittel aus deiner Ernährungsumstellung dir beim Sport helfen

So macht dir Sport ohne große Anstrengungen Spaß. Ich nehme als Beispiel das Joggen:
(Nicht vergessen, dieses Sportprogramm begleitet deine Ernährungsumstellung. Sie laufen deswegen parallel. Nur so ist das, was ich hier erzähle zum Erreichen deiner Ziele sinnvoll)

1. Der Wille: Entscheide! Ja, entscheide ganz einfach und tue es sofort, sage: „Ich will mich jetzt bewegen!"

2. Lies vorher keine Tipps in Google oder so. Es wird von alleine gehen. Es ist in dieser Phase wichtig, dass du dich nur auf dich konzentrierst und nicht auf das, was Experten und andere sagen (diesen Fehler habe ich damals gemacht).

3. Was willst du durch Sport erreichen? Was ist dein Endziel? Es ist wichtig, dass du dir dieses Bild fest im Kopf einprägst. Zum Beispiel: „Mein Endziel ist es, meinen Bauch-

umfang um 5 cm zu reduzieren, oder 5 Kilo zu verlieren." Die Ziele müssen klar definiert werden und nicht zu hoch sein, auch nicht zu niedrig, denn es muss weiterhin eine Challenge sein, dieses Ziel zu erreichen.

4. Bau dann Etappenziele ein. Du willst 5 kg verlieren. Der Weg dahin wäre zum Beispiel: jede Woche 500g gemeinsam mit der Ernährungsumstellung zu verlieren.

5. Setze dir zum Testen am Anfang ein kleines sportliches Ziel, zum Beispiel jeden Tag nur 15 Minuten joggen, 14 Tage lang.

6. Fange sofort an, auch wenn du keine tolle Ausrüstung hast. Die Ausrüstung kann später kommen. Mache einen moralischen Vertrag mit dir selbst, mit allen Verbindlichkeiten, und du verpflichtest dich, sie dir gegenüber zu respektieren. Du wirst erstaunt sein, wie das wirkt und dich fast zwingt aufzustehen, wenn du wieder eine Entschuldigung suchen willst, um nicht joggen zu gehen.

7. Probiere in dieser 14-tägigen Testphase verschiedene Laufmodelle aus (mal langsam, mal schnell, mal mixen, die richtige Atmung usw.). So findest du dein optimales Laufmodell, das zu dir passt und dir Spaß macht und dich nicht sehr anstrengt, ein Modell, bei dem du laufen und immer noch ganz gut atmen kannst. Ist dir jeden Tag joggen zu viel, dann gehe nur alle zwei Tage.

Achtung: Ein bisschen Anstrengung gehört dazu und ist normal, auch für Spitzensportler, die ihren Job gern tun. Deswegen nicht enttäuscht sein, wenn ein Muskel ein bisschen weh tut.

8. Hast du dein Laufmodell gefunden, erhöhe nun deine Zeit auf 20-30 Minuten und wähle, ob du jetzt jeden Tag oder alle zwei Tage joggen gehst. Wähle nur die Lösung, die dir keinen Stress macht, weder zeitlich noch körperlich!

9. Am bestens absolvierst du dein Sportprogramm frühmorgens. Das hilft nicht nur gute Laune für den Tag zu bekommen (nach dem Sport ist man sehr zufrieden mit sich selbst), sondern du entgehst der Falle nach der Arbeit: Müdigkeit oder Tagesstress, die oft dazu führen, dass man am Ende des Tages schlecht gelaunt und kraft- und lustlos ist. Kannst du frühmorgens nicht, dann laufe nach der Arbeit, bevor du anfängst zu kochen. Am besten sofort, wenn du zu Hause angekommen bist, bevor du dich auf das Sofa setzt.

10. Bau ein Belohnungssystem ein. Belohne dich, lobe dich für jede erfolgreich erreichte Etappe und freue dich richtig. Belohne dich nach einem größeren Etappensieg mit einem kleinen Etwas, das du dir durch die Ernährungsumstellung verboten hast. Das ist ein starkes Motivationsinstrument, um die nächste große Etappe zu erreichen. Glaub mir, dein Körper wird alles tun, damit du ihm wieder das Verbotene gibst. Wie er das tut? Indem er dich noch mehr motiviert und die Laune positiv hält. Das ist eine starke Konditionierung des Gehirns für den Sport.

11. Sei flexibel bei deinem Sportregime, wenn es um Zeitabstände geht. Versuche immer, dein Laufprogramm deiner Essgewohnheit anzupassen. Das wird dir guttun. Wenn du zum Beispiel weißt, dass du am Sonntag mehr isst als an anderen Tagen und Montag einen Low-Tag hast, wäre es sinnvoller am Sonntag morgens früh joggen zu gehen und Montag frei zu nehmen (falls du nur alle 2 Tage joggst. Es ist selbstverständlich anders, wenn du jeden Tag joggst).

12. Baue Ruhephasen ein. Zum Beispiel nach einem Monat täglichen Joggens ohne Pause, nimm dir ein paar Tage frei. Vermeide dabei unbedingt lange Pausen, damit der Körper nicht wieder „vergisst". So wird der Körper nicht wieder zum „Nixtun" zurückkehren und – im Gegenteil – sich freuen, wenn du wieder joggst. Er weiß ja auch, dass er belohnt wird, sei es mit Pflege oder guten Worten und Komplimenten und besonders freut er sich auf das „Verbotene". So können sogar deine Essenssünden helfen.

Befolgst du diese Tipps, wird der Sport nach einigen Wochen/Monaten dein Lieblingsfreund sein. Er wird zu einer Gewohnheit, die dann einfach zu dir gehört. Du wirst kaum noch leben können ohne Joggen zu gehen und du wirst dich fragen, warum und worauf du so lange gewartet hast.

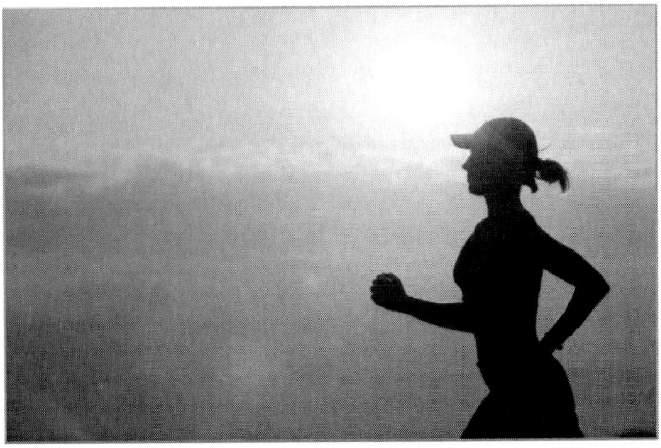

8.2.4 Ernährungsumstellung – eher gesundes Essen als „Diät“

Eine Umstellung der Ernährung auf gesundes Essen ist die einzige langfristige und nachhaltige Garantie, dass du ohne Schaden für die Gesundheit und ohne Jo-Jo-Effekt Gewicht verlierst. Das bedeutet, du solltest eine Ernährungsumstellung einleiten. Dabei spielen basische Lebensmittel, sowie vitamin- und mineralstoffreiche Lebensmittel die zentrale Rolle. Ungesunde Nahrungsmittel (Weißmehl, Zucker, Cola, Milchprodukte usw.) müssen vielleicht nicht verschwinden, aber zu gelegentlichem Konsum degradiert werden.

Es ist sehr wichtig, sich abwechslungsreich zu ernähren, um Mängel zu vermeiden.

Vielfalt ist die Basis einer gesunden Ernährung. Es ist wichtig, verschiedene Lebensmittel unterschiedlicher Natur zu sich zu nehmen, damit das Abnehmen schneller geht und nachhaltiger ist. Unterschiedliche Lebensmittel bedeuten mehr Mineralien, mehr Vitamine und mehr Nährstoffe aus verschiedenen Quellen.

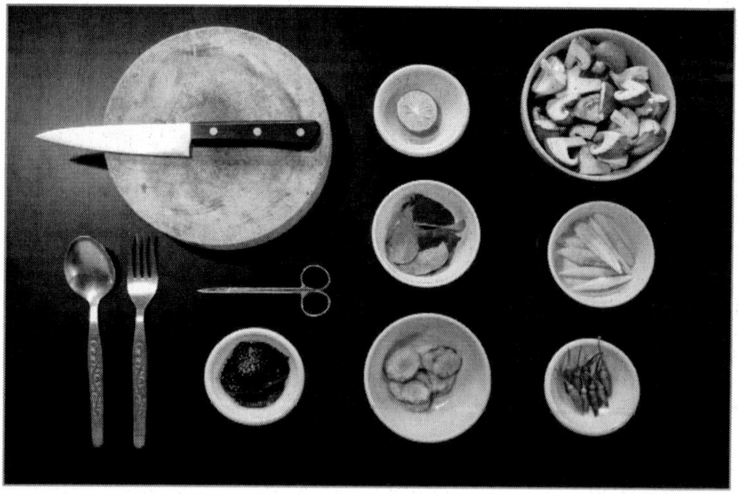

8.2.5 Gute Vitamin D-Versorgung

Vitamin D ist ein fettlösliches Vitamin, es wird auf natürlichem Wege, unter Einfluss von UV-Strahlen (Sonne) in der Haut produziert. Schon einige Stunden die Woche an der frischen Luft helfen dem Körper Vitamin D zu synthetisieren. Auch bei schlechtem Wetter oder bedecktem Himmel ist es wichtig rauszugehen. Denn trotz Wolkendecke schafft es noch genug UV-Strahlung die Erde zu erreichen.

Vitamin D kann auch mit der Nahrung aufgenommen werden, vor allem über Pilze (Steinpilze), Lebertran, Rinderleber, Ei, und Fisch. Bei Pilzen ist es notwendig, diese kurz in Öl zu braten, denn Vitamin D ist fettlöslich und kommt erst so zu Entfaltung bzw. kann besser vom Körper aufgenommen werden. Die Innereien von Tieren, zum Beispiel von Fischen, sind gute Quellen für Vitamin D (deswegen haben die Inuit, die Ureinwohner Grönlands, auch ohne Sonne genug Vitamin D).

Menschen, denen es an Vitamin D mangelt, nehmen schwer ab, besonders im Bauchbereich.

Eine gute Versorgung mit Vitamin D ist wichtig, wenn du abnehmen willst.

Diese Erkenntnis wird von immer mehr wissenschaftlichen Studien bestätigt, die z.B. belegen, dass Frauen, die wenig Vitamin D zu sich nehmen, eine höhere Fetteinlagerung aufweisen.

Vitamin D hat auch einen Einfluss auf die Verteilung der Fettpolster am Körper: Mit einer guten Vitamin D-Versorgung wird das Bauchfett besser „verbrannt" und verschwindet schneller. Gerade für Menschen, die Muskeln aufbauen und einen Sixpack-Bauch haben wollen, ist Vitamin D unumgänglich. (Lies Kapitel 9.4 „Die Sonne macht dünn").

Vitamin D spielt eine bedeutende Rolle beim Calcium- und Phosphatstoffwechsel und dadurch ist es wichtig für den Knochenaufbau. Vitamin D ist auch an vielen anderen Stoffwechselvorgängen beteiligt und schützt den Körper vor Infektionen.

Gewichtsverlust, kombiniert mit ausreichender Vitamin D-Zufuhr, reduziert Entzündungen und dadurch das Risiko, an Krebs oder anderen chronischen Krankheiten zu erkranken.

8.2.6 Entgiftung der Leber, um Gewicht zu verlieren

Durch das Reinigen der Leber steigt ihre Stoffwechselleistung an. Du verarbeitest Fett besser und schneller, du hast mehr Energie und bist aktiver. Lies mehr darüber in Kapitel 8.2.8.

Einige Lebensmittel helfen, die Leber zu entgiften:

Knoblauch, Zwiebel, Ingwer, Chilischoten

Diese Gewürze, wenn regelmäßig in Essen oder Suppe mitgekocht oder als Tee mitgetrunken, entgiften die Leber und halten sie gesund.

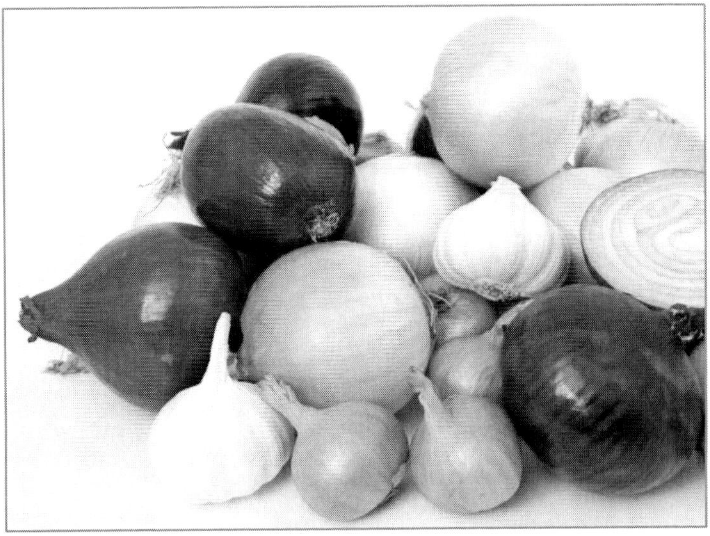

Vollkornprodukte und afrikanische Kohlenhydrate

Wegen der enthaltenen Ballaststoffe und weil sie den Fettstoffwechsel anregen.

Lebensmittel, die Vitamin B enthalten.

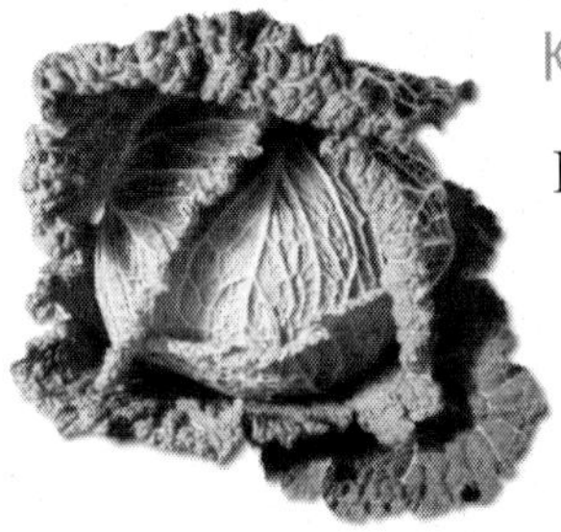

Kohlgemüse

Blumenkohl, Kohl, Brokkoli, Rosenkohl, Grünkohl, Kohlrabi, etc. Sie sind sehr geeignet für die Entgiftung der Leber.

Äpfel

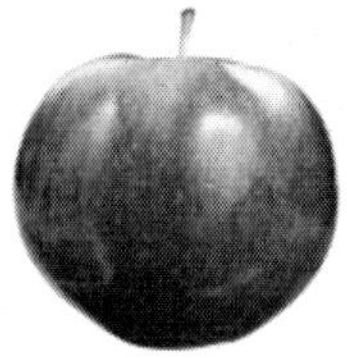

Sie enthalten viel Pektin und weitere chemische Stoffe, die dem Körper helfen, Giftstoffe im Verdauungstrakt zu eliminieren.

Nüsse und Hülsenfrüchte

Sie sind sehr nützliche Lebensmittel für die Entgiftung der Leber und helfen dem Körper, die unerwünschten Giftstoffe zu vertreiben.

Trauben

Rote Trauben aktivieren die Produktion der Gallenflüssigkeit und das Filtersystem der Leberfunktion.

Beeren

Erdbeeren, Himbeeren, Brombeeren und Heidelbeeren.

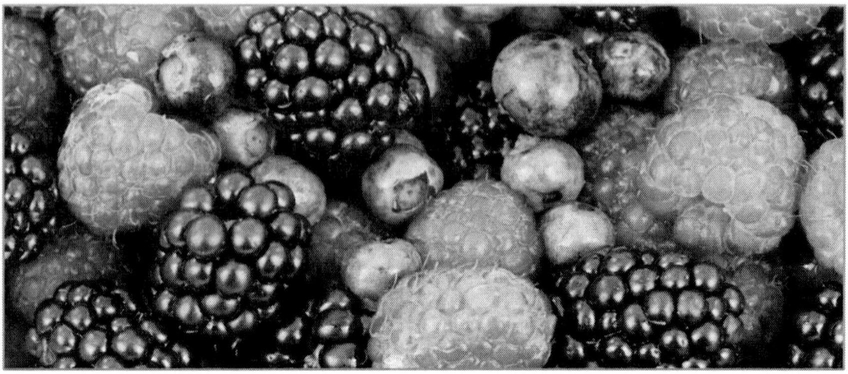

Auberginen

Sie aktivieren die Funktion der Gallenblase.

Tropische Früchte

Wie Ananas, Papaya, Mangos. Sie reinigen die Leber und den Darm.

Grüner Tee, Ingwertee

Enthalten viele Antioxidantien, die gut für die Leber sind.

Öl

Hilft dem Körper und der Leber Gift auszuscheiden. Sehr gut geeignete Öle sind Palmöl, Olivenöl, Kokosöl.

Avocado

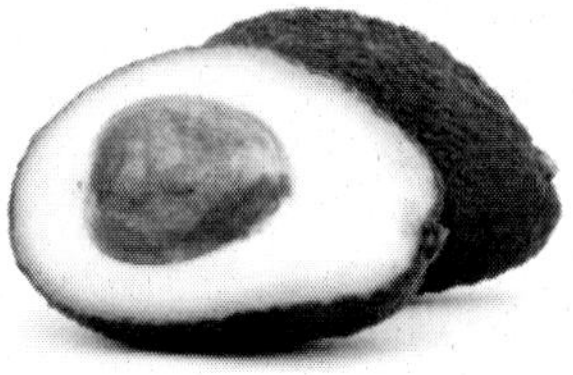

Schützt die Leber, wenn es im Körper eine toxische Überlastung gibt.

Grünes Gemüse

Hat eine leberschützende Funktion und ist außergewöhnlich, weil es Dank des Chlorophylls Giftstoffe aus dem Blut absorbieren kann.

Endiviensalat

Enthält eine Substanz mit bitterem Geschmack, die hilft, die Blase natürlich zu entleeren.

Lebensmittel, die reich an Flavonoiden und Beta-Carotin sind, wie Karotten zum Beispiel. Sie stimulieren die Leberfunktion.

Kurkuma

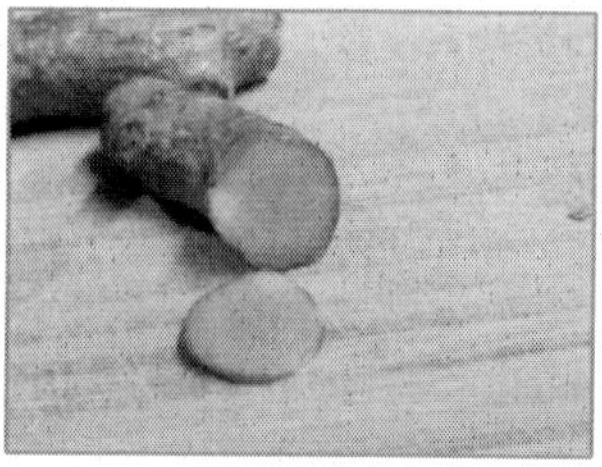

Hat antiseptische Eigenschaften und ist ein ausgezeichnetes Mittel, das die Entgiftungsprozesse der Leber unterstützt.

Vermeide den vermehrten Konsum von isolierten Kohlenhydraten, wie Zucker, von Salz und von Transfetten.

8.2.7 Gesunde Darmflora: Erste praktische Bedingung, um gesund abzunehmen und Krankheiten vorzubeugen

Jegliche Regeneration, Körperregulierung, Verdauung, Entgiftung und Heilung beginnt im Darm. Das bedeutet, mit der Ernährung. Mit dem Abnehmen ist es ganz genauso. Diese Erkenntnis hat eine zentrale Bedeutung in der afrikanischen Medizin. Unser Darm ist von Bakterien, Archaeen und Eukaryoten besiedelt und die Nahrung hat einen großen Einfluss auf diese Besiedlung. Welche Bakterien in welcher Menge den Darm besiedeln, hängt von unserem Alter und unserer Ernährung ab. An der Darmflora kann man sogar erkennen, ob ein Kind gestillt wurde oder die Flasche bekam.

Um gesund abzunehmen und Fett zu verbrennen, sind eine gesunde Darmflora und Darmschleimhaut erforderlich. Ist der Darm nicht in Ordnung, ist es kaum möglich mit Lebensmitteln zu heilen oder nachhaltig Gewicht zu verlieren, weil im Darm die Aufspaltung, Verarbeitung und Aufnahme von Nährstoffen stattfindet, die dann im ganzen Körper verteilt werden.

8.2.7.1 Den Darm reinigen und aufbauen

Mit Kräutern kann man seinen Darm sehr gut reinigen und gesund bekommen. In meiner Herkunftsheimat gibt es eine Sauce mit über 20 Gewürzen, die man so trinken kann oder zusammen mit Maisbrei isst.

Diese Sauce (Nkui) „wäscht“ den Darm regelrecht und beseitigt Darmschleimhautentzündungen.

Kräuter bekämpfen Krankheitserreger im Darm, Darminfektionen, Darmkrämpfe, Durchfall, stärken die Immunabwehr des Darms, regenerieren ihn und regen die Säurebildung an. Es handelt sich zum Beispiel um

☺ Basilikum
☺ Enzian

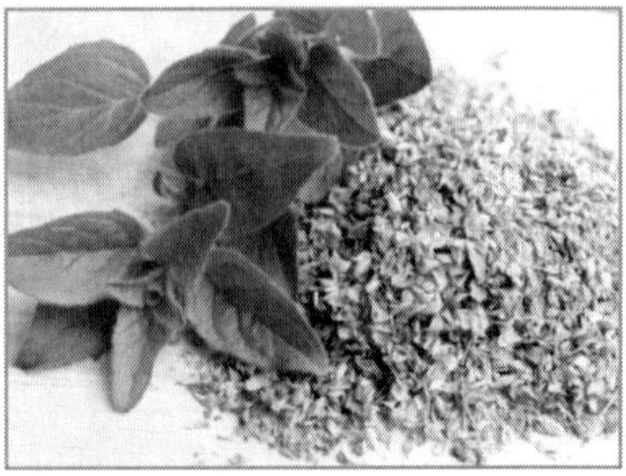

- ☺ Oregano
- ☺ Anis
- ☺ Sellerie
- ☺ Dill
- ☺ Kapuzinerkresse

Ballaststoffe sind für den Darm sehr wichtig. Ballaststoffe reinigen nicht nur den Darm, sondern machen ihn gesund (Kapitel 7 „Ballaststoffe“). Wenn du zu den Kräutern regelmäßig gute und gesunde Ballaststoffe isst, wird dein Darm gesund bleiben. Das ist auch der Grund, warum Menschen in Afrika selten Magen- oder Darmkrebs, Magenentzündungen und solch epidemische Mageninfektionen – wie ich sie hier in Europa kenne – haben.

Mit Probiotika kann man dieses Ergebnis auch erfolgreich erreichen. Probiotische Milchsäurebakterien sind beispielsweise in Sauerkraut enthalten.

Vier Gewürze, die die Darmflora super reinigen und sie regenerieren (siehe auch Kapitel 8.3.10 „Ingwer, Zwiebel…“):

- ☺ Ingwer
- ☺ Zwiebel
- ☺ Knoblauch

☺ Habanero Chilischoten, besonders die frischen, runden Schoten. Sie sind mal grün, mal gelb oder rot. Sie enthalten einen Wirkstoff namens Capsaicin. Dieser schützt den Magen viel besser als viele Medikamente. In Afrika wird Chili benutzt, um die kranke Darmflora zu behandeln und dies ganz einfach, indem man scharf kocht oder die Blätter der Pflanzen zu Tee macht und trinkt.

Würde man bei der Essenszubereitung öfter diese vier Lebensmittel benutzen, am besten zusammen, bräuchte man kaum noch etwas anderes tun, es würde völlig ausreichen.

Viele Gemüse aus den Tropen sind extrem wirksam für die Darmsanierung zum Beispiel Okra oder Moringa (mehr darüber in Kapitel 8.3.7 Diese Tropenlebensmittel sind echte Fettkiller und B.4.8 Diese Kohlenhydrate lassen Fett schmelzen).

Weitere Beispiele therapeutischer Lebensmittel gegen Darmerkrankungen:

☺ Alle bitteren Gemüse, wie Chicorée, Artischocken und Schwarzwurzeln

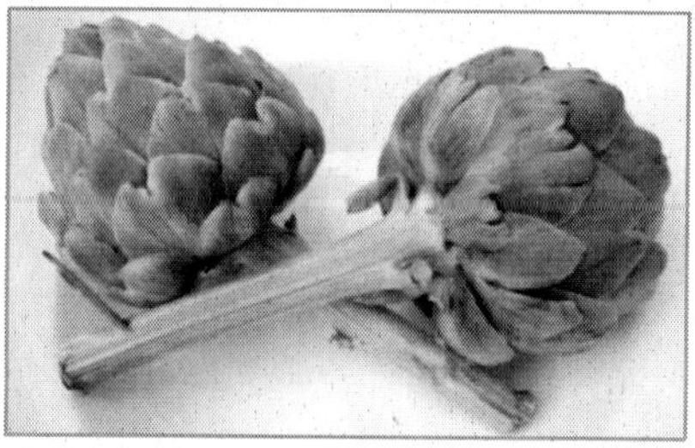

☺ Grünkohl, Sauerkraut

☺ Sehr wirksam: Tee mit Ingwer in vielen Variationen

☺ Bestimmte Obstsorten wie Apfel (Braeburn), Heidelbeeren, Brombeere, Grüne Mango, Banane, Papaya, Ananas, Guave

☺ Afrikanische Kohlenhydrate (siehe Kapitel 8.3.7.13)

☺ Vitamin C

☺ Natürliche „Antibiotika" wie kaltgeschleuderter Bienenhonig lindern Entzündungen im Darm

☺ Pflanzliche Öle (Olivenöl, Palmöl, Kokosöl) sind sehr wichtig bei der Wiederherstellung einer gesunden Darmflora

In meinem Buch „Gesund & geheilt mit der Lebensmittelapotheke" (ISBN 978-3-946551-16-4) kannst du mehr darüber erfahren, wie man den Darm saniert.

PS: Mit Fasten kann man seine Darmflora ebenfalls bereinigen. Regelmäßige Fastentherapien wirken nach meiner eigenen Erfahrung meist besser als Medikamente.

8.2.8 Ein guter und gesunder Stoffwechsel

Was in dich hineingeht wird verarbeitet und umgewandelt, ein Teil wird ausgeschieden und ein anderer Teil wird durch das Blut in den ganzen Körper transportiert und verteilt, damit alle Organe versorgt werden. Diesen Prozess nennt man den Stoffwechsel. Der Stoffwechsel bestimmt, wie Fett, Zucker usw. aufgenommen, umgewandelt und verbrannt werden. Nun siehst du, warum er für den Körper so wichtig ist.

> Ein guter und gesunder Stoffwechsel ist essenziell, damit du abnehmen kannst. Durch Ernährung und Sport kannst du deinen Stoffwechsel am besten ankurbeln.

Einige Stoffe, die für die Anregungen des Stoffwechsels sehr wichtig sind:

☺ L-Carnitin (besonders in Fleisch)

☺ Magnesium

☺ Vitamin D (durch die Sonne)

☺ Omega-3-Fettsäuren (ungesättigte Fettsäuren)

☺ Capsaicin (aus Chilischoten) gilt als anregender Stoff für den Stoffwechsel

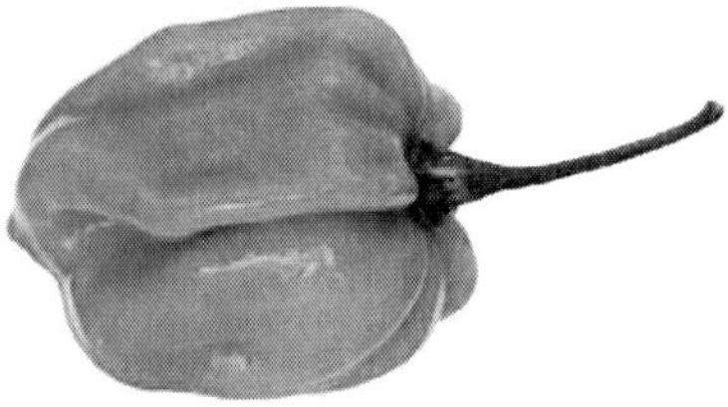

☺ Das Coenzym Q10

Das Coenzym Q10 hat eine große Bedeutung für die Energiegewinnung in den Zellen. Es aktiviert das Immunsystem, stärkt das Herz, die Leber, die Nieren, die Nerven und Muskeln und steigert die Fettverbrennung.

Der Organismus kann Q10 auch selbst herstellen, aber nur wenn genügend Folsäure und andere B-Vitamine vorhanden sind. Das Problem ist, dass durch die westliche Ernährungsart diese Stoffe im Körper Mangelware sind.

Q10 findet man in

- ☺ Fleisch (viel in Leber oder Niere)
- ☺ Fisch (Sardinen, Makrelen, Lachs usw.)
- ☺ Nüssen
- ☺ Hülsenfrüchten
- ☺ Sonnenblumenkernen
- ☺ Pflanzenölen
- ☺ Pflanzlichen Lebensmitteln (Kohl, Zwiebeln, Ingwer, Knoblauch, Grünkohl, Kartoffeln, Spinat, Rosenkohl, Brokkoli usw.)

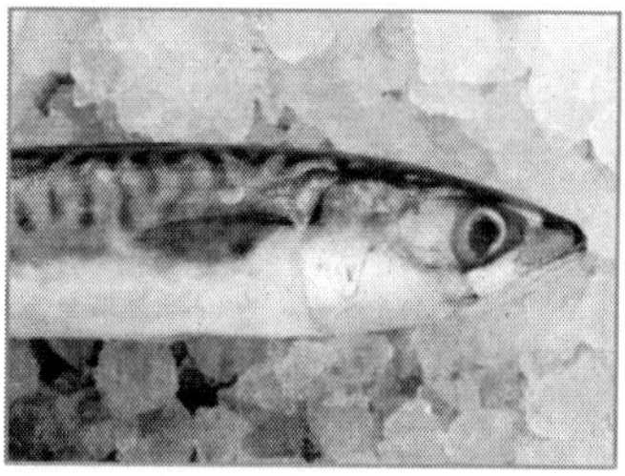

Alle Lebensmittel, auch Getränke, die in Kapitel 8.4 aufgelistet sind, sind wichtig, wenn du abnehmen willst. Sie regen automatisch deinen Stoffwechsel an. Wenn du diese regelmäßig zu dir nimmst und dich bewegst, wirst du kein Problem mit deinem Stoffwechsel haben. Meide Fertigprodukte und Fast Food, sowie gesüßte Getränke und Limo, wie Cola.

8.2.9 Warum ist es wichtig, Gewicht langsam zu verlieren?

Langfristig, sogar mittelfristig gesehen ist ein langsamer Gewichtsverlust viel erfolgreicher und gesünder als ein Crash-Abnehmen. Wenn man langsam abnimmt, gibt man dem Körper die Zeit, sich an die neue Umstellung zu gewöhnen und sie letztendlich zu akzeptieren. Wenn er sie angenommen hat, stellt er sich um, und bekämpft die Aktion nicht, im Gegenteil unterstützt dann sogar das Abnehmen. Das neue Gewicht bleibt deswegen länger erhalten und man fühlt sich gesünder.

Crash-Diäten machen krank

Eine Crash-Diät hat viele Risiken. Zwar erreicht man das gewünschte Gewicht sehr schnell, aber man hat auch sehr schnell (das doppelte) alte Gewicht zurück, sobald man mit der Diät aufhört. Das bedeutet, der Körper hat die Diät nicht akzeptiert und verkraftet. Es war für ihn ein Gewaltakt, ein Terrorangriff auf ihn, den er so nicht akzeptieren will. Er wehrt sich mit allen

Mitteln. Diese Art von Diät, bei der der Körper auf viele wichtige Nährstoffe, Proteine, Fett, Vitamine und Mineralstoffe verzichten muss, kann auch zu gesundheitlichen Problemen, zu schneller Hautalterung (Falten, müde Haut), zu Haarverlust und grauen Haaren, zu Potenzproblemen und Lustverlust, zu Schwäche und Müdigkeit, zu psychischen Störungen (Nervosität, Angst, Depression uvm.) und Mangelerscheinungen führen, Probleme, die man bei einer langsamen Gewichtabnahme nicht hat.

Crash-Diäten lassen Muskeln verschwinden

Crash-Diäten führen dazu, dass der Körper nicht so viele Kalorien und so viel Energie bekommt, wie er benötigt, deswegen versucht er, Energie aus anderen Quellen und besonders aus Muskelzellen zu nehmen. Das führt zu Muskelverlust. Du siehst dünn (krank) und nicht schlank (gesund) aus, wenn du wenig Muskelmasse besitzt. Muskeln aber sind super Kalorienverbrenner. Außerdem fehlt dir Morgen wieder eine gute Quelle für den Verbrauch von Kalorien. Das heißt, wenn du dann Morgen wieder mehr Kalorien zu dir nimmst, nimmst du auch schnell wieder zu, denn die Muskeln, die große Energieverbraucher sind, fehlen.

8.3 Wichtige Lebensmittel, wenn du abnehmen willst

Es gibt Lebensmittel, die dir helfen, ohne große Mühe und ohne zu hungern Gewicht zu verlieren oder dein Gewicht zu halten. Hier liste ich dir ein paar davon auf. Es gibt noch mehr, aber diese sind schon eine gute Orientierung für deine Abnehm-Kur mit Essen.

8.3.1 Reichlich gutes, pflanzliches Öl

Öl ist sehr gesund und sehr gut zum Abnehmen. Ohne Fett kann der Körper gar nicht richtig funktionieren. Fett ist neben Kohlenhydraten und Proteinen einer der drei Makronährstoffe. Es ist wichtig für ein gesundes Herz und Hirn, sowie für gesunde Muskeln und Gelenke. Wie die Proteine und die gesunden Kohlenhydrate, machen Fette schneller und länger satt, d.h. du isst dadurch weniger. Fett ist außerdem ein Geschmacksträger und lässt das Essen gut schmecken. Im Gegensatz zu den Kohlenhydraten, die der Körper selbst herstellen kann, müssen Proteine und auch Fett über unsere Nahrung aufgenommen werden.

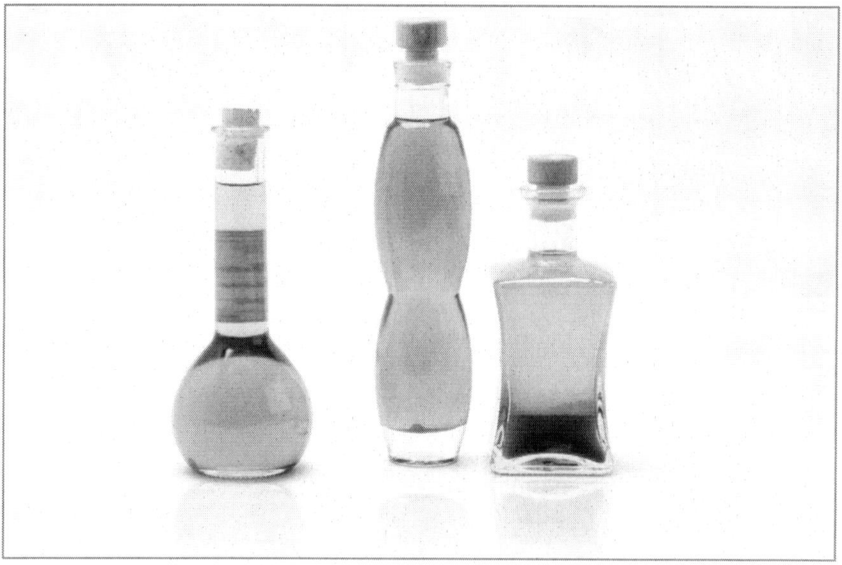

Fett ist lecker, Fett ist wichtig, Fett ist gesund, aber welches Fett?

Wie ich schon in vielen Bereichen dieses Buches erklärt habe, ist Öl nicht so ungesund wie viele denken und die Medien es verbreiten, im Gegenteil! Eine gute Mischung aus gesättigten und ungesättigten Ölen ist nicht nur gesund, sondern hilft auch bei der Gewichtsreduktion, beim Muskelaufbau und hält den Körper gesund und jung.

Ich habe bereits erzählt, dass wir als Kinder reines Öl als Abführmittel nahmen und dass es auch wirkte. Öl half dabei, den Körper, den Darm und andere innere Organe zu reinigen. Würmer, die im Darm lebten, wurden so ausgespült. In Kamerun „trinkt“ man Öl, so sagt man. Aber die Menschen dort sind viel schlanker und muskulöser als Menschen hier in Europa, die beim Kochen kaum Öl benutzen. Ich selbst koche für meine ganze Familie in Deutschland mit reichlich Öl und die Kinder, Jungs und Mädchen, sehen sehr sportlich und muskulös aus und haben zum Teil einen Sixpack-Bauch, was erstaunlich ist, da sie keine speziellen Bauchübungen machen.

Gutes pflanzliches Öl hilft dem Magen bei seiner Arbeit, reinigt den Darm und hilft der bei Ausscheidung von schlechtem Fett, Gift und Müll aus dem Körper.

Öl hilft einer guten Verdauung und trägt außerdem dazu bei, dass das Essen lecker ist und dass man weniger isst. Man ist schneller satt und Öl regt den Stoffwechsel an. All das führt dazu, dass man abnimmt.

Gutes Öl steigert das geistige Leistungspotenzial, das Sehvermögen, die Konzentrationsfähigkeit, macht gute Laune.

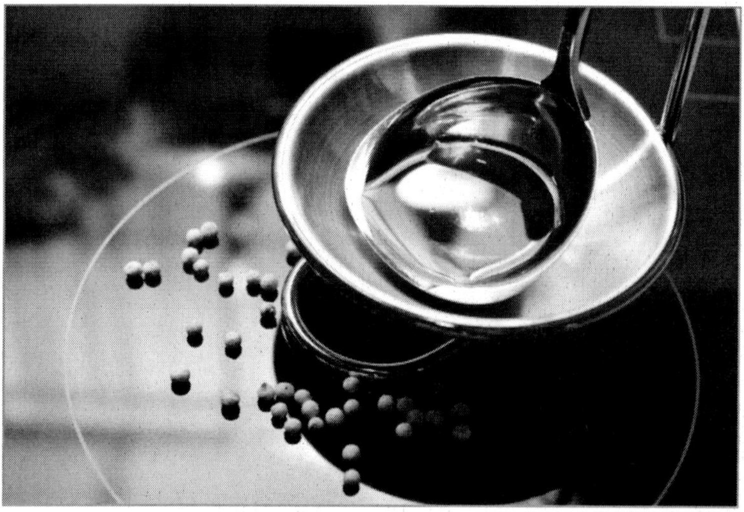

Schlechtes Öl und ungesunde tierische Fette sind dagegen Gcfahren für den Körper. Butter, Sahne und Co. sind mit großer Vorsicht zu verzehren, auch weil die Tiere, die uns diese Produkte geben, mit Chemikalien vollgepumpt werden. Diese chemischen Zusatzstoffe landen automatisch in den Produkten dieser Tiere und vergiften uns. Dazu kommt, dass die meisten tierischen Produkte, die in unseren Küchen oder auf dem Tisch landen, mit verschiedenen E-Stoffen bearbeitet sind.

Zusammengefasst: Welche Fette solltest du essen?

Gesunde Lebensmittel, die uns ausreichend mit Proteinen und Fetten versorgen sind:

☺ Gesundes Rindfleisch, der perfekte Eiweiß- und Fettlieferant. Hilft sehr dabei, abzunehmen und sein Gewicht zu halten. In Kamerun sind die muskulösesten und dünnsten Menschen im Norden des Landes zu finden. Sie sind Viehzüchter und essen viel Rindfleisch. Die Menschen, die mehr Gewicht haben, sind in Westkamerun zu finden. Sie essen viel mehr Getreide, Kohlenhydrate, wenig Gemüse

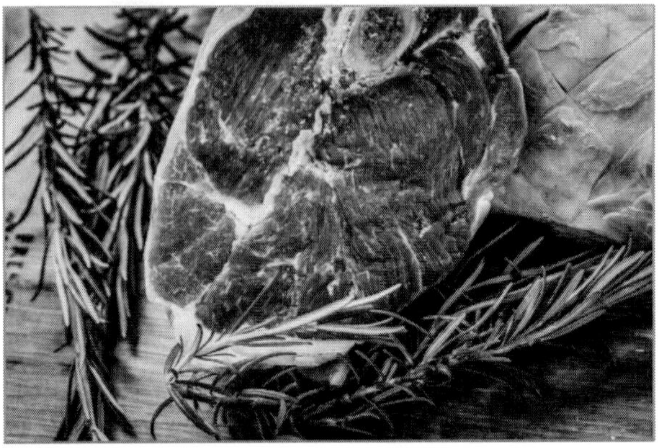

☺ Lachs

☺ Makrele

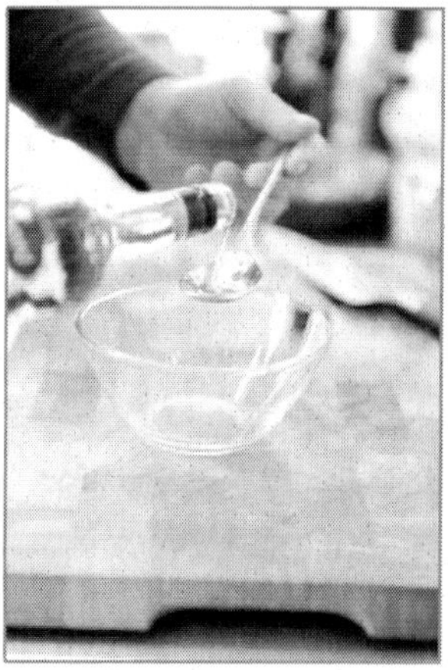

☺ Geflügelfleisch und Eier

☺ Wildfleisch

☺ Avocados

☺ Olivenöl, *nativ extra*

☺ Walnussöl

☺ Macadamia-Nussöl

☺ Erdnussöl

☺ Palmöl (mehr in Kapitel 8.3.7 „Diese Tropenlebensmittel sind echte Fettkiller")

☺ Karité-Öl

☺ Kokosnussöl (mehr in Kapitel 8.3.7 „Diese Tropenlebensmittel sind echte Fettkiller")

☺ Leinöl

☺ Prunes-Öl (Safou-Öl)

☺ Nüsse

☺ Leinsamen, gemahlen

Probiere es einfach aus, mit reichlich gutem Öl zu kochen und du wirst an vielen sichtbaren positiven Ergebnissen sehen, dass deine Angst nicht begründet war/ist.

Mehr über Fett erfährst du im Kap. 6.3 Fett.

8.3.2 Mit einer basischen Ernährung purzeln die Kilos oft ganz automatisch

Basisches Essen hilft sehr beim Abnehmen und stärkt den Körper. Basisches Essen reguliert die Produktion von Östrogen, den weiblichen Hormonen. Eine basische Ernährung verhindert eine Übersäuerung und die Übersäuerung des Körpers macht dick.

8.3.2.1 Tabelle basenbildenden Obstes

Äpfel	Mangos
Ananas	Mirabellen
Aprikosen	Nektarinen
Avocado	Oliven (grün, schwarz)
Bananen	Orangen
Birnen	Pampelmusen
Clementinen	Papayas
frische Datteln	Pfirsiche

Erdbeeren	Pflaumen
Feigen	Preiselbeeren
Grapefruits	Quitten
Heidelbeeren	Reineclauden
Himbeeren	Stachelbeeren
Honigmelonen	Sternfrüchte
Johannisbeeren (rot, weiß, schwarz)	Wassermelonen
Kirschen (sauer, süß)	Weintrauben (weiß, rot)
Kiwis	Zitronen
Limetten	Zwetschgen
Mandarinen	

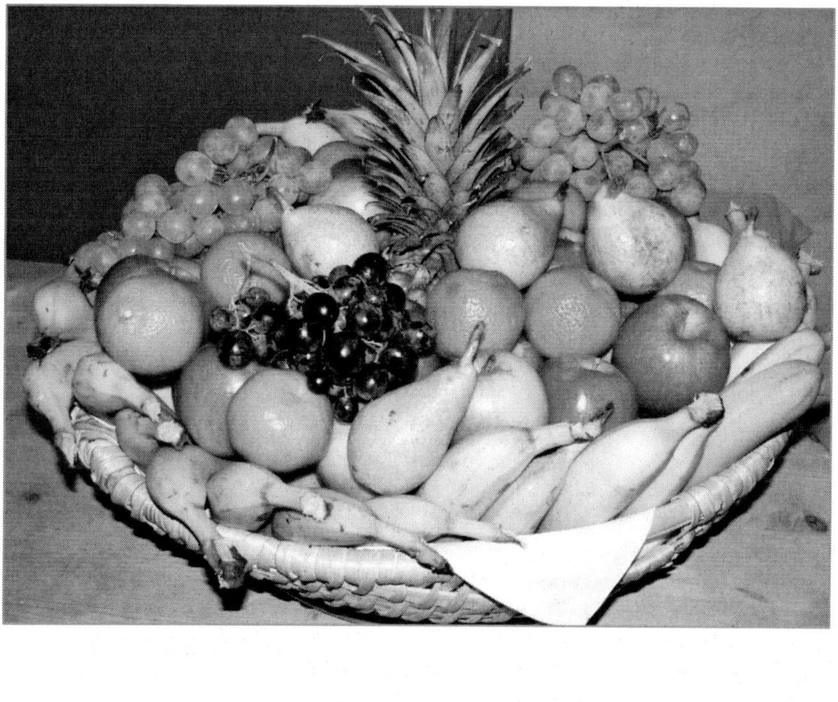

8.3.2.2 Tabelle basischer Kräuter und Salate

Basilikum	Lollo-Bionda-Salat
Bataviasalat	Majoran
Bohnenkraut	Meerrettich
Borretsch	Melde (spanischer Spinat)
Brennnessel	Melisse
Brunnenkresse	Muskatnuss
Chinakohl	Nelken
Chicorée	Oregano
Chilischoten	Petersilie
Dill	Pfeffer (weiß, rot, schwarz, grün)
Eichblattsalat	Pfefferminze
Eisbergsalat	Piment (Nelkenpfeffer)
Endivien	Portulak (Postelein)
Feldsalat	Radicchio
Fenchelsamen	Romanasalat
Friséesalat	Rosmarin
Gartenkresse	Rucola (Rauke)
Ingwer	Safran
Kapern	Salbei
Kardamom	Sauerampfer
Kerbel	Schnittlauch
Koriander	Schwarzkümmel
Kopfsalat	Sellerieblätter
Kreuzkümmel	Spinat, jung
Kümmel	Thymian
Kurkuma (Gelbwurz)	Vanille

Lattich	Ysop
Liebstöckel	Zimt
Löwenzahn	Zitronenmelisse
Lollo-Rosso-Salat	Zucchiniblüten

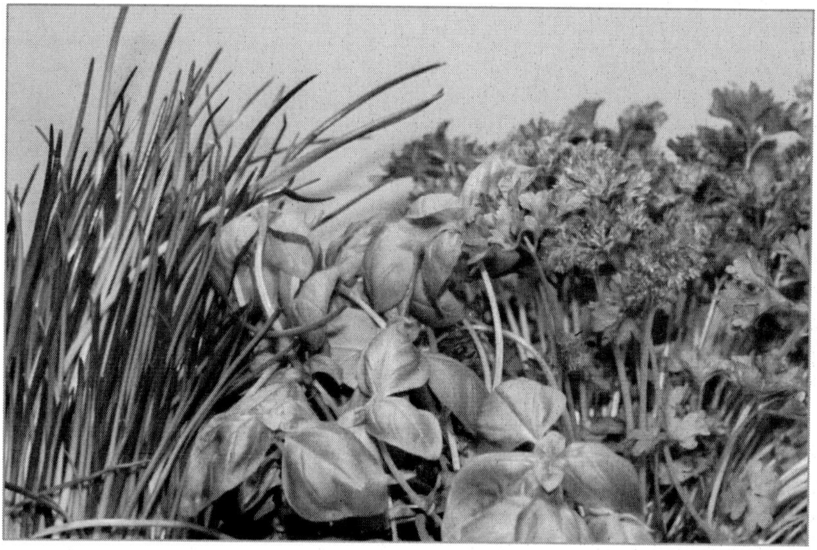

8.3.2.3 Tabelle basischer Sprossen und Keime

Alfalfa-Sprossen	Linsen-Sprossen
Amaranth-Sprossen	Mungobohnen-Sprossen
Braunhirse-Sprossen	Broccoli-Sprossen
Bockshornklee-Sprossen	Rettich-Sprossen
Rucola-Sprossen	Adzukibohnen-Sprossen
Hirse-Sprossen	Senfsprossen
Koriander-Sprossen	Sonnenblumenkerne-Sprossen
Kresse	Weizenkeimlinge
Leinsamen-Sprossen	Gerstenkeimlingen

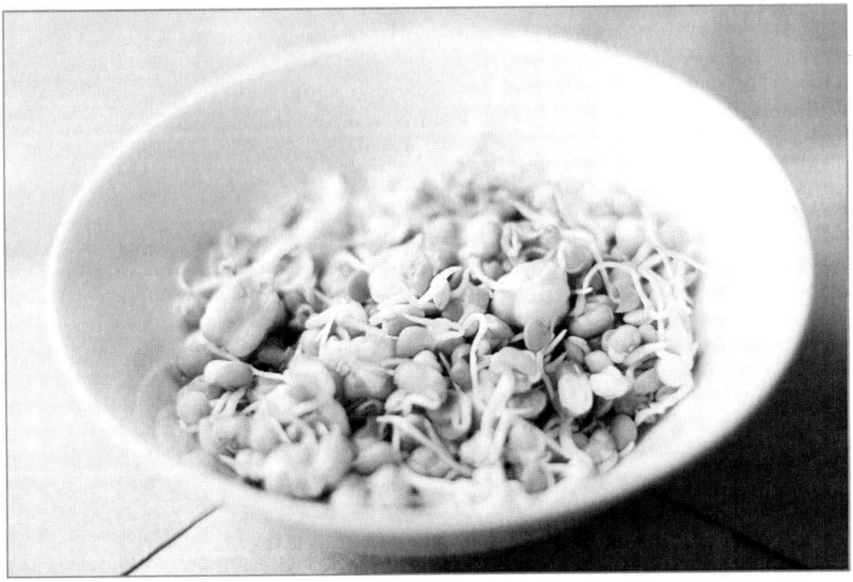

8.3.2.4 Tabelle basischer Nüsse und Samen

Mandeln	Mandelmus
Erdmandeln	Maroni (Esskastanien)

Hinweis: Alle anderen Nüsse/Samen/Ölsaaten gehören zu den guten säurebildenden Lebensmitteln. Ihr Säurepotential kann durch Einweichen über Nacht, also kurzes Ankeimen, noch weiter vermindert werden.

8.3.2.5 Tabelle basischen Eiweiß und basischer Nudeln

Lupinenmehl	Lupineneiweißtabletten
Basische Konjac-Nudeln	

8.3.2.6 Gute säurebildende Lebensmittel

Zu den guten säurebildenden Lebensmitteln gehören:

☺ Nüsse (Walnüsse, Haselnüsse, Paranüsse, Pekannüsse, Macadamianüsse, etc.)

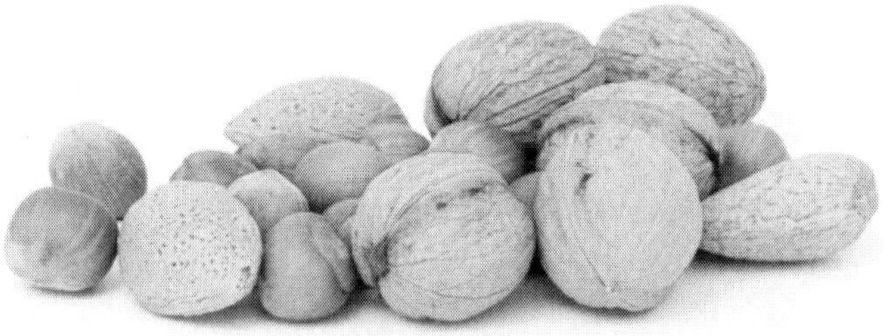

☺ Ölsaaten (Leinsaat, Sesam, Hanfsaat, Sonnenblumenkerne, Kürbiskerne, Mohn etc. – lässt man die Saaten keimen, werden sie – je nach Keimdauer – basisch)

☺ Hülsenfrüchte (Kernbohnen, Linsen, Kichererbsen, getrocknete Erbsen etc.)

☺ Kakaopulver in hoher Qualität, am besten in Rohkostqualität, sowie selbst gemachte Schokolade

☺ Hirse

☺ Mais (z. B. auch Polenta, Maisteigwaren) in kleinen Mengen

☺ Pseudogetreide (Quinoa, Amaranth, Buchweizen)

☺ Bio-Getreide z. B. Dinkel, Kamut oder Gerste in kleinen Mengen – idealerweise als Keimbrot oder in Sprossenform (wenn keine Unverträglichkeiten oder Gesundheitsbeschwerden vorliegen)

☺ Getreideprodukte wie Bulgur und Couscous in kleinen Mengen, aber aus Dinkel, nicht aus Weizen

☺ In überschaubaren Mengen hochwertige tierische Produkte aus biologischer Landwirtschaft z. B. Bio-Eier oder Fisch aus Bio-Aquakultur

☺ Hochwertiger Bio-Tofu und hochwertige fermentierte Sojaprodukte wie Miso und Tempeh

☺ Hochwertige pflanzliche Proteinpulver (wenn ein Proteindefizit besteht) wie z. B. Hanfprotein oder Reisprotein

Quelle:http://www.zentrum-der-gesundheit.de/saure-und-basische-lebensmittel.html#ixzz3KncqLST6

8.3.3 Proteine machen schlank: Fleisch und Fisch für Nichtvegetarier

Unsere Haut, unsere Muskeln, unser Herz, unsere Leber, unsere Lungen, unser Gehirn, unsere Knochen, Arterien, Venen, Haare, Fingernägel usw. sind aus Gewebe aus Proteinen gemacht.

Hochwertiges Eiweiß muss Teil jedes Programms zum Abnehmen sein. Fleisch, Rindfleisch und Wildfleisch, Geflügel und Fisch enthalten viele Proteine und machen schlank. Ich habe dies bei den Menschen in Kamerun und im Tschad gesehen, die sehr viel Rindfleisch essen. Sie sind sehr muskulös und schlank. Bei diesen Menschen ist Übergewicht kaum bekannt.

Proteine enthalten alle essenziellen Aminosäuren in den richtigen Mengen. Proteine werden benötigt, um Fett und Cholesterin im ganzen Körper zu transportieren. Wenn Fett und Kohlenhydrate in unzureichender Menge vorhanden sind, produzieren Proteine die Energie, die der Körper braucht.

Da Proteine nicht wie Fett im Körper gespeichert werden können, müssen sie dem Körper so oft wie möglich zugeführt werden.

Tierische Proteine sind die beste Art von Proteinen in Bezug auf ihren Nährwert. Für einen ordnungsgemäßen Proteinstoffwechsel ist es erforderlich, dass alle Aminosäuren im richtigen Verhältnis zueinander vorhanden sind. Daher ist eine ausgewogene, hochwertige Zufuhr von Proteinen so wichtig und diese erreicht man am besten mit Tierfleisch.

Eine Abnehmkur auf Basis von Proteinen lässt schnell Fett verbrennen, du verlierst schneller Gewicht, weil du schnell satt bist und deswegen weniger isst und weil du weniger Kalorien zu dir nimmst. Das Beste dabei ist, dass du Muskeln aufbaust und diese Muskeln helfen dir, wieder Kalorien zu verbrauchen. Die Muskeln verbrauchen neben dem Gehirn die meiste Energie im Körper.

Proteine sind sehr wichtig für den Körper, wie ich schon in Kapitel 6.2 gezeigt habe. Sie sind wichtig, wenn man Fett verbrennen will um abzunehmen. Da es dauert, bis sie verdaut sind, machen Proteine uns schnell und für längere Zeit satt und stoppen den Hunger.

Eiweißhaltige Nahrungsmittel haben oft wenige Kalorien und der Körper muss viel mehr Kalorien (bis 30 kcal) und viel mehr Zeit aufwenden, um 4 kcal aus Proteinen in die Blutbahn zu bringen. Im Vergleich muss der Körper nur 4 Kalorien für Kohlenhydrate und 9 für Fette ausgeben.

1g Eiweiß liefert 4,1 kcal

1g Kohlenhydrate liefert 4,1 kcal

1g Fett liefert 9,3 kcal

Es ist auch festzuhalten, dass 1 g Protein nicht gleich 1 g Fleisch ist. Nehmen wir das Beispiel von 100g Hackfleisch mit ca. 5% Fett. Es enthält 25 g Proteine, das bedeutet 100 Kalorien. Zum Vergleich: 100 g rohe Nudeln enthalten 75 g Kohlenhydrate, das bedeutet 300 Kalorien.

Fleisch

Viele Kritiker von Fleisch sagen, dass es ungesund sei. Aber das hat nichts mit dem Fleisch an sich zu tun, sondern mit der Qualität des Fleisches und seinem enthaltenen Fett. So wie man Fleisch heute züchtet, wird das Fleisch ungesund und das schlechte Fett im Fleisch ist das, was dick machen kann. Fleisch enthält aber auch L-Carnitin, das als „Fettverbrenner" bekannt ist.

Auch wenn die Art von Eiweiß in allen Fleischsorten gleich ist, sind dennoch nicht alle Proteine gleich. Der große Faktor ist der Gehalt an Fett. Die gemästeten Tiere im Westen haben viel Fett und noch dazu schlechtes. Der Verzehr von zu viel Fett aus diesem Fleisch ist schlecht und kann auch dick machen, aber du kannst, wenn du in Maßen und nicht jeden Tag Fleisch isst, ohne Sorge fettreiche Fleischstücke zu dir nehmen und trotzdem gut abnehmen oder dein Gewicht halten. Das tue ich seit je und es geht mir sehr gut. Bio-Fleisch ist dabei die beste Wahl, aber auch konventionelles Fleisch geht, nur solltest du nicht zu viel davon essen. Ich habe im Laufe der Zeit meinen Fleischkonsum auf 2-3 Mal pro Woche reduziert. Früher aß ich fast jeden Tag ca. 500g Fleisch, heute sind es ca. 200g pro Mahlzeit. Mein Gewicht ist seit 25 Jahren gleich und gesundheitlich fühle ich mich sehr gut und auch im Alter baue ich noch Muskeln auf.

Fisch

Fische haben eine andere Art von Fett (mit viel mehr Omega-3 Fettsäuren), das viel gesünder ist als das Fett des Fleisches. Regelmäßiger Verzehr von Fisch, auch ab und zu fette Fische wie Lachs, tut dem Körper sehr gut und versorgt den Körper mit guten Proteinen.

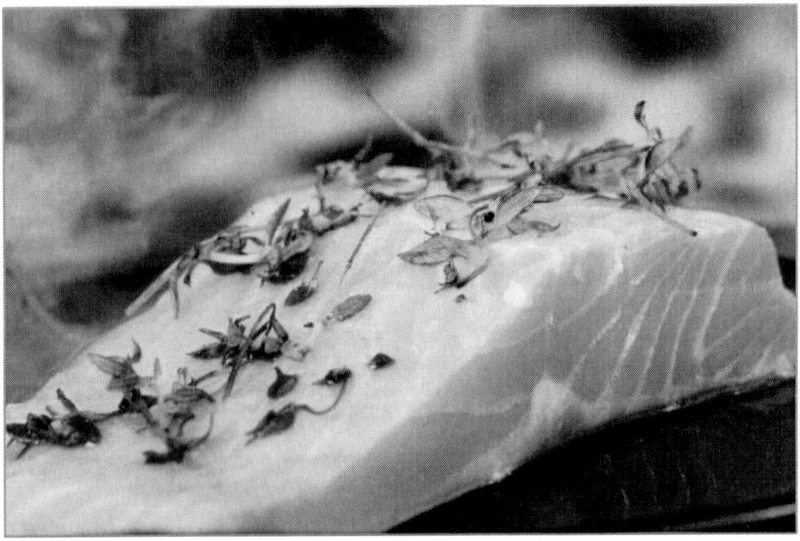

Pflanzliche Proteine

Es gibt auch pflanzliche Proteine, die den Körper mit Eiweiß versorgen können. Das einzige Problem hieran ist, dass man sehr viel davon aus unterschiedlichen Quellen essen muss, um eine gute Versorgung des Körpers zu gewährleisten. Das Eiweiß aus Pflanzen ist qualitativ und auch in Bezug auf seine Zusammensetzung von Aminosäuren nicht mit dem aus Fleisch oder Fisch zu vergleichen. Strickte Veganer, die viel Sport treiben, nehmen häufig Nahrungsergänzungsmittel zu sich (auch wenn diese Tatsache nicht immer erzählt wird), um ihren Proteinbedarf zu decken. Nahrungsergänzungsmittel sind noch schlechter als Fleisch!

Ein Mann, der 80 kg wiegt und normal Sport treibt braucht ca. 80g Protein am Tag, 100g Tofu hat zum Beispiel 8 g Proteine. Das heißt, er bräuchte 1 kg Tofu, um seinen Eiweißbedarf zu decken, was viel zu viel ist für den Körper! Außerdem reicht Tofu allein nicht, um alle Aminosäuren im richtigen Verhältnis zu erhalten.

Hier eine kleine Auflistung von proteinhaltigen Pflanzen

☺ Hülsenfrüchte und Nüsse wie Sojabohnen, rote Bohnen, Linsen, Erbsen, Kürbiskerne, Sonnenblumenkerne, Walnüsse, Cashewkerne, Haselnüsse, Mandeln, Erdnüsse

☺ Getreide, insbesondere Reis, Mais, Hafer, Weizen, Roggen, Dinkel, Gerste, Hirse, Quinoa, Amaranth, echter Buchweizen, Hanfsamen, Sojasamen und Spirulina

☺ Spinat, Brokkoli, Kartoffeln, Kochbananen, Avocados, Kokosnuss

Zu viele Proteine – egal ob pflanzlicher oder tierischer Herkunft – können der Gesundheit schaden, weil der Körper das überflüssige Eiweiß unter hohem Energieaufwand über die Leber in Glukose umwandeln muss. Zu viele Proteine überfordern außerdem die Nieren.

8.3.3.1 Proteintabelle Fleisch und Fisch

Du kannst die Tabelle erweitern wie du willst. Diese Tabelle dient nur zur Orientierung.

+= in Spuren * = keine Daten	**Protein= Eiweiß in gr**	**Kohlen-hydrate in gr**	**Ballast-stoffe in gr**	**Fett in gr**
Hammelfleisch, mager	13	+	0	8
Hammelfleisch	20	+	0	12
Hase	17	+	0	2
Hirsch	16	+	0	3
Kalbfleisch	16	+	0	3
Kalbsleber	19	+	0	4
Kalbsniere	15	1	0	6
Kaninchen	16	+	0	6
Lamm	14	+	0	13
Rehrücken	16	+	0	3
Rinderfilet	19	+	0	4
Rinderhack	20	+	0	14
Rinderherz	12	1	0	4
Rinderleber	18	6	0	3
Rinderzunge	12	+	0	12
Rindfleisch, fett	14	+	0	24
Rindfleisch, mager	15	+	0	11
Rindfleisch, mittelfett	15	+	0	18
Rindfleisch, sehr mager	22	+	0	2
Rumpsteak	19	+	0	9

+= in Spuren * = keine Daten	Protein= Eiweiß in gr	Kohlen-hydrate in gr	Ballast-stoffe in gr	Fett in gr
Schweinebauch	14	+	0	26
Schweinefilet	19	+	0	10
Schweinefleisch, Eisbein	12	+	0	15
Schweinefleisch, fett	10	+	0	29
Schweinefleisch, mager	19	+	0	7
Schweinefleisch, mittelfett	18	+	0	10
Schweinefleisch, sehr mager	15	+	0	3
Schweinekotelett	16	+	0	9
Schweineleber	19	1	0	5
Schweinenackenkotelett	12	+	0	23
Schweineschnitzel	21	+	0	2
Geflügel				
Brathähnchen	15	+	0	4
Hähnchenkeule	15	+	0	2
Hähnchenbrust	16	+	0	1
Suppenhuhn	20	+	0	13
Ente	15	+	0	14
Gans	10	+	0	20
Pute	23	+	0	3
Wurst und Fleischwaren				
Bierschinken	15	+	0	19
Blutwurst	14	+	0	44
Bratwurst	12	+	0	35
Cervelatwurst	17	+	0	41
Corned Beef	22	+	0	6

+= in Spuren * = keine Daten	**Protein= Eiweiß in gr**	**Kohlen-hydrate in gr**	**Ballast-stoffe in gr**	**Fett in gr**
Fleischwurst	11	+	0	30
Geflügelwurst	16	+	0	5
Gelbwurst	12	+	0	33
Jagdwurst	12	+	0	33
Leberkäse	13	+	0	23
Leberwurst	12	1	0	40
Leberwurst, mager	17	2	0	21
Mettwurst	12	+	0	51
Mortadella	12	+	0	32
Salami	17	+	0	47
Sülzwurst	23	+	0	23
Wiener Würstchen	15	+	0	21
Frankfurter Würstchen	13	+	0	21
Kasseler Rippchen	15	+	0	22
Schinken, geräuchert, roh	16	+	0	29
Schinken, gekocht	19	+	0	20
Speck, fett	2	+	0	80
Speck, durchwachsen	8	+	0	60
Fische + Meeresfrüchte				
Aal	9	+	0	18
Flunder	17	+	0	1
Forelle	10	+	0	1
Hecht	10	+	0	1
Heilbutt	16	+	0	2
Hering	13	+	0	10
Kabeljau-, Dorschfilet	17	+	0	+

+= in Spuren * = keine Daten	**Protein= Eiweiß in gr**	**Kohlen-hydrate in gr**	**Ballast-stoffe in gr**	**Fett in gr**
Karpfen	10	+	0	3
Lachs	13	+	0	9
Makrele	12	+	0	8
Rot-, Goldbarschfilet	18	+	0	4
Schellfisch	10	+	0	+
Scholle	10	+	0	+
Seelachsfilet	18	+	0	1
Seezunge	12	+	0	1
Steinbutt	8	+	0	1
Thunfisch	22	+	0	16
Tintenfisch	12	+	0	1

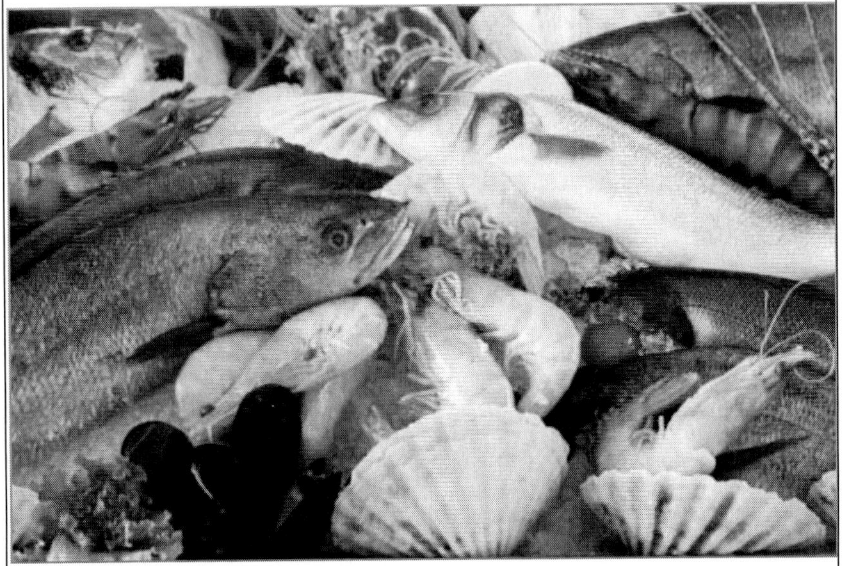

+= in Spuren * = keine Daten	**Protein= Eiweiß in gr**	**Kohlen-hydrate in gr**	**Ballast-stoffe in gr**	**Fett in gr**
Fischwaren				
Aal, geräuchert	14	+	0	22
Bismarckhering	16	+	0	15
Brathering	17	+	0	15
Bückling, geräuchert	14	+	0	9
Fischstäbchen, TK	16	20		7
Garnele	19	+	0	1
Heringsfilet in Tomatensoße	15	2	0	15
Krabben (Dosen)	18	1	0	1
Ölsardinen	24	1	0	14
Makrele, geräuchert	14	+	0	11
Matjeshering	16	+	0	23
Schillerlocke	21	+	0	24
Thunfisch in Öl	24	+	0	21

Quelle: http://www.novafeel.de/ernaehrung/kalorientabelle/kalorientabelle-fleisch-fisch.htm

8.3.3.2 Proteintabelle Gemüse und Nüsse

Du kannst die Tabelle erweitern wie du willst. Diese Tabelle dient nur zur Orientierung.

+= in Spuren * = keine Daten	Protein= Eiweiß in gr	Kohlen-hydrate in gr	Ballast-stoffe in gr	Fett in gr
Artischocken	1	5	2	+
Auberginen	1	4	1	+
Avocados	2	4	3	15
Bambussprossen	3	5	3	+
Bleichsellerie	1	1	4	+
Blumenkohl	2	2	2	+
Bohnen, grün	2	5	3	+
Brokkoli	3	4	2	+
Champignons	3	3	2	+
Chicorée	1	2	1	+
Chinakohl	1	2	1	+
Dicke Bohnen	3	2	5	+
Endivien	1	2	1	+
Erbsen	3	6	5	+
Essiggurken	1	3	1	+
Feldsalat, Rapunzel	2	2	2	+
Fenchel	2	3	4	+
Grünkohl, Braunkohl	2	3	4	1
Gurken	+	1	1	+
Knoblauch	6	28	0	+

+= in Spuren * = keine Daten	**Protein= Eiweiß in gr**	**Kohlen-hydrate in gr**	**Ballast-stoffe in gr**	**Fett in gr**
Kohlrabi	2	3	2	+
Kohlrüben, Steckrüben	1	6	3	+
Kopfsalat	1	1	2	+
Kürbis	1	4	2	+
Lauch, Porree	2	4	2	+
Maiskörner	2	16	2	+
Mangold	2	+	2	+
Meerrettich	2	8	4	+
Mixed Pickles	1	4	1	+
Möhren, Karotten	1	6	3	+
Möhren, sterilisiert	1	6	3	+
Paprikaschoten	1	4	2	+
Paprika, gedünstet	1	3	2	+
Petersilie	3	6	4	+
Pfifferlinge	1	2	2	+
Radieschen	1	2	1	+
Rettich	1	3	1	+
Rhabarber	1	3	3	+
Rosenkohl	4	6	4	1
Rote Bete	1	6	2	+
Rotkohl, Blaukraut	1	4	2	+
Sauerkraut	2	4	2	+
Schnittlauch	4	8	6	1
Schwarzwurzeln	1	9	8	+
Sellerieknollen	1	5	4	+
Spargel	1	2	2	+
Spinat	2	1	2	+

+= in Spuren * = keine Daten	Protein= Eiweiß in gr	Kohlen-hydrate in gr	Ballast-stoffe in gr	Fett in gr
Steinpilze	2	4	2	+
Steinpilze, getrocknet	20	44	16	3
Tomaten	1	3	2	+
Tomatenketchup	2	24	+	+
Tomatenmark	2	9	+	+
Weißkohl, Weißkraut	1	3	3	+
Wirsingkohl	2	3	2	+
Zucchini	2	2	1	+
Zwiebel	1	9	3	+
Zwiebel, getrocknet	10	44	22	1
Schwarzkümmel	16	*	*	*
Ingwer	1,8	*	*	*
Habanero (Chili Schoten)	3, 3	*	*	*
Basilikum	3,2	*	*	*
Rosamarin	3,3	*	*	*

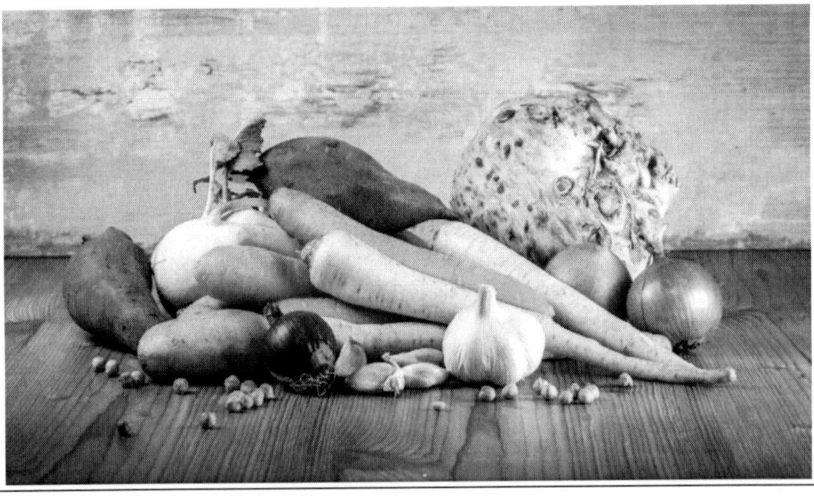

+= in Spuren * = keine Daten	**Protein= Eiweiß in gr**	**Kohlen-hydrate in gr**	**Ballast-stoffe in gr**	**Fett in gr**
Nüsse				
Cashewnüsse	18	30	3	42
Erdnüsse, geröstet	26	18	7	49
Haselnüsse	14	13	7	62
Kokosnüsse	4	10	9	37
Mandeln	18	16	10	54
Maronen	3	42	1	1
Paranüsse	14	7	7	67
Pistazien	21	12	7	52
Sesamkerne	21	+	12	50
Sonnenblumenkerne	27	8	6	49
Walnüsse	15	14	5	63

Quelle: http://www.novafeel.de/ernaehrung/kalorientabelle/kalorientabelle-gemuese.htm

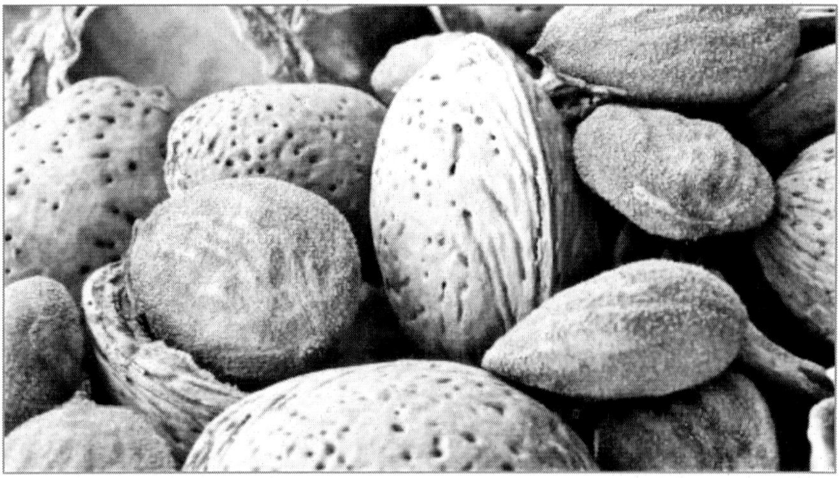

8.3.3.3 Proteintabelle Obst

Du kannst die Tabelle erweitern wie du willst. Diese Tabelle dient nur zur Orientierung.

+= in Spuren * = keine Daten	**Protein= Eiweiß in gr**	**Kohlen-hydrate in gr**	**Ballast-stoffe in gr**	**Fett in gr**
Acerola	0	3	2	0
Ananas	0	7	2	+
Apfel	0	12	2	+
Apfel, getrocknet	1	65	11	1
Apfelmus	0	19	2	+
Apfelsine, Orange	1	9	2	+
Aprikose	1	11	2	+
Aprikose, getrocknet	5	70	8	+
Banane	1	16	2	+
Birne	1	13	3	+
Brombeeren	1	9	3	+
Clementine	1	8	2	+
Datteln, getrocknet	2	65	9	+
Erdbeeren	1	7	2	+
Feigen, getrocknet	4	61	10	+
Granatapfel	0	9	2	+
Grapefruit	1	7	1	+
Heidelbeeren	1	13	5	+
Himbeeren	1	8	5	+
Holunderbeeren	3	7	4	+
Honigmelone	1	5	1	+
Johannisbeeren, rot	1	9	4	+

+= in Spuren * = keine Daten	**Protein= Eiweiß in gr**	**Kohlen-hydrate in gr**	**Ballast-stoffe in gr**	**Fett in gr**
Johannisbeeren, schwarz	1	12	7	+
Kaki	1	17	3	+
Kirsche, süß	1	13	2	+
Kiwi	1	12	2	+
Mandarine	1	8	2	+
Mango	1	11	2	+
Mirabellen	1	15	1	+
Nektarine	1	16	2	+
Oliven, mariniert	1	+	2	14
Papaya	0	8	1	+
Passionsfrucht	1	13	2	+
Pfirsich	1	10	1	+
Pflaumen, Zwetschgen	1	14	2	+
Pflaumen, Zwetschgen, getrocknet	2	59	9	+
Preiselbeeren	0	9	3	+
Rosinen	2	64	5	+
Satsuma	1	8	2	+
Stachelbeeren	1	9	3	+
Wassermelone	0	3	+	+
Weintrauben	1	16	2	+
Zitrone	1	5	+	+

Quelle: http://www.novafeel.de/ernaehrung/kalorientabelle/kalorientabelle-obst.htm

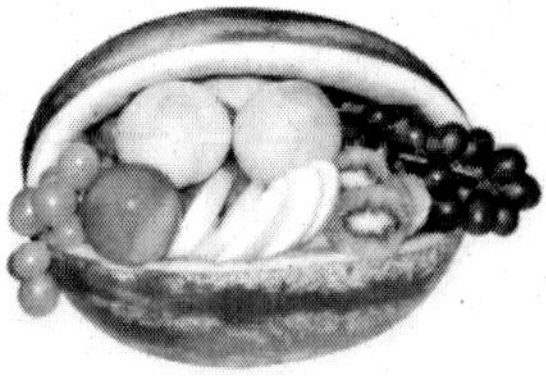

8.3.3.4 Proteintabelle Getreide, Kartoffeln, Hülsenfrüchte

Du kannst die Tabelle erweitern wie du willst. Diese Tabelle dient nur zur Orientierung.

+= in Spuren * = keine Daten	**Protein= Eiweiß in gr**	**Kohlen-hydrate in gr**	**Ballast-stoffe in gr**	**Fett in gr**
Amaranth	16	57	*	9
Buchweizen	10	71	4	2
Cornflakes	8	83	4	1
Nudeln	13	72	3	3
Vollkornnudeln	15	64	8	3
Gerste	11	58	10	2
Gerstengraupen	10	74	11	1
Grünkern	12	62	9	3
Hafer	13	61	6	7
Haferflocken	14	66	7	7
Hirse	11	60	4	4
Leinsamen	26	13	38	30
Mais	9	65	9	4
Müsli, Trockenprodukt	9	67	5	10
Reis, Vollkorn	7	75	4	2
Reis, poliert	7	79	1	1
Reis, parboiled	7	79	1	1
Roggen	9	54	13	2

+= in Spuren * = keine Daten	**Protein= Eiweiß in gr**	**Kohlen-hydrate in gr**	**Ballast-stoffe in gr**	**Fett in gr**
Roggenmehl, Typ 1150	9	62	13	1
Hirse	11	58	14	3
Speisestärke	+	87	+	0
Weizen	12	60	11	2
Weizenmehl, Typ 405	11	74	2	1
Weizenmehl, Typ 550	11	74	2	1
Weizenmehl, Typ 1050	12	71	4	2
Weizengrieß	10	75	5	1
Weizenkeime	27	46	15	9
Weizenkleie	16	20	42	5
Brot und Backwaren				
Brötchen	7	58	3	1
Knäckebrot	10	65	14	1
Mischbrot (Roggen-, Weizen-)	7	52	5	1
Pumpernickel	6	49	6	1
Roggenbrot	6	51	5	1
Roggenvollkornbrot	7	46	7	1
Weizen-Toastbrot	10	65	3	2
Weizenmischbrot	7	42	4	1
Weizenvollkornbrot	8	47	7	1
Paniermehl	13	72	3	1
Biskuit (Löffel-)	9	82	+	5
Blätterteiggebäck	8	30	+	30
Butterkeks	8	75	3	10
Hefegebäck, einfach	9	39	3	7
Mandelmakronen	5	35	6	24
Obstkuchen	3	37	3	7

+= in Spuren * = keine Daten	**Protein= Eiweiß in gr**	**Kohlen-hydrate in gr**	**Ballast-stoffe in gr**	**Fett in gr**
Rührkuchen	6	49	3	22
Sahnetorte	5	30	+	25
Salzstangen	11	75	+	5
Waffelmischung	5	68	+	20
Zwieback	10	76	3	4
Kartoffeln				
Kartoffeln mit Schalen	2	15	3	+
Kartoffeln ohne Schalen	2	19	3	+
Bratkartoffeln	2	17	3	4
Kartoffel-Chips	5	50	1	40
Kartoffelklöße, Knödel	4	28	3	1
Kartoffelpüree	3	16	3	3
Kartoffelpuffer	4	23	3	16
Kartoffelsalat mit Öl	2	15	3	3
Pommes frites	4	34	4	12
Semmelknödel	6	26	*	2
Hülsenfrüchte				
Bohnen, weiße (getrocknet)	21	57	17	2
Erbsen (getrocknet)	22	59	12	1
Kichererbsen (getrocknet)	20	49	10	3
Limabohnen (getrocknet)	19	45	1	1
Linsen (getrocknet)	24	56	11	1
Sojabohnen (getrocknet)	37	24	12	24
Sojasprossen	5	6	3	1
Tofu	7	3	1	4

Quelle: http://www.novafeel.de/ernaehrung/kalorientabelle/kalorientabelle-getreide-kartoffeln-huelsenfruechte.htm

8.3.3.5 Proteintabelle Eier, Milch, Käse, Fett, Öl

Du kannst die Tabelle erweitern wie du willst. Diese Tabelle dient nur zur Orientierung.

+= in Spuren * = keine Daten	**Protein= Eiweiß in gr**	**Kohlen-hydrate in gr**	**Ballast-stoffe in gr**	**Fett in gr**
Eier				
Hühnerei (Stück Klasse: M)	7	1	0	6
Hühnerei	13	1	0	11
Hühnereidotter	16	+	0	32
Hühnereiklar	11	1	0	+
Hühnervolleipulver	46	2	0	42

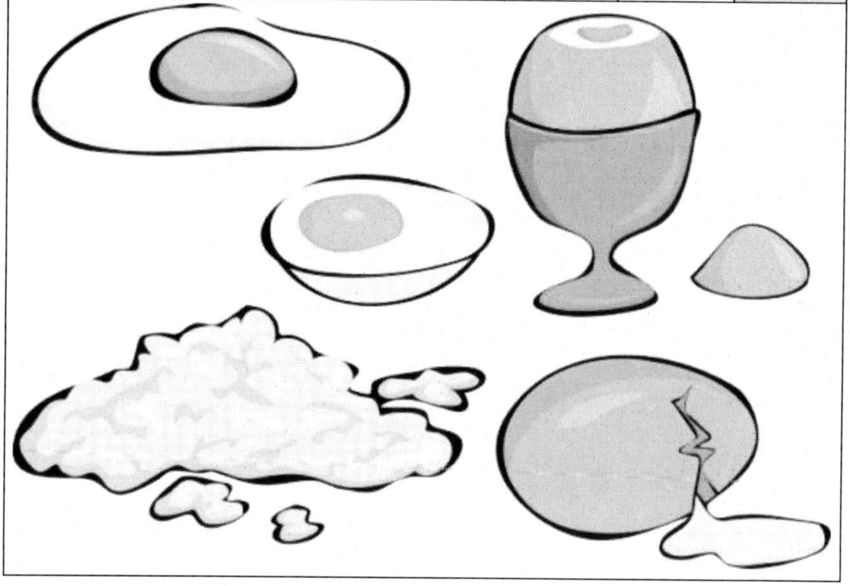

+= in Spuren * = keine Daten	**Protein= Eiweiß in gr**	**Kohlen-hydrate in gr**	**Ballast-stoffe in gr**	**Fett in gr**
Milch + Milcherzeugnisse				
Vollmilch, 3,5%	4	5	0	3,5
Vorzugsmilch 3,8%	4	5	0	3,8
Milch, fettarm 1,5%	4	5	0	1,5
Milch, Magermilch 0,3%	4	5	0	0,3
Buttermilch	4	4	0	1
Joghurt, Vollmilch	5	5	0	3,5
Vollmilchjoghurt mit Früchten	4	15	*	3
Joghurt, teilentrahmte Milch	4	5	0	1,5
Joghurt, entrahmte Milch	5	5	0	0,3
Kakaotrunk	4	10	0	0,5
Kefir	4	5	0	3,5
Kondensmilch, 7,5% Fett	7	10	0	8
Kondensmilch, 10% Fett	9	13	0	10
saure Sahne	3	4	0	18
Schlagsahne, 30% Fett	2	3	0	30
Schmand, 24% Fett	3	3	0	24
Creme fraiche, 40% Fett	2	3	0	40
Käse				
Chester, 50% Fett i.Tr.	25	1	0	32
Camembert, 45% Fett i.Tr.	21	2	0	22
Camembert, 30% Fett i.Tr.	23	1	0	13
Doppelrahmfrischkäse, 60% i.Tr.	15	2	0	35
Rahmfrischkäse, 50% i.Tr.	14	1	0	24
Edamer Käse, 45% Fett i.Tr.	24	3	0	26
Edamer Käse, 30% Fett i.Tr.	25	2	0	15
Emmentalerkäse, 45% Fett i.Tr.	28	2	0	30

+= in Spuren * = keine Daten	**Protein= Eiweiß in gr**	**Kohlen-hydrate in gr**	**Ballast-stoffe in gr**	**Fett in gr**
Goudakäse, 45% Fett i.Tr.	24	2	0	27
Parmesankäse	37	2	0	29
Weichkäse, 20% Fett i.Tr.	26	1	0	9
Harzerkäse, <10% Fett	27	4	0	+
Schmelzkäse, 45% Fett i.Tr.	14	6	0	24
Schmelzkäse, 20% Fett i.Tr.	25	1	0	9
Sahnequark, 40% Fett i.Tr.	12	3	0	11
Speisequark, 20% Fett i.Tr.	13	3	0	5
Speisequark, mager	14	4	0	0
Tilsiter, 45% Fett i.Tr.	26	1	0	28
Speisefette und Öle				
Butter	1	0	0	83
Margarine	1	0	0	80
Halbfettmargarine	6	0	0	40
Kokosfett	1	0	0	99
Maiskeimöl	+	0	0	100
Olivenöl	+	0	0	100
Rindertalg	1	0	0	97
Safloröl	0	0	0	100
Schweineschmalz	+	0	0	100
Sojaöl	+	+	0	99
Sonnenblumenöl	+	0	0	100
Mayonnaise (80% Fett)	2	3	0	80
Salatmayonnaise	1	5	0	52
Remoulade	1	9	+	50
Salat-Dressing	2	10	+	21

Quelle: http://www.novafeel.de/ernaehrung/kalorientabelle/kalorientabelle-eier-milch-kaese-fett-oel.htm

8.3.4 Tabelle vitaminreicher Lebensmittel

Aufgrund ihrer Funktion bei Stoffwechselprozessen sind Vitamine wahre Fettverbrenner und helfen so beim Abnehmen. Sie kurbeln den Stoffwechsel an und beschleunigen die Fettverbrennung. Sie helfen auch beim Muskelaufbau und bekämpfen Oxidationen im Körper. Vor allem frisches Obst und Gemüse enthält viele Vitamine und einige von ihnen sind echte Schlankmacher. Menschen, die viele vitaminhaltige Lebensmittel wie Obst essen, nehmen schneller und nachhaltiger ab. Besonders Vitamin C, Vitamine der B-Gruppe (auch viel in Fisch) und Vitamin D sollen nach zahlreichen Studien sehr helfen abzunehmen.

Name	**Hauptvorkommen**
Vitamin A (Retinol)	Lebertran, Leber, Niere, Milchprodukte, Butter, Eigelb, als Provitamin A in Karotten
Pro Vitamin A Beta Carotin	In gelb-orangem und grünem Obst: Möhren, Aprikosen, Spinat, Melone, Kürbis Petersilie, Grünkohl, Süßkartoffeln
Folsäure	Leber, Eidotter, Aprikosen, Bohnen, grüne Blattgemüse, Möhren, Avocados, Melone, Apfelsinen, Vollkornprodukte
Vitamin B1 (Thiamin)	Weizenkeime, Vollkorngetreide, Erbsen, Herz, Schweinefleisch, Hefe, Haferflocken, Leber, Naturreis

Name	**Hauptvorkommen**
Vitamin B2 (Riboflavin)	Milchprodukte, Fleisch, Vollkorngetreide, Käse, Eier, Leber, Seefisch, grünes Blattgemüse, Molkepulver
Vitamin B3 (**Niacin**, Nicotinsäure)	Bierhefe, Erdnüsse, Erbsen, Leber, Geflügel, Fisch, mageres Fleisch
Vitamin B5 (**Pantothensäure**)	Leber, Gemüse, Weizenkeime, Spargel, Fleisch, Krabben, Sonnenblumenkerne, Pumpernickel
Vitamin B6 (Pyridoxin)	Bananen, Nüsse, Vollkornprodukte, Hefe, Leber, Kartoffeln, grüne Bohnen, Blumenkohl, Karotten
Vitamin B7 (**Biotin**, Vitamin H)	Leber, Fleisch, Blumenkohl, Champignons, Vollkornprodukte, Ei, Avocado, Spinat, Milch
Vitamin B9 (**Folsäure,** Vitamin M)	Leber, Weizenkeime, Kürbis, Champignons, Spinat, Avocado
Vitamin B12 (Cobalamin)	Leber, Milch, Eigelb, Fisch, Fleisch, Austern, Quark, Bierhefe
Vitamin C (Ascorbinsäure)	Hagebutten, Sanddorn, Zitrusfrüchte, Johannisbeeren, Kartoffeln, Paprika, Tomaten, Kohl, Spinat, Gemüse, Rettich
Vitamin D (Calciferol)	Lebertran, Leber, Milch, Eigelb, Butter, Meeresfische, Champignons, Avocado, Hering
Vitamin E (Tocopherole)	Sonnenblumen-, Mais-, Soja- und Weizenkeimöl, Nüsse, Leinsamen, Schwarzwurzel, Peperoni, Kohl, Avocado
Vitamin K (Phyllochinone)	Kresse, Leber, Grünkohl, Kiwi, grünes Gemüse, Zwiebeln, Haferflocken, Tomaten, Eier

Quelle: http://www.orthoknowledge.eu/vitamine-tabel/

8.3.5 Tabelle mineralstoffreicher Lebensmittel

Bestimmte Mineralstoffe sind ebenfalls fleißige Helfer bei der Fettverbrennung. Magnesium, Kalzium, Eisen, Chrom, Jod, Selen, Zink, Bor (in Soja, Pflaumen, Rosinen, Nüssen, Datteln und Rotwein enthalten) helfen auf unterschiedliche Weise Fett zu verbrennen, den Stoffwechsel anzukurbeln, Heißhungerattacken zu vermeiden, Zellen und Muskeln aufzubauen.

Name	**Hauptvorkommen**
Bor **B**	Birnen, Trockenpflaumen, Rosinen, Hülsenfrüchte, Äpfel, Tomaten
Calcium **Ca**	Milchprodukte, Hülsenfrüchte, Gemüse, Tofu, Lachs, Nüsse
Chlorid **Cl**	Kochsalz, Meeresalgen, Fischprodukte, Seetang, Oliven, Meerwasser, Wasser des Großen Salzsees
Chrom **Cr**	Vollkornprodukte, Fleisch, Fisch, Leber, Bierhefe, Pilze, Eidotter
Eisen **Fe**	Meeresalgen, Muscheln, Austern, Nüsse, Kakaopulver, rotes Fleisch, Eidotter
Jod **J**	Fisch, Krusten- und Schalentiere, Ananas, Meeresalgen, Rosinen, Milchprodukte
Kalium **K**	Nüsse, grüne Gemüse, Avocados, Bananen, Sojabohnenmehl, Kartoffeln, Wasser des Großen Salzsees

Name	Hauptvorkommen
Kupfer **Cu**	Avocados, Innereien, Rübensirup, Krustentiere, Austern, Nieren, Eidotter, Fisch, Hülsenfrüchte
Magnesium **Mg**	Wasser aus dem Großen Salzsee in Utah – einem der reichhaltigsten Vorkommen an natürlichem Magnesium. Naturreis, Sojabohnen, Nüsse, Fisch, Hülsenfrüchte, Vollkornprodukte, Bierhefe, grünes Blattgemüse, Zartbitterschokolade
Mangan **Mn**	Vollkornprodukte, Nüsse, Gemüse, Leber, Tee, Möhren
Molybdän **Mo**	Buchweizen, Weizenkeime, Hülsenfrüchte, Leber, Vollkornprodukte, Eier
Natrium **Na**	Speisesalz, Schalentiere, Möhren, Artischocken, Rüben, getrocknetes Rindfleisch
Phosphor **P**	Fleisch, Hefe, Vollkornprodukte, Käse, Nüsse, Soja, Fisch
Selen **Se**	Thunfisch, Hering, Tomaten, Zwiebeln, Brokkoli, Weizenkeime und Kleie
Vanadium **V**	Petersilie, Radieschen, Kopfsalat, Knochenmehl, Krebse
Zink **Zn**	Fleisch, Pilze, Saaten, Nüsse, Austern, Eier, Vollkornprodukte, Bierhefe

Quelle: http://www.orthoknowledge.eu/vitamine-tabel/

8.3.6 Antioxidantien helfen beim Abnehmen

Antioxidantien sind chemische Verbindungen, die die unerwünschte Oxidation anderer Substanzen gezielt verhindern. Sie sind Radikalenfänger. Freie Radikale attackieren Zellen und verursachen oxidativen Stress. Dieser gilt als mitverantwortlich für das Altern und wird mit der Entstehung einer Reihe von Krankheiten in Zusammenhang gebracht.

Antioxidantien schützen den Körper vor diesen Angriffen, indem sie die Kettenreaktionen der freien Radikale unterbrechen. Sie verhindern so den oxidativen Stress und wenden Zellschäden ab.

Viele wissenschaftliche Studien zeigen, dass Antioxidantien auch den Appetit beeinflussen. Sie vermitteln ein Sättigungsgefühl und man isst weniger. Sie senken außerdem den Cholesterinspiegel.

Antioxidantien können noch viel mehr tun, sie

- ☺ bieten Schutz vor Umweltschadstoffen
- ☺ verlangsamen den Alterungsprozess
- ☺ unterstützen den Körper im Kampf gegen Schäden durch Zigarettenrauch, Alkohol, schlechte Ernährung, Stress
- ☺ bieten Schutz vor Alzheimer, vor Lungenerkrankungen wie Asthma oder Bronchitis, vor Krebs, Herzerkrankungen und Schlaganfällen, Arteriosklerose und sie schützen die Augen vor Makuladegeneration (Netzhautschädigung, die zum fortschreitenden Sehverlust führt)
- ☺ und noch viel mehr

Antioxidantien findet man unter anderem in

- ☺ Vitaminen
- ☺ Mineralien
- ☺ Spurenelementen
- ☺ Enzymen
- ☺ sekundären Pflanzenstoffen

Vorkommen natürlicher Antioxidantien	
Verbindung(en)	**Lebensmittel mit hohem Gehalt**
Vitamin C (Ascorbinsäure)	Frisches Obst und Gemüse
Vitamin E (Tocopherole, Tocotrienole)	Pflanzenöle
Polyphenolische Antioxidantien (Resveratrol, Flavonoide)	Tee, Kaffee, Soja, Obst, Olivenöl, Kakao, Zimt, Oregano, Rotwein, Granatapfel
Carotinode (Lycopin, Betacarotin, Lutein)	Obst, Gemüse, Eier

Quelle: Wikipedia

Auch Ingwer, Knoblauch, Zwiebel enthalten viele Antioxidantien.

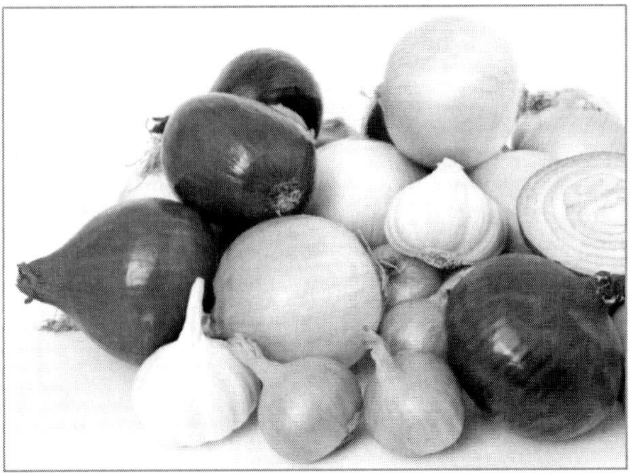

Muttermilch ist ebenfalls eine Quelle von Antioxidantien für das Baby. Eine Reihe von Antioxidantien wird als Bestandteil der Muttermilch an den Säugling weitergegeben, um dort ihre Wirkung zu entfalten.

8.3.7 Diese Tropenlebensmittel sind echte Fettkiller

In meinem Buch „Nutrazeutika“ findest du noch detailliertere Informationen über die nachfolgenden Lebensmittel.

Viele dieser Lebensmittel sind in Asia- und Afroshops zu bekommen, die es in fast allen Städten gibt. Sonst kann man alles auch online bestellen.

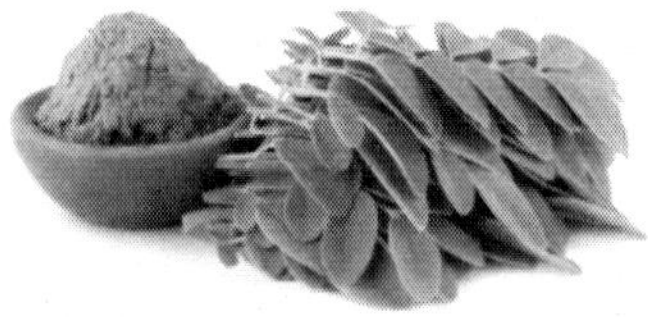
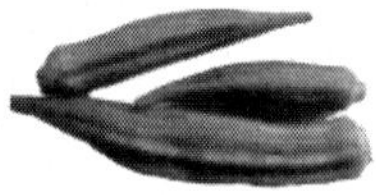
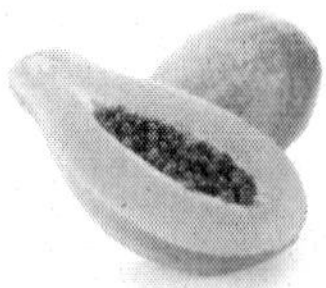
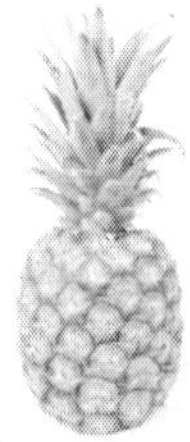
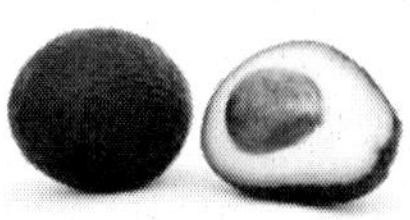
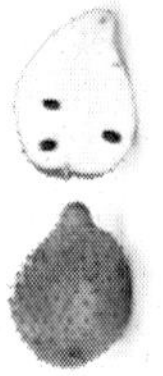
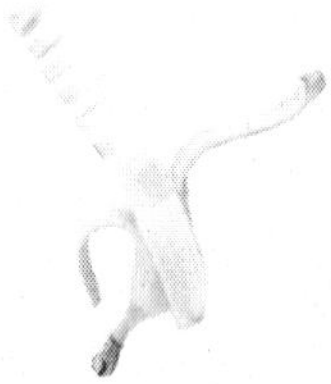
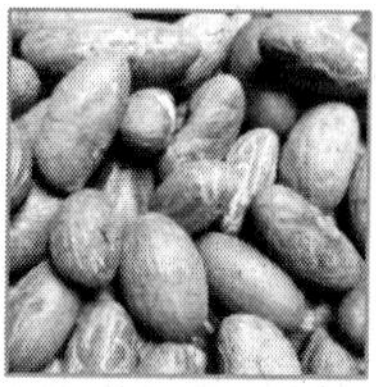
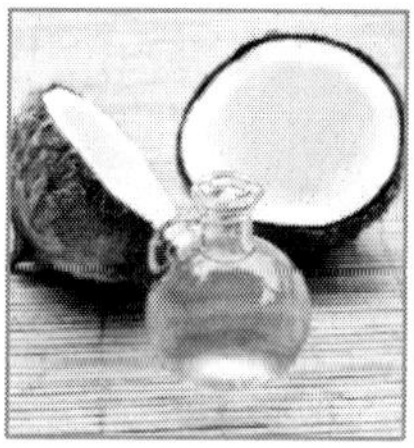
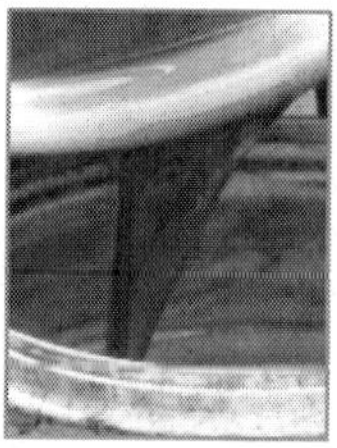
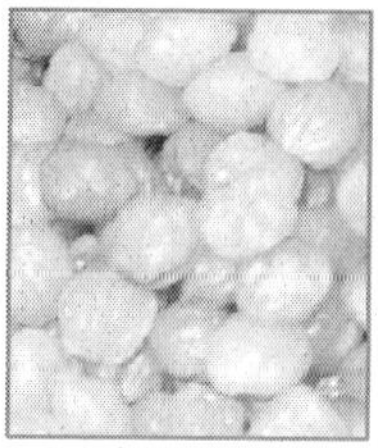
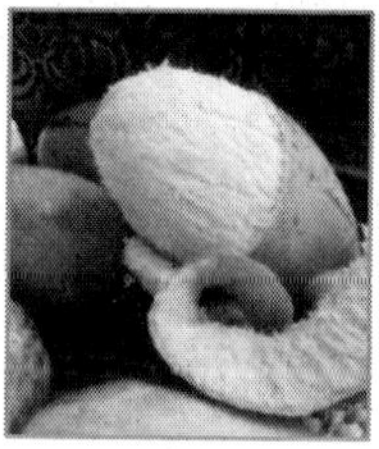

8.3.7.1 Moringabaum (Moringa Oleifera) – die nährstoffreichste Pflanze der Welt, in Kamerun als „mother's best friend" oder „Baum des Lebens" bekannt, heilt viele Krankheiten

Ich werde darüber ausführlicher in dem kommenden Buch „Gesund und vital: Heilkraft aus den Tropen" berichten.

Dieser Baum scheint weltweit eine der wertvollsten Pflanzen und Lebensmittel für unsere Gesundheit zu sein.

In Kamerun isst man fast alles an diesem Baum (Blätter, Rinde, Samen, Blüten, Schoten usw.). Ich habe lange gebraucht, um den wissenschaftlichen Namen dieser Pflanze zu kennen. In Kamerun nennt man sie nur „Stirb-nicht-Pflanze, Mutters bester Freund, Baum des Lebens" usw. Ich wusste, dass der Baum ein

Wunderbaum ist, ohne genau zu wissen warum. Erst als ich mehr darüber erfahren wollte und intensiv alle Pflanzen in Kamerun studierte, fand ich den Namen und war nicht überrascht, dass es weltweit schon wissenschaftliche Literatur und Studien darüber gab. In Kamerun benutzt man Moringa, um viele Krankheiten zu behandeln, wie Anämie, Krebs, Mutter- und Kindersterblichkeit, Diabetes, Hautkrankheiten, Entzündungen, Wundheilung, Herz-Kreislauf-Erkrankungen, Rheuma, Demenz, Parkinson, AIDS, Augen- und Zahnkrankheiten, Impotenz, Bronchitis, Fieber, brüchige Knochen, Unterernährung, Durchfall, Magenschmerzen, Pilzinfektionen, kranke Darmflora und viel mehr.

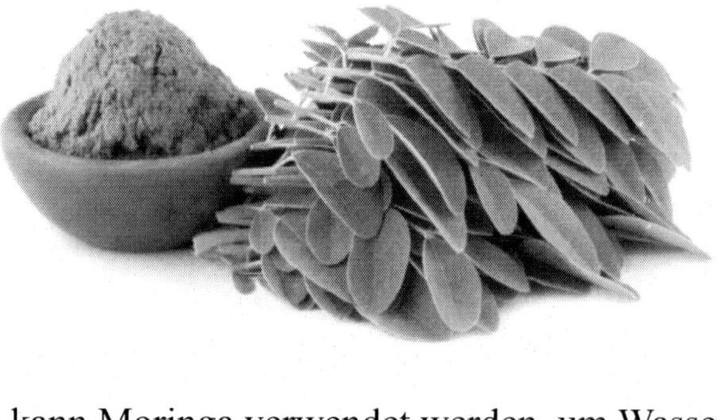

Weiterhin kann Moringa verwendet werden, um Wasser durch die Zerstörung von 90 bis 99% der Bakterien zu reinigen. Seine Samen enthalten 40% Öl. Dieses Öl ist wertvoller als Olivenöl. Moringa ist ein Top Bio-Futtermittel für Tiere und ein hervorragendes Düngemittel.

Moringa besitzt einen enorm hohen Gehalt an Nährstoffen, Vitaminen und Mineralstoffen und hat ein extremes und außergewöhnliches antioxidatives Potential.

„*Die Kombination und Zusammensetzung der* Vitalstoffe *ist sehr konzentriert, ausgewogen und einzigartig unter allen bekannten Pflanzen*" ist zu lesen auf http://www.moringafarm.eu/.

Laut dieser Seite enthält der Moringabaum:

- ☺ 14 Vitamine
- ☺ 13 Mineralien
- ☺ 8 essenzielle Aminosäuren
- ☺ 10 nicht essenzielle Aminosäuren
- ☺ Omega-3-, -6- und -9-Fettsäuren
- ☺ sekundäre Pflanzenstoffe
- ☺ über 46 Antioxidantien
- ☺ Zeatin, Salvestrole und Chlorophyll

Auf der Seite ist weiterhin zu lesen:

„ ... *Vergleichsergebnisse von Moringa Blattpulver zu 1058 Lebensmitteln, basierend auf der Grundlage des Ernährungs-Informations-Systems der Universität Hohenheim:*

☺ 100 Gramm Blattpulver aus Moringa Oleifera enthalten im Vergleich:

1. 17 x so viel Calcium wie 3,5%ige Kuhmilch
2. 1,3 x mehr essenzielle Aminosäuren als Eier
3. 6 x mehr Alpha-Linolensäure als Linolsäure
4. 1,9 x mehr Ballaststoffe als Vollkornweizen
5. 8,8 x mehr Eisen als ein Rinderfilet (Lende)
6. 6 x mehr herzschützende Polyphenole als Rotwein
7. 4,7 x mehr Folsäure als Rinderleber
8. 4,5 x mehr Vitamin E als Weizenkeimlinge
9. 1,5 x mehr Zink als ein Schweineschnitzel
10. etwa so viel Vitamin C wie ein Obstsalat
11. 7 x mehr Magnesium als Garnelen
12. 37 x mehr antioxidative Wirkung als Weintrauben
13. 6,9 x mehr Vitamin B1 und B2 als Hefe

14. 3 x mehr Kalium als Bananen
15. bis 3 x mehr augenschützendes Lutein als Grünkohl
16. 4 x mehr Vitamin A als Karotten
17. sehr hohe Anteile an ungesättigten Fettsäuren (Omega 3, 6 und 9)
18. des Weiteren sehr große Mengen an natürlichem Chlorophyll“

Mehr über die Wunder dieses Lebensmittels kannst du in meinem Buch „Nutrazeutika“ lesen.

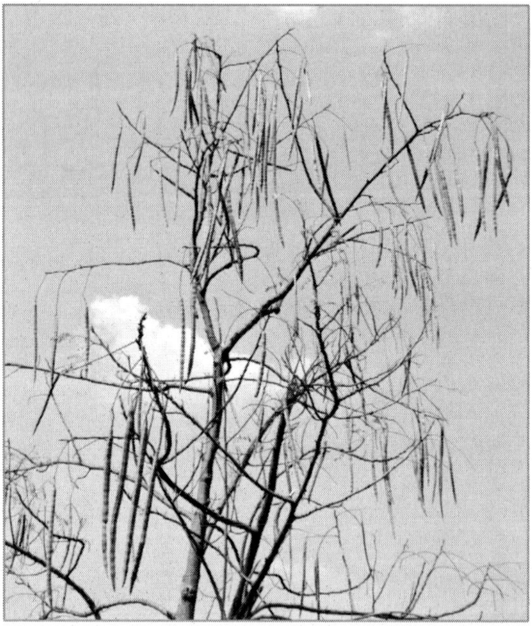

8.3.7.2 Okra, ein weiteres Wunder (Heil-) Lebensmittel, Quelle vieler Vitamine und Mineralstoffe

„Wer sich regelmäßig Okraschoten schmecken lässt, tut seinem Darm offenbar einen großen Gefallen. Das grüne Gemüse aus Afrika ist auf dem Vormarsch nach Europa. Dabei bewährt es sich nicht nur als wandelbare Zutat in der Küche, sondern entfaltet als geschätzte Heilpflanze auch seine gesundheitsfördernden Kräfte."

www.zentrum-der-gesundheit.de

In Afrika ist Okra mehr als ein normales Lebensmittel, es ist ein starkes Antioxidationsmittel.

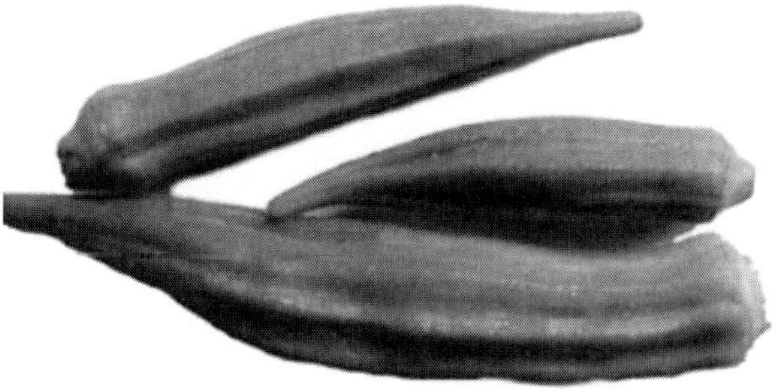

Okra hilft bei Darmproblemen, Diabetes, schmerzhafter Regel, Entzündungen in Mund und Rachen, Asthma, Erkältung, Fieber, Impotenz, trockener Scheide, Lustlosigkeit, Depression, schwachem Herzmuskel, Krebs und vielem mehr.

Nährwerte Okra

Nährwert	**Pro 100g**	**Tagesbedarf eines Erwachsenen**
Energie	81 kJ	19 kcal
Ballaststoffe	4,9 g	30 g
Fett	0,2 g	max. 60 g
Kohlenhydrate	2,2 g	k. A.
Proteine	2,1 g	70 g
Beta-Carotin	394 µg	800 µg
Vitamin C	36 mg	60 mg
Magnesium	38 mg	250-500 mg
Calcium	64 mg	800 mg
Eisen	653 µg	15 mg
Phosphor	75 mg	1000 mg

Nährwertangaben für Okra laut DGE (Deutsche Gesellschaft für Ernährung)

Dazu kommen Vitamine B2, B3, B6, B9 und Kupfer.

Die Krönung ist, dass Okraschoten Schlankmacher par excellence sind

Nur wenige Gramm Okra binden schon im Darm Cholesterin, Giftstoffe, Fette und Mikroorganismen. Sie normalisieren unser Sättigungsgefühl, bekämpfen sehr erfolgreich den Heißhunger und wirken somit dem Übergewicht entgegen.

Mehr über die Wunder dieses Lebensmittels kannst du in meinem Buch „Nutrazeutika" lesen.

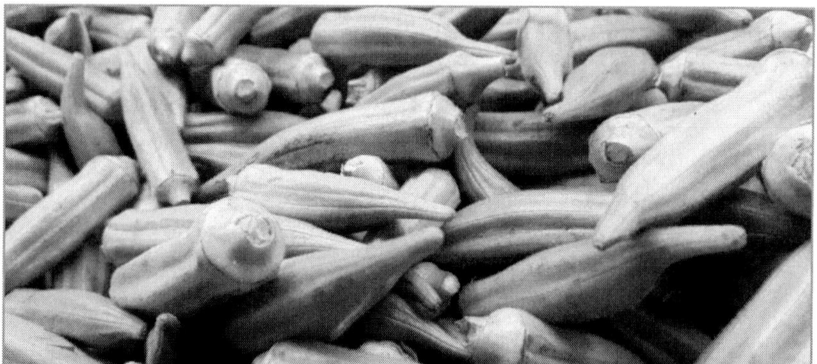

8.3.7.3 Djansang, Heilkraut aus Kamerun

Djansang oder Njangsa ist ein gelber Kern aus der grünen, nierenförmigen Frucht eines Baumes im Regenwald Afrikas. Er ist Nahrung und Medizin zugleich und hilft, wenn man abnehmen will.

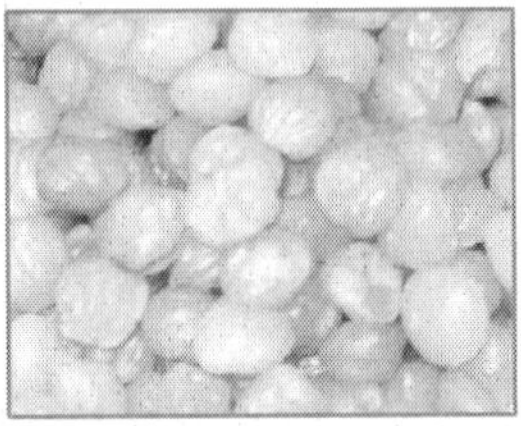

Njangsa Kernöl ist reich an mehrfach ungesättigten Fettsäuren und Djansang ist reich an Kalzium, Magnesium, Eisen, Chlor, Phosphor, Kalium. Wie der Samen enthält das Öl Vitamin E und A, Proteine und Kohlenhydrate. Das Öl hat eine natürliche heilende und lindernde Wirkung für die Haut bei Verbrennungen. Es bietet auch Schutz gegen Sonnenbrand. Den Wert dieses Öls haben Kosmetikfirmen erkannt und benutzen es in zahlreichen Cremes. Die Frauen in Kamerun benutzen dieses Öl, um eine elastische und faltenfreie Haut zu haben. Durch das Lupeol wirkt Djansang auch antimikrobiell.

Geröstet und zu einer Paste gemahlen, werden die Samen auch verwendet, um eine köstliche Sauce, erinnernd an Erdnusssauce, zu machen. Man kann aber die Kerne auch einfach so pürieren und Saucen damit verfeinern.

Djansang ist ein sehr starkes Antioxidans gegen freie Radikale, beugt Entzündungen im Körper vor und hilft sehr dabei, dass das Fett aus dem Essen sich nicht im Körper einlagert.

Djansang wird auch als natürliche Antibaby-Pille benutzt, es verbessert die Qualität der Muttermilch und stärkt die sexuelle Lust und Potenz bei Frau und Mann.

Djangsang-Kerne kann man in den meisten Afro-Shops kaufen oder im Internet. Achtung vor Pulver, es enthält oft Beimischungen. Am bestens kauft man die Kerne und püriert sie selbst. Dann fügt man ein bisschen Olivenöl hinzu, lässt das Ganze ein paar Tage stehen und filtert es dann. Das Öl benutzt man auch für die Haut. Du wirst nach einiger Zeit erstaunliche Ergebnisse erleben.

In meinem Buch „Nutrazeutika“ habe ich mehr darüber geschrieben.

8.3.7.4 Palmöl ist besser als Kokosöl. Top Öl für Veganer – warum?

„Das Rote Palmöl gilt als wahrer Nährstoff-Pool. Neben seiner ausgezeichneten Fettsäuren-Zusammensetzung enthält es auch Phytosterole, Flavonoide, Phenolsäuren, Glycolipide, Vitamin K, Q-10 und Squalen.

Zudem ist es DIE Quelle für Vitamin E, denn es besitzt alle vier Tocotrienole, deren enorme antioxidative Aktivität bis zu 60 Mal höher ist als jene von normalem Vitamin E. In Verbindung mit seinem Beta-Carotin, Alpha-Carotin, Lycopin sowie weiteren 20 Carotinen ist es ein ausgezeichnetes antioxidatives Lebensmittel, das Zähne und Zahnfleisch vor den Angriffen freier Radikale schützt.“

www.zentrum-der-gesundheit.de

Hier sind einige unverwechselbare Vorteile von Palmöl

☺ Es ist sehr starkes Antioxidans (40 bis 60-mal stärker als Tocopherole)

☺ Es hilft Fettansammlungen in den Arterien zu beseitigen

- ☺ Es kann das Wachstum von Krebszellen (insbesondere bei Brustkrebs) unterdrücken
- ☺ Es bekämpft Osteoporose
- ☺ Es reduziert das „schlechte“ LDL-Cholesterin
- ☺ Es schützt die Haut vor Sonnenstrahlung (UV-Strahlen) und macht die Haut elastischer
- ☺ Es stärkt unser Immunsystem
- ☺ Es heilt Zahnschmerzen und beugt Karies vor
- ☺ Es verlangsamt den Alterungsprozess

Für Veganer, deren Blut zu dünn ist und die Vernarbungsprobleme haben, die aber das Vitamin K2 nicht über tierische Lebensmittel aufnehmen wollen, ist Palmöl sehr wichtig und die richtige Quelle.

Dass Rotes Palmöl aus ökologischen Gründen bedenklich sei, ist sehr falsch, da ich in Kamerun selbst Palmöl hergestellt habe. Palmöl ist das auf natürlichste Weise gewonnene Fett der Welt, das auch einfach zu bekommen ist.

Palmöl ist wegen der Menschen in Verruf geraten. Das Palmöl bzw. der Palmbaum sind „unschuldig“ daran und Gott hat uns das Öl als Heilmittel gegeben. Viele Menschen, die gegen Palmöl sind und im Netz Kampagnen gegen das Öl starten, können nichts daran ändern, dass Palmöl eines der besten Naturheilmittel ist. Man soll nicht die tolle positive Wirkung dieses Öls mit dem verwechseln, was die Menschen daraus machen. Aus ideologischen Gründen wird häufig Falsches gesagt, in der Hoffnung, dass die Industrie kein Ackerland mehr nehmen würde, um Ölpalmen zu pflanzen, wenn die Menschen kein Palmöl mehr kaufen würden.

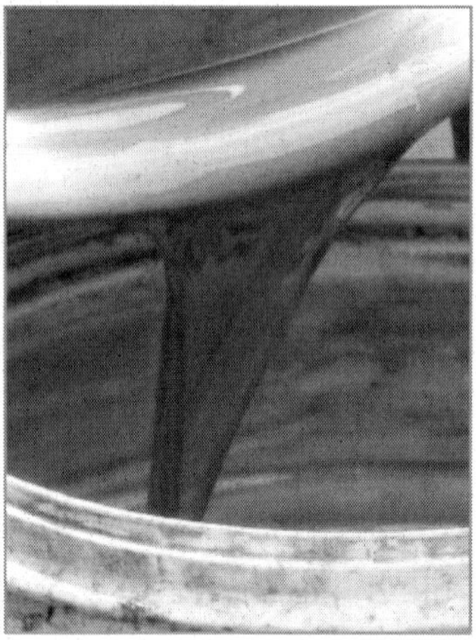

Diese Menschen vergessen, dass Palmöl zum Beispiel in Afrika seit Jahrtausenden das wichtigste Fett ist. Ich finde die Kampagne gegen Palmöl aus ökologischen Gründen auch doppelmoralisch, denn für die Oliven-, Kaffee oder Kakao-Plantagen werden ebenfalls Menschen umgesiedelt und großes Ackerland genommen, sonst könnte man nicht solche riesigen Mengen auf den Markt bringen.

Ja, wegen unseres Lieblingskakaos wird Raubbau an der Natur getrieben, und da wo Kakao oder Kaffee wächst, wachsen keine anderen lebenswichtigen Pflanzen mehr. Aber es gibt keine

Kampagnen gegen Kaffeeplantagen, die außerdem noch wegen der weit verbreiteten Pestizide Menschen und Natur schaden. Wenn wir der Logik weiter folgen würden, müsste man gegen alles sein, was der Ökologie, den Tieren und anderen Menschen schadet. Man dürfte zum Beispiel kein Erdöl, Gas, Strom usw. mehr benutzen. Die Produktion von Erdöl bringt auf der Erde immense Schäden für Menschen, Tiere und Natur, für die wir Jahrhunderte brauchen werden, um sie zu reparieren.

Nicht gegen das Heilmittel Palmöl, das die Natur uns umsonst gegeben hat, sollte man vorgehen, sondern gegen Lebensmittelspekulanten, die gerade in den westlichen Ländern sitzen.

Schade, dass kaum Namen dieser Firmen öffentlich gemacht werden.

Mehr über die Wunder dieses Lebensmittels kannst du in meinem Buch „Nutrazeutika“ lesen.

8.3.7.5 Kokosnuss und Kokosöl

Kokosnuss-Produkte (Kokosöl, Kokosmilch, das Fruchtfleisch) zählen aufgrund ihrer vielfältigen positiven Auswirkungen auf die Gesundheit zu den wertvollsten Lebensmitteln. Sie wirken antibakteriell, antiviral, antifungal und antiparasitär.

Kokosöl hilft beim Abnehmen, denn es wird vom Körper zur Energiegewinnung genutzt, wie Kohlenhydrate, und nicht als Fettspeicher, aber ohne Nebeneffekte, wie sie manche Kohlenhydrate haben (Erhöhung des Blutzuckerspiegels).

Kokosöl regt den Stoffwechsel an und verhindert erfolgreich Heißhungerattacken.

Es ist ratsam in vielen Gerichten Milch von Tieren mit Kokosmilch zu ersetzen.

In meinem Buch „Nutrazeutika“ habe ich mehr darüber geschrieben.

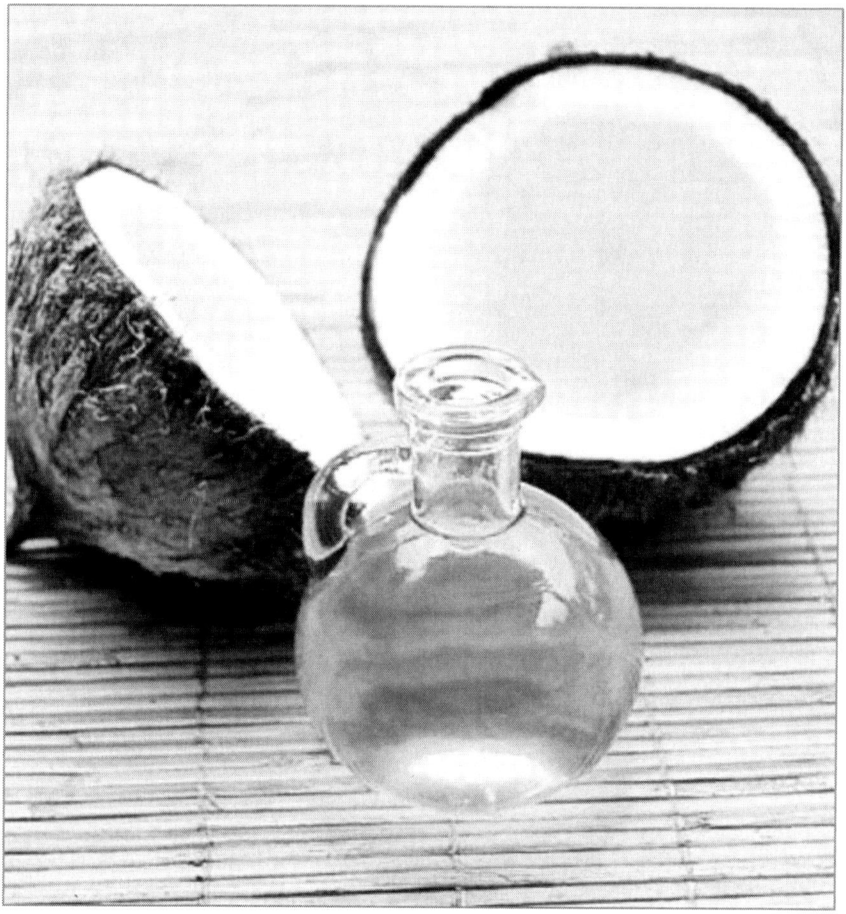

8.3.7.6 Ananas, die Gute-Laune-Frucht zum Fettabbau

Ideal für Gehirn und Psyche, bei Übersäuerung und zur Bekämpfung vieler Krankheiten.

Die Ananas ist nicht nur eine leckere Frucht, sie ist auch ein starkes Heilmittel, das unserem Körper wichtige Mineralien und Spurenelemente, wie Magnesium, Calcium, Phosphor, Kalium, Eisen, Mangan, Zink und Jod zuführt.

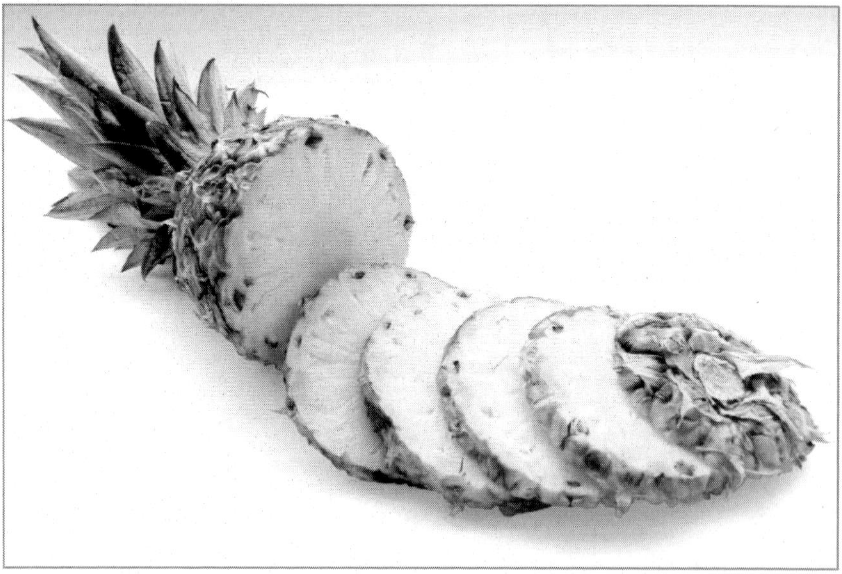

Die tropische Gute-Laune-Frucht ist auch ein Lieferant wichtiger Vitamine, unter anderem von Beta-Carotin (Pro-Vitamin A), Biotin, Vitamin C, Vitamin E, Riboflavin, Thiamin, Niacin und vielen mehr. Frischer Ananassaft wirkt sehr positiv bei Fieber und lässt Fett schmelzen.

Ananas ist die ideale Frucht, um bei der Entsäuerung des Körpers eine wichtige Rolle zu spielen, denn sie wirkt aufgrund ihrer Mineralstoffe sehr basisch.

Auch für die Psyche und bei Stresssituationen wirkt die Ananas wahre Wunder.

Wegen ihres Enzyms Bromelain hilft die Ananas, dem Körper Fett zu verbrennen und ihn zu entschlacken. Bromelain kann auch gegen Krankheiten, wie z.B. Krebs, helfen, sagen manche Studien. Das in der Ananas enthaltene Thiamin hilft, Kohlenhydrate schneller in Energie umzuwandeln. Bromelain und Thiamin kurbeln so den Stoffwechsel an.

Ananas, gemischt mit Wasser, auf nüchternen Magen getrunken, reduziert Heißhungerattacken auf Süßes.

Ich halte aber nichts von Ananas-Diät bzw. generell von Diäten, die darauf zielen, nur noch eine ganz bestimmte Frucht zu essen. Egal wie gesund die Frucht ist, der Körper braucht Vielfalt. Dennoch man kann während seiner Abnehmkur, 80% einer ganzen Mahlzeit des Tages durch Ananas oder Papaya ersetzen. Somit nimmst du noch schneller und gesünder ab.

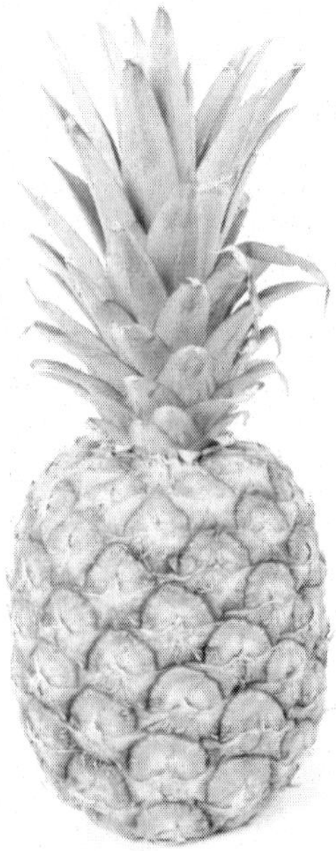

In meinem Buch „Nutrazeutika" habe ich mehr darüber geschrieben.

8.3.7.7 Papaya, exzellent gegen Fett

Papaya enthält kein Cholesterin und ist sehr arm an Kalorien. Eine vollkommen gesunde Frucht. Wegen ihres Enzyms Papain und den essenziellen Nährstoffen, die sie enthält (Magnesium, Calcium, Kalium Mangan, Eisen, Selen, Phosphor, Kupfer, Zink, Ballaststoffe), kann die Papaya gegen viele Krankheiten und Gewichtszunahme helfen. In der Tat erleichtert das Enzym die Verdauung von Proteinen, Fleisch, Fetten und Stärke. Papaya ist ein tolles Mittel für die Darmsanierung und seine Regeneration:

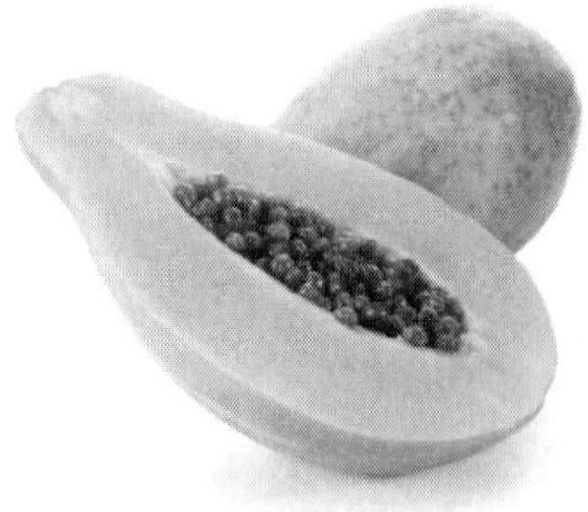

- ☺ Magen-Darm-Beschwerden
- ☺ Blähungen, Verstopfungen
- ☺ Magengeschwüre
- ☺ Parasiten und
- ☺ bauchspeicheldrüsenbedingte Verdauungsbeschwerden

werden gelindert. Verantwortlich dafür sind das proteinspaltende Enzym Papain und die Ballaststoffe.

Mehr kannst du in meinem Buch „Nutrazeutika" lesen.

8.3.7.8 Avocado gegen Cholesterin und Leukämie

Die Avocado ist eine Frucht mit sehr gesundem, pflanzlichem Fett, die sehr wichtige Vitamine (A, E, Beta und Alpha-Carotin, Biotin) enthält. Die Avocado verbessert außerdem die Aufnahme von fettlöslichen Nährstoffen merklich.

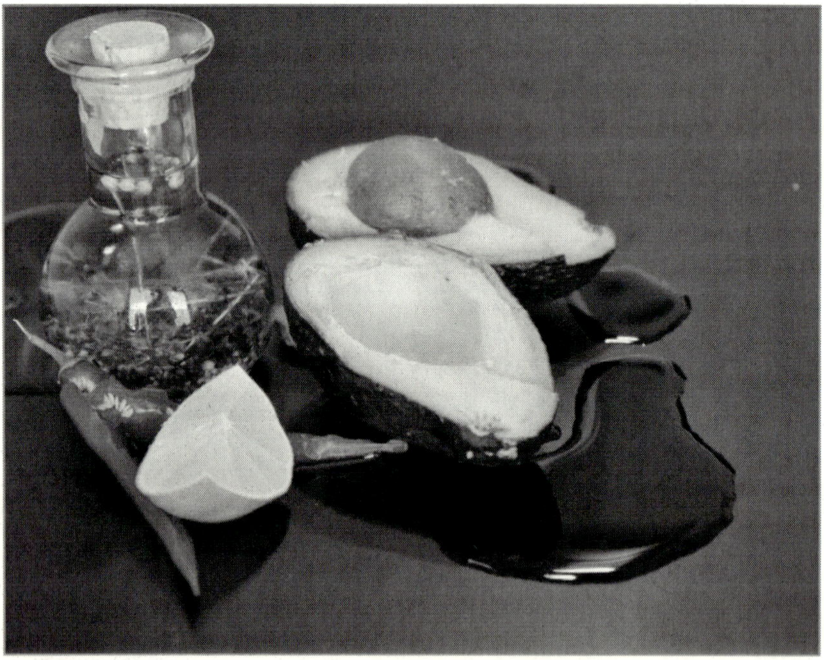

Entgegen der früheren Annahme in den westlichen Ländern, dass die Avocado wegen ihres hohen Anteils an Fett auch dick mache, zeigen viele Studien, wie zum Beispiel die im *Journal of the American Heart Association* veröffentlichte, eindeutig, dass Avocado nicht dick macht, sondern sogar den Cholesterinspiegel senkt.

Schon eine Avocado pro Tag genügt, um den Cholesterinspiegel positiv zu beeinflussen.

Was auch die Kenntnisse der Menschen in Kamerun bestätigen. In Kamerun wird eine Avocado sogar noch mit pflanzlichem Öl zubereitet, damit ihre vitalisierenden Stoffe noch schneller und stärker im Körper wirken. Die Menschen in Kamerun sind vorwiegend sportlich und muskulös.

Avocados können helfen, eine seltene, aber tödliche Art der Leukämie-Erkrankung, die myeloischen Leukämie (AML) zu bekämpfen, wie eine Studie aus Kanada bestätigte. „Die Fettmoleküle der Avocado greifen die Stammzellen der Leukämie-Erkrankung an und wir müssen ehrlich zugeben, dass es auch heutzutage nur wenige Medikamente gibt, die dazu in der Lage sind“, sagten die Forscher.

Avocado wird auch genutzt, um Magen-Darm-Beschwerden zu lindern, Zähne und Knochen zu stärken und sie spielt eine Rolle beim Sehvorgang und beim Muskelaufbau. Avocados in maßvoller Menge helfen Gewicht zu verlieren

Mehr über die Wunder dieses Lebensmittels kannst du in meinem Buch „Nutrazeutika“ nachlesen.

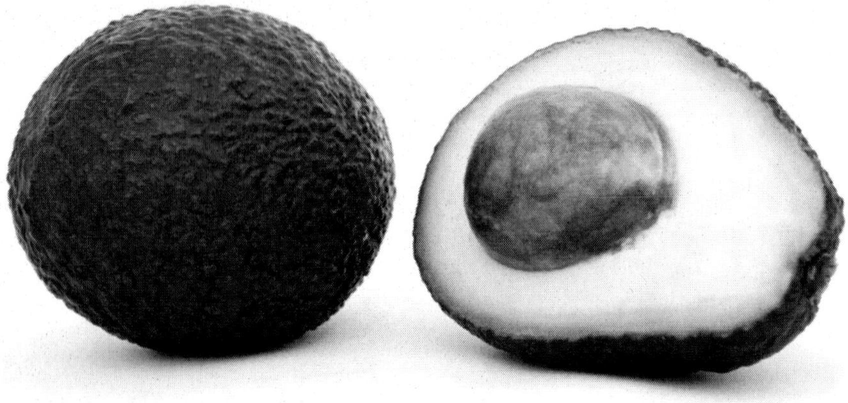

8.3.7.9 Mango bekämpft das Übergewicht

Nicht-gezüchtete Mango ist ein Wunder der Natur für die Gesundheit. Sie ist die Frucht des Mangobaums aus dem Regenwald.

> **Mango ist wegen seiner hohen Konzentration an Vitamin A und Vitamin E ein perfektes natürliches Antioxidans und somit bekämpft sie Entzündungen, die auch Übergewicht fördern.**

Sie regt den Stoffwechsel an und verbrennt effektiv das Fett im Körper, dadurch unterstützt sie Menschen beim Abnehmen und beim Gewichtsverlust optimal. Durch den hohen Gehalt an Vitamin B in der Frucht werden Kohlenhydrate schneller transportiert und abgebaut, bevor diese die Figur ruinieren können, heißt es in der Literatur. Sie enthält Leptin, das den Hunger stillt.

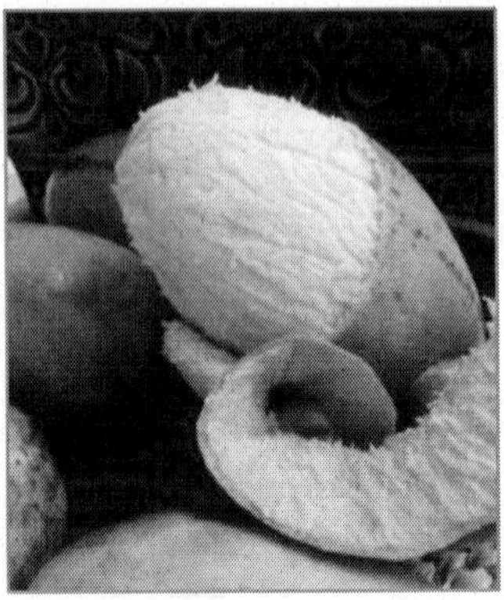

Mango ist auch ein sehr energiereiches Nahrungsmittel und fördert im Gehirn die Produktion des Hormons GABA (ein Anti-Stresshormon). Sie senkt den Cholesterinspiegel, ist reich an Ballaststoffen, fördert die Aktivitäten des Verdauungssystems und bekämpft auch die Entstehung von Krebs.

Afrikanische Mango — Wundermittel, um mehrere Kilos zu verlieren: DIE WUNDERSAME WIRKUNG VON POLYPHENOLEN IN DER AFRIKANISCHEN MANGO

„Polyphenole sind vielseitige pflanzliche Verbindungen (Flavone, Catechine, Tannine), die viele Krankheiten behandeln können. Die Mischung aus Polyphenolen, Vitaminen und Mineralstoffen in der afrikanischen Mango geben effektiv die Zell-Rezeptoren frei und erhöhen dadurch unsere Sensibilität gegenüber Leptin und Insulin und schützen uns vor der Produktion neuer Fettzellen. Polyphenole sind auch verantwortlich für die

Erhöhung des Leptinspiegels (ein Hormon, das ins Blut abgegeben wird und dort die Nahrungsaufnahme reguliert), trotz der Einnahme einer niedrigeren Dosis von Kohlenhydraten. Darüber hinaus intensivieren die Eigenschaften der Polyphenole die Prozesse der Lipolyse. Das bedeutet, dass der Körper die angesammelten Fettreserven verwendet, um zu verhindern neue aufzubauen."

Quelle: http://nutrinaafricanmango.de/vorteile-von-african-mango.html

Die afrikanische Mango stimuliert die Produktion von Leptin und Adiponectin im Körper. Diese zwei Hormone regeln den Wunsch zu essen und reduzieren die Menge an Fett im Körper.

Die Fasern der Mango sind ein leistungsstarkes Abführmittel, das den Appetit unterdrückt. Die Mango sollte für dich eine wichtige Rolle bei Fitness-Programmen und Gewichtsverlust spielen. Die Afrikanische Mango kann man auch in Pulverform bekommen. Achte nur darauf, dass es 100% aus Mango ist.

Bei frischen Mangos, immer die grünen und gelben essen. Die Grünen haben mehr Vitamin C, die Gelben mehr Vitamin A.

Mehr über die Wunder dieses Lebensmittels kannst du in meinem Buch „Nutrazeutika" nachlesen.

8.3.7.10 Saba-Saba – Sauersack, Graviola oder Stachelannone

Die Graviola-Frucht, genannt Sauersack, gilt in Kamerun nicht nur als leckere Frucht, sondern sie ist auch Medizin. Wenn sie reif ist, ist sie weich und das Fruchtfleisch schneeweiß und mehlig, wie Butter. Sie ist sehr reich an Vitaminen: Vitamin C, Vitamin B1, B2, B6.

Diese Frucht ist nicht nur ein wirksames Mittel gegen Krebs (10.000 Mal stärker als die Chemotherapie), sie ist auch eine sehr gute, aber unbekannte Frucht, wenn man abnehmen will. Diese Frucht wird in Kamerun Menschen verabreicht, die übergewichtig sind, damit sie schneller Fett verbrennen und Kilos verlieren.

Sie ist ein starkes Antioxidans, das erfolgreich verhindert, dass im Körper Entzündungen entstehen.

Sie hilft gegen Durchfall, kurbelt den Stoffwechsel an, senkt den Cholesterinspiegel. Sie reinigt und heilt den Darm, regt die Verdauung an und ist ein gutes Mittel gegen Lust auf Süßes und gegen Heißhungerattacken. Sie stillt den Hunger. In Europa ist sie am einfachsten als Saft und Pulver übers Internet zu erhalten. Die Frucht hat fast alles in sich. Sie hat so viele Nährstoffe, Vitamine und Mineralstoffe, die sehr heilsam sind:

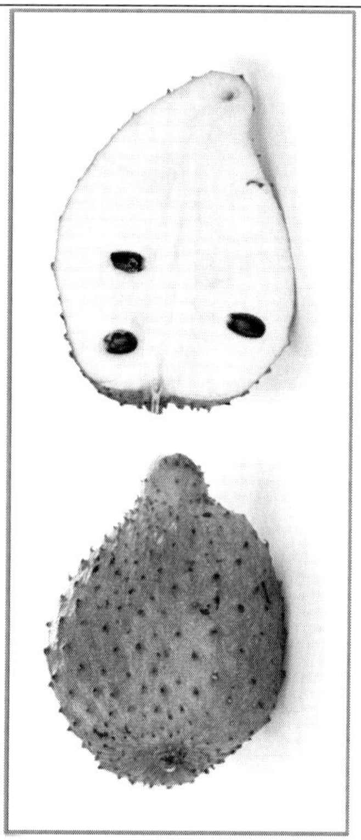

Inhaltsstoffe	**Menge pro 100 Gramm**
Kalorien	66 kcal
Fettgehalt	0,3 g
Gesättigte Fettsäuren	0, 1 g
Mehrfach ungesättigte Fettsäuren	0,1 g
Einfach ungesättigte Fettsäuren	0,1 g
Cholesterin	0 mg
Natrium	14 mg
Kalium	278 mg
Kohlenhydrate	17 g
Davon Zucker	14 g
Ballaststoffe	3,3 g
Protein	1 g
Vitamin A	2 IU
Vitamin C	20,6 mg
Kalzium	14 mg
Vitamin D	0 IU
Vitamin B6	0,1 mg
Vitamin B12	0 µg
Magnesium	21 mg

Quellen: USDA, aus Google

8.3.7.11 Kolanuss (Bitacola): Dschungel-Power, auch in Europa erhältlich

Die Nummer 1

Die Kolanuss mit ihrem bitteren Geschmack ist ein wichtiges Genussmittel Afrikas. Man kann sie so essen oder aus Pulver Tees und Getränke machen. Sie macht wach, erregt, ausdauernd, potent, baut Muskeln auf und zersetzt Fett und Kilos regelrecht.

Die Kolanuss kann man auch als Kaffeeersatz nehmen. Sie wirkt stimulierend, regt sofort den Stoffwechsel an und hemmt den Hunger.

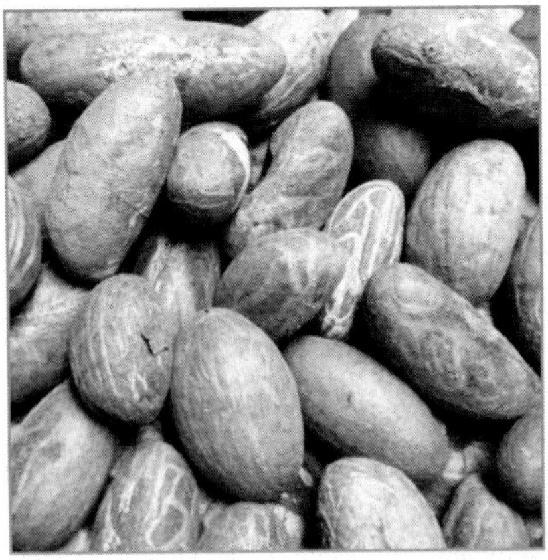

Morgens eine Tasse Tee daraus macht dich für den Tag fit. In Kamerun habe ich manchmal den ganzen Tag nichts gegessen, wegen der Bitacola, einer anderen Art von Kolanuss. Ich hatte einfach keinen Hunger. Ich nahm alle zwei Stunde eine

Nuss in meinem Mund und das reichte vollkommen aus. Ich kenne kein anderes Lebensmittel, das das Hungergefühl so hemmt, wie die Kolanuss.

Kolanuss-Pulver kannst du auch als Gewürz nehmen. Zum Beispiel bei der Eigenherstellung von Bratwurst (aus magerem Fleisch). Benutze Kolanuss und Ingwer als Gewürze und deine Bratwurst wird zu einem Power-Fettverbrenner.

Du wirst erstaunt sein, was dieses Pulver mit dir macht!

Hier kann man die Kolanuss beziehen:
http://www.dragonspice.de/kolanuesse.html

Mehr über Bitacola kannst du in meinem Buch „Nutrazeutika“ nachlesen.

8.3.7.12 Bananen und Bananenschalen sind super Gewichtskiller

Die Banane ist eine tropische Frucht und enthält

- ☺ Ballaststoffe
- ☺ Eiweiß
- ☺ Vitamin A, B, C, E
- ☺ Kalzium
- ☺ Magnesium
- ☺ Kalium
- ☺ Silizium
- ☺ Phosphor
- ☺ Schwefel
- ☺ Eisen
- ☺ Natrium
- ☺ sowie Gerbstoffe
- ☺ und das „Glückshormon“ Serotonin.

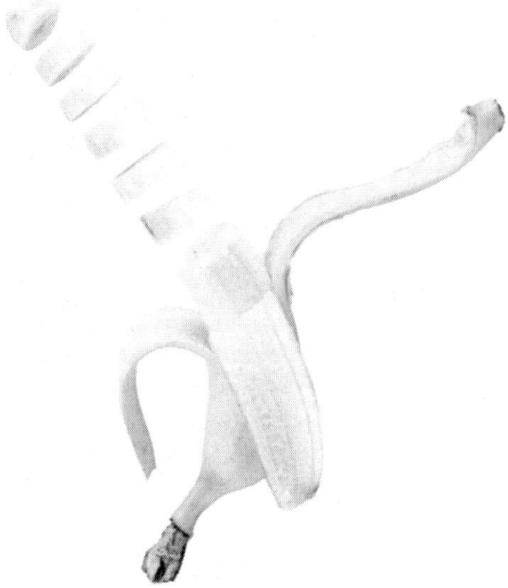

Über 75% der Banane besteht aus Wasser.

Sie ist hervorragend für den Hunger zwischendurch, denn sie macht schnell satt und kann den Appetit gut zügeln, das bewirkt, dass man davon gar nicht viel essen kann.

Dabei hat die Banane nur ca. 75 kcal pro 100g. Eine einzige Banane kann 10% des Tagesbedarfs an Ballaststoffen decken. Sie enthält natürliche und gesunde Fruchtzucker, beliefert den Körper mit Energie und hemmt die Lust auf Süßes.

Banane stoppt Heißhungerattacken sehr effektiv und hat eine ähnliche Wirkung auf den Körper wie Bananenschalen.

Bananenschalen, ein echtes Mittel zum Abnehmen

(Bio-Bananenschalen nehmen, da diese sonst Rückstände von Schädlingsbekämpfungsmitteln enthalten könnten!)

Benutze die Schale der Banane mit! Sie enthält viel mehr Ballaststoffe, die die Verdauung fördern und satt machen, als die Frucht selbst. Die Schale trägt dazu bei, dass der Cholesterinspiegel sinkt. Sie ist reich an Vitaminen B6 und B12, die den Stoffwechsel ankurbeln und den Gewichtsverlust beschleunigen. Das enthaltene Kalium stabilisiert den Blutdruck. Die Aminosäuren, die in der Schale zu finden sind, fördern die Produktion von Serotonin im Körper, wodurch man gute Laune und gute Stimmung hat, was beim Abnehmen auch sehr behilflich sein kann. Die Schale enthält auch Stoffe, wie Carotinoide, die vor Krebs schützen.

In Kapitel 8.3.16 findest du Smoothies mit Banane, die dir helfen schnell an Gewicht zu verlieren.

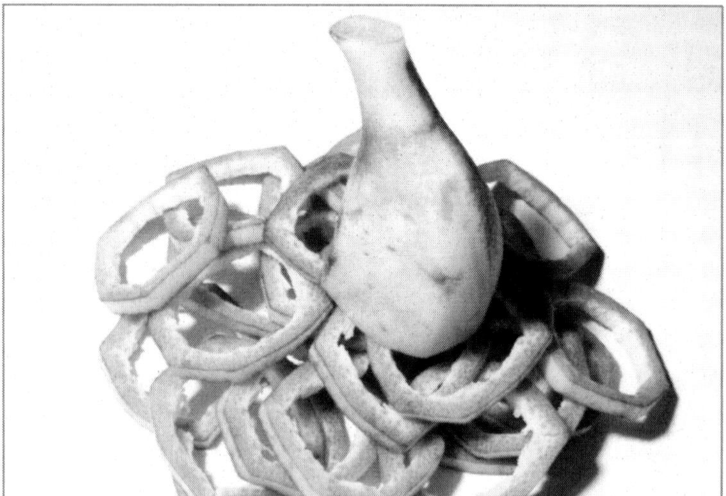

8.3.7.13 Afrikanische Kohlenhydrate machen schlank

Für einen straffen und muskulösen Körper

Warum Menschen in Kamerun viel größere Portionen essen als Menschen in den westlichen Ländern, aber dennoch viel weniger Fett haben und vor allem auch ohne Sport viel muskulöser sind? Hat es nur mit den Genen zu tun, wie viele Menschen behaupten?

Ich habe die Mahlzeiten verglichen und gemerkt, dass der Unterschied daran liegt, dass bis 80% eines afrikanischen Gerichtes aus Kohlenhydraten der Vielfachzucker besteht und wenig andere Arten von Kohlenhydraten (Einfachzucker) enthält. In Kamerun zum Beispiel besteht eine normale Mahlzeit aus: Kohlenhydraten, Saucen (können verschiedene Saucen sein) oder Gemüse mit oder ohne Fleisch/Fisch. Vorspeisen gibt es generell nicht (das ist ein westliches Modell) und die Nachspeise ist oft Obst (Papaya, Mango, Guave, Ananas usw.), aber es ist oft so, dass viele schon so satt sind, dass sie keinen Nachtisch wollen und einfach im Laufe des Tages immer mal Obst essen.

Die beliebtesten Kohlenhydrate in Kamerun sind nicht industriell verarbeitet:

☺ Kochbananen

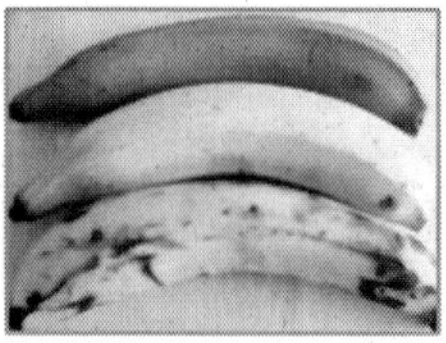

☺ Macabo (Tannia)

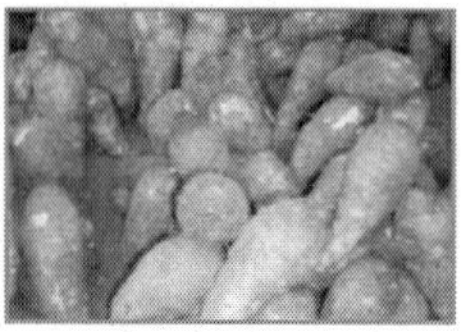

☺ Maniok

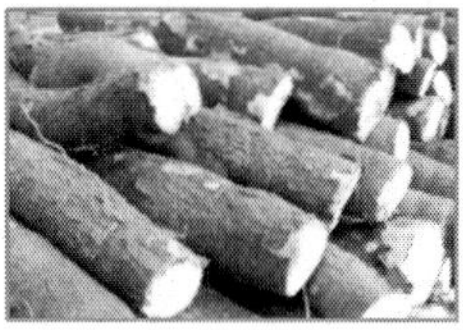

☺ Süßkartoffeln

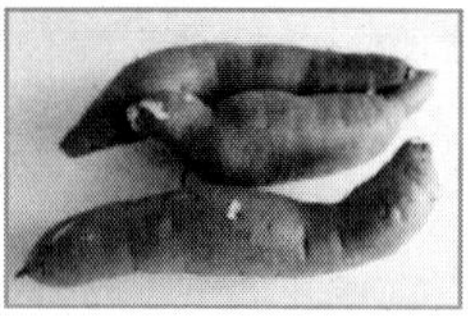

☺ Yams

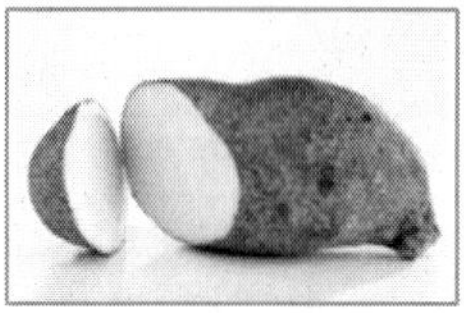

☺ Taro

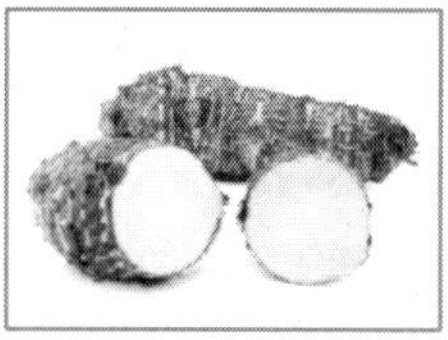

☺ Sorgho (Sorghumhirse, Mohrenhirse, enthält kein Gluten)

☺ Foniohirse (Antidiabetes, Anti-Bluthochdruck).

Alle diese Kohlenhydrate sind sehr nahrhaft und sehr gesund, wenn sie, wie gesagt, nicht industriell verarbeitet sind.

Diese Lebensmittel kann man heute in vielen gut sortierten Lebensmittelmärkten, bei allen Asia- und Afroshops in allen Städten bekommen.

In den westlichen Ländern essen die Menschen meisten nur Kohlenhydrate aus Einfach- und Zweifachzuckern, wie Nudeln, Weißmehlprodukte, Milchprodukte, die dick machen.

Schlechte Kohlenhydrate machen dick und krank und gute Kohlenhydrate sind gute und beliebte Energielieferanten für die Muskeln. Sie machen schlank, denn sie helfen, die Bildung von Fett zu verhindern.

Mehr über die Wunder dieser Lebensmittel kannst du in meinem Buch „Nutrazeutika“ erfahren.

8.3.8 Diese Kohlenhydrate lassen Fett schmelzen

Gute Kohlenhydrate, die zum Abnehmen beitragen, sind Vielfachzucker. Durch ihre Fasern wird der Körper den Zucker über den Tag verwenden, ohne Zeit zu haben, ihn umzuwandeln und zu speichern.

Wenn du deutlich mehr komplexe Kohlenhydrate (vielfachzuckerreiche Lebensmittel) isst und einfache Kohlenhydrate (Zucker, Mehl, Getreide, Brot, Obstsäfte) stark reduzierst, bleibt der Blutzuckerspiegel konstant unten und die Insulinproduktion auch (Insulin fördert den Fettaufbau). Das heißt du nimmst ab, bzw. nimmst nicht zu.

Neben den afrikanischen Kohlenhydraten gibt es auch andere „komplette“ Kohlenhydrate, die beim Abnehmen helfen:

☺ Reis (wie man bei den Asiaten sieht, die viel Reis essen und nicht fett werden)

☺ Kartoffel

☺ Vollkornprodukte

☺ Obst

- ☺ Buchweizen
- ☺ Hirse
- ☺ Dinkel
- ☺ Quinoa
- ☺ Gemüse
- ☺ Hülsenfrüchte
- ☺ Ballaststoffe
- ☺ usw.

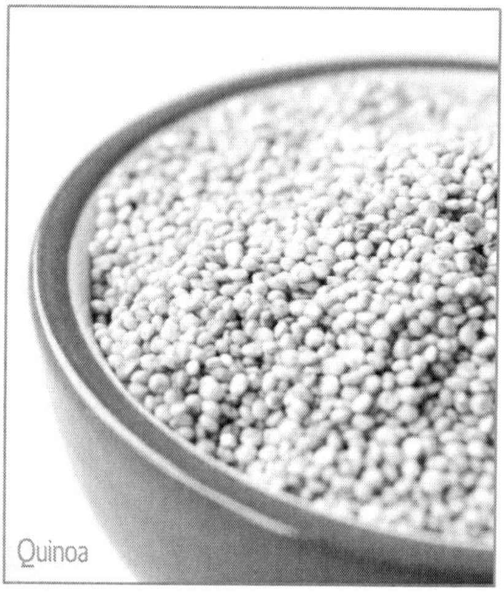
Quinoa

Auch hier aufpassen mit Lebensmitteln wie Dinkel, die Gluten enthalten!

Mein Ratschlag

Man kann auch isolierte Kohlenhydrate (sie sind stark industriell verarbeitet) essen und abnehmen. Man sollte sie aber mit Bedacht essen, denn es geht nicht nur um das Abnehmen, sondern auch um die Gesundheit. Es ist wichtig, bei den täglichen Mahlzeiten die Kohlenhydrate zu variieren. Isolierte Kohlenhydrate zum Beispiel nur jeden dritten Tag (wenn man nicht ganz darauf verzichten will) und dann zusammen mit anderen guten Lebensmitteln wie Gemüse und Fleisch in einer mit frischen Kräutern gewürzten Sauce mit ordentlichem Öl. Ich esse zum Beispiel einmal (selten 2-mal) die Woche Nudeln, Weißmehl (weiße Brötchen) nur am Sonntag beim großen Familienfrühstück, und ich habe auch keine Angst, ab und zu Süßigkeiten zu genießen.

Wichtig: Pasta mit Käse drauf, wenn regelmäßig gegessen, ist eine Bombe für das Gewicht und besonders für die Gesundheit.

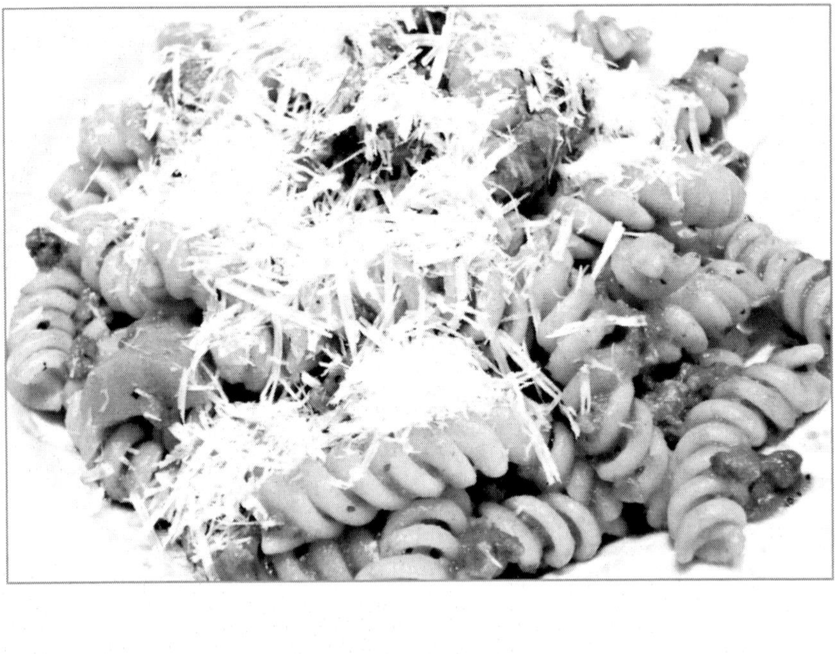

8.3.9 Bittere Lebensmittel und Stoffe helfen beim Abnehmen – bitter macht schlank

Bitter macht schlank, sagte meine Mutter jedes Mal, wenn wir ein kamerunisches Gericht, genannt „Dolet“ aßen. Dieses Gericht wird mit bitterem Gemüse genannt Bitter Leaf zubereitet. Auch die Säfte dieses Gemüses tranken wir, um den „Bauch zu reinigen“, wie man gewöhnlich sagte. In der Zeit von Erkältungen riet man uns, Lebensmittel mit Bitterstoffen zu essen. Sie würden das Immunsystem stärken.

Trink und iss bitter!
Nicht nur für die Figur, sondern
auch für die Gesundheit!

Die ursprüngliche Ernährung des Menschen war nicht süß und salzig. Sie umfasste eine Vielzahl bitterstoffhaltiger Lebensmittel: Gewürze, Gemüse (Wurzel und Blattgemüse) und Wildpflanzen.

Als ich meine Lehre in Kamerun über die Natur und ihre zahlreichen Möglichkeiten, den Menschen zu helfen absolvierte, sagte man mir, dass Stoffe, die für den Körper sehr wichtig sind, sowie Giftstoffe nur dann gut aufgenommen bzw. ausgeschieden werden können, wenn unsere Verdauung einwandfrei funktioniert. Erst wenn die Verdauung optimal funktioniert, kann auch das Abnehmen nachhaltig erfolgreich und gesund sein. Bittere Lebensmittel helfen einer guten Verdauung sehr.

Bittere Lebensmittel, wie Chicorée, regen durch die enthaltenen Bitterstoffe den Stoffwechsel an und fördern die Verdauung. „Er regt die Bildung von Magensaft und Pankreassaft an und so die Verwertung von Lebensmitteln", so sagt ein Wissenschaftler und bestätigt damit die seit Jahrtausenden vorhandenen Ur-Erkenntnisse aus Afrika.

Bitterstoffe helfen bei der Entsäuerung und Entschlackung des Körpers.

Mit bitteren Stoffen und Lebensmitteln verringern sich die Heißhungerattacken. Außerdem bekommt man ein Sättigungsgefühl und isst weniger.

Da bittere Lebensmittel die Lust auf süßes, ungesundes Essen und Heißhungerattacken reduzieren (weniger Kalorien) und selbst wenige Kalorien haben, tragen sie doppelt dazu bei, dass der Körper weniger Fett ansammelt und man daher Gewicht verliert.

Folgende Gemüse und Kräuter enthalten große Mengen an Bitterstoffen:

☺ Artischockc

☺ Baldrian (Katzenkraut)

☺ Beifuß (auch Gänsekraut, Wilder Wermut)

☺ Brokkoli

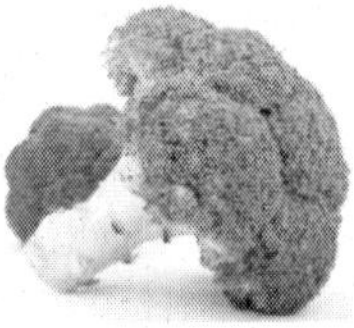

☺ Chicorée

☺ Eisbergsalat

☺ Endivien

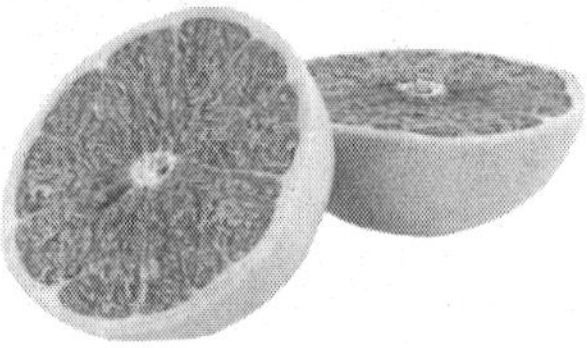

☺ Grapefruit

☺ Hopfen (Wilder Hopfen)

☺ Ingwer

☺ Kakao (pur ohne Zucker)

☺ Kohlrabi

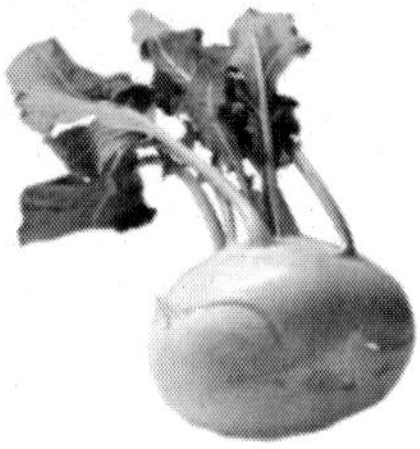

☺ Kolanuss

☺ Koriander

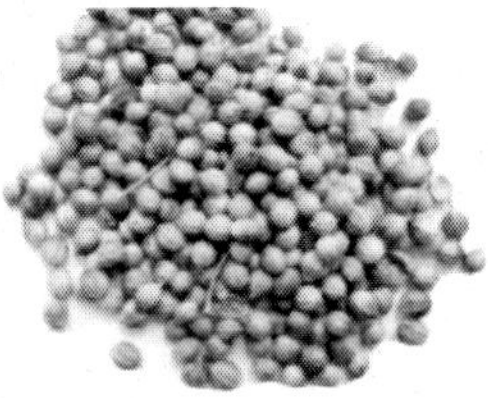

☺ Kümmel

☺ Kurkuma

☺ Löwenzahn

☺ Majoran

☺ Okra

☺ Oliven

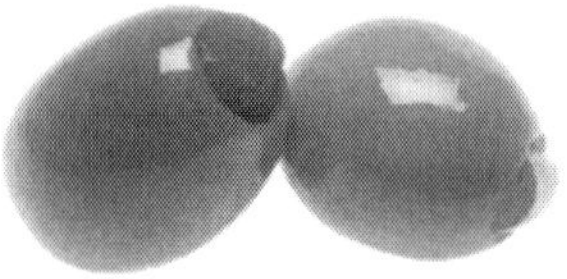

☺ Pfefferminze

☺ Radicchio

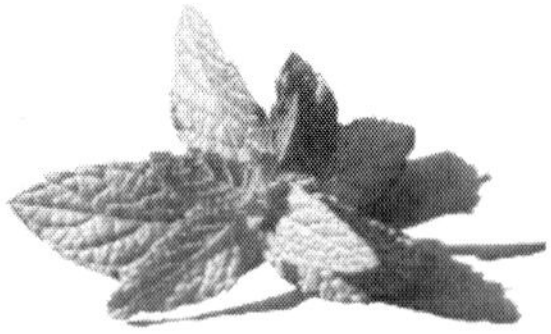

☺ Rosenkohl

☺ Rucola

☺ Zimt

Mit diesen Lebensmitteln kann man tolle Gerichte und Getränke zubereiten!

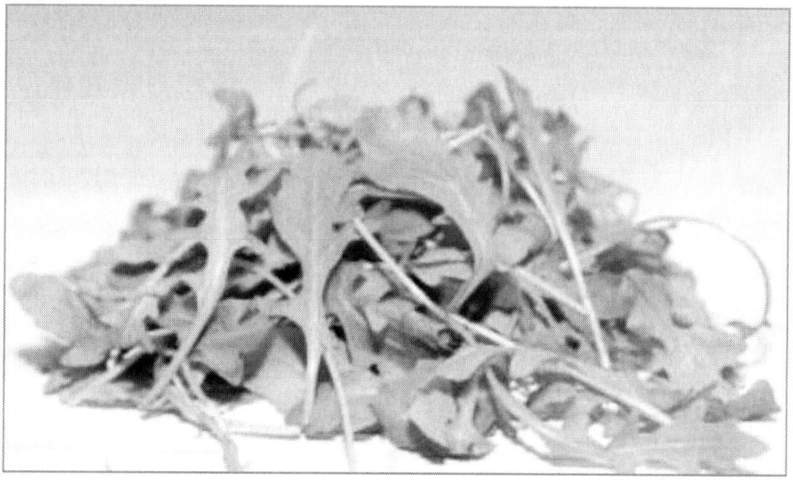

8.3.10 Ingwer, Zwiebel, Knoblauch, drei magische, unterirdische, geheime Waffen gegen Übergewicht

Beim Kochen ist es sehr ratsam mindestens diese drei Gewürze frisch und in großer Menge zu nutzen und sie in das Öl mit hineinzumischen. So hilft man dem Körper, später den Großteil der Fette auszuscheiden. Das Essen schmeckt damit nicht nur gut, sondern es ist auch gesund.

WICHTIG. Die Menge ist entscheidend!

Ingwer, Zwiebel, Knoblauch kurbeln den Stoffwechsel stark an, regen die Verdauungsdrüsen an, bauen die Darmflora auf. Sie helfen dem Körper, die Kalorien zu verbrennen und Gift- und Schadstoffe auszuscheiden. Genau diese Eigenschaften sind bei einer Diät bzw. einem Programm zur Gewichtsreduzierung äußerst förderlich. Auch die Fettverdauung im Darm wird durch diese drei Gewürze gefördert.

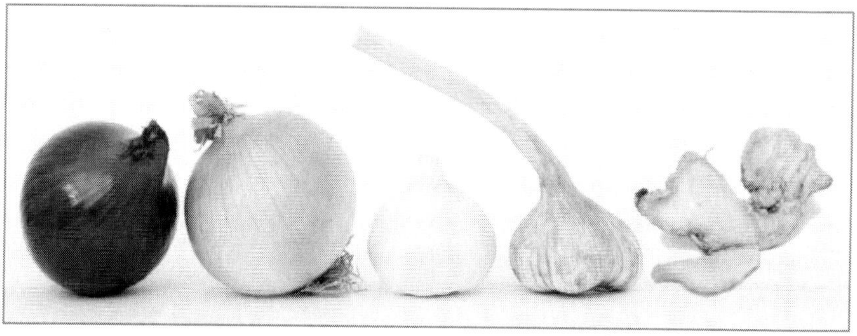

Knoblauch ist sehr wichtig für den Körper und hilft. Knoblauch kann sehr viel, das wussten Menschen schon vor tausenden von Jahren. In Afrika wird der Knoblauch sogar als „Dopingmittel" bezeichnet.

Mehr über die Wunder dieser Lebensmittel kannst du in meinem Buch „Nutrazeutika" erfahren.

8.3.11 Scharfe Chilischoten, geheime und wirksame Waffen, um abzunehmen

Abnehmen mit Capsaicin? Ja!

Die scharfen Habanero Chilischoten können drei wichtige Funktionen erfüllen: Fettverbrennung, Appetithemmung und Erhöhung des Energieverbrauchs. Das macht sie zu einem super Lebensmittel, um das Gewicht zu bekämpfen und das gewünschte Gewicht auch zu halten. Die Schärfe wird durch den Stoff Capsaicin verursacht. Der Stoff hebt die Körpertemperatur an, kurbelt so richtig den Stoffwechsel an und erhöht den Energieverbrauch. All das führt zu einer starken und schnellen Fettverbrennung. Chilischoten hemmen auch den Appetit, wie Forscher in einer Studie mit dem Titel „Sensory and gastrointestinal satiety effects of capsaicin on food intake“ feststellten.

Viele Chilis sind geruchlos, die Habaneros nicht. Sie haben einen scharfen und leckeren Geruch, der alle Gerichte aromatisiert.

Capsaicin ist ein starkes Antioxidans. Durch sehr effektive Neutralisierung der freien Radikale verhindert es Entzündungen im Körper. Entzündungen fördern Gewichtszunahme und hemmen alle Versuche Gewicht zu verlieren.

Die Habaneros helfen auch nicht nur abzunehmen, sondern auch das Gewicht nach einer Diät zu halten und kein Kilo mehr zuzulegen. Dies bestätigten Forscher der Maastricht University in einer Studie, die unter dem Namen „Effet of capsaicin on Substrate Oxydation and weight maintenance after modest bodyweight loss in human subjects“ 2003 veröffentlichen wurde.

Die Habaneros findet man in vielen gut sortierten Lebensmittelläden, in allen Afro- und Asia-shops. Eine Packung kostet ca. 2-3 € und enthält mehrere Stücke. Für eine Person reicht ein Viertel eines Stücks pro Gericht, zerkleinert und nach oder während des Kochens dem Essen beigemischt. Lieber mit einer kleinen Menge anfangen, damit der Körper sich daran gewöhnt, und erst dann die Dosis erhöhen. Du kannst eine größere Menge mit Öl pürieren und in den Kühlschrank stellen. So kannst du bei der Zubereitung des Gerichtes immer schon das leckere Scharfe parat haben. Wenn du noch Fragen oder Ideen hast, schreib mir einfach. Ich bin für dich da.

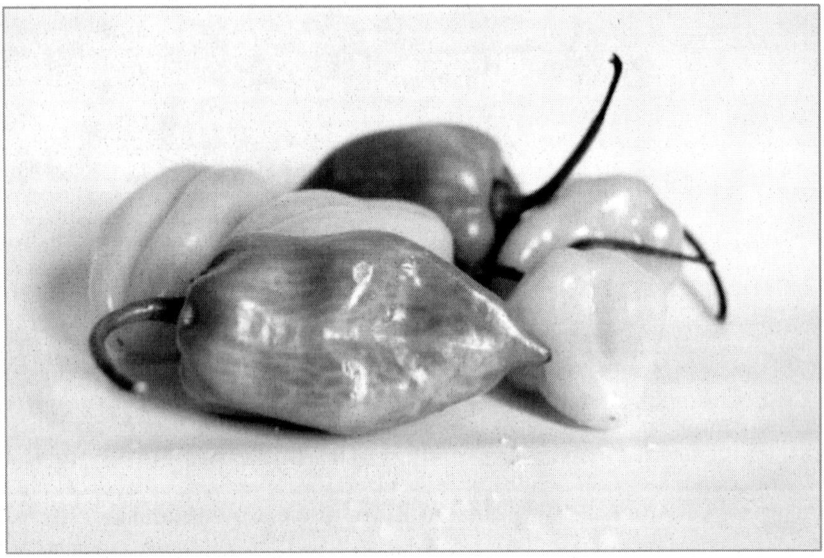

8.3.12 Makossa hot rotic, die magische, scharfe, therapeutische Sauce: Der Fettkiller par excellence

Diese magische, scharfe Sauce, die zu allem passt, ist nicht nur sehr lecker, sondern wirkt auch therapeutisch.

> **Die wunderscharfe Sauce war ursprüngliche als Sauce zur Potenzsteigerung gedacht, hilft aber auch sehr gut beim Abnehmen.**

Die Sauce ist eine Mischung aus ausgewählten potenzsteigernden Kräutern. Natürlich ohne Chemie, ohne Konservierungsstoffe und Geschmacksverstärker! Regt an, macht Lust auf Sex, fördert die Durchblutung, der Körper wird wärmer und erregter. Nicht nur hilfreich bei Potenzschwäche, sondern außerdem eine echte Delikatesse zu Fleisch, Fisch, Käse, Weißbrot, Reis, Nudeln etc. Regelmäßig gegessen wirst du ein dauerhaftes Ergebnis und allgemeines Wohlbefinden verspüren. Diese Sauce sollte nicht mehr auf deiner Speisekarte fehlen! Sie wird auch nie mehr fehlen sobald du sie das erste Mal probiert hast!

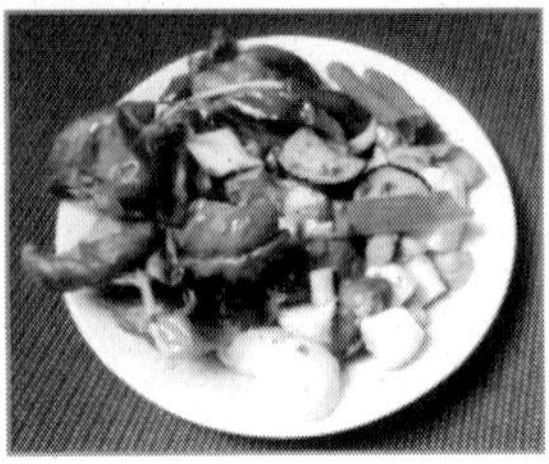 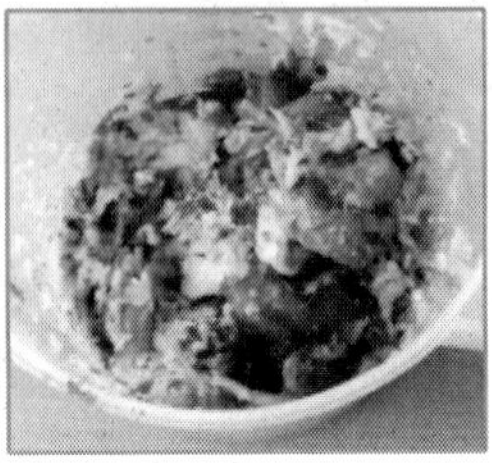 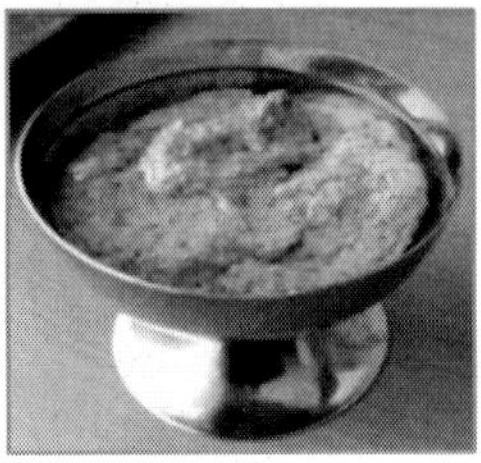

Die Zutaten

☺ frischer Ingwer (am besten Bio-Qualität und möglichst frisch und saftig, nicht faserig)

☺ Zwiebeln

☺ Knoblauch

☺ frische gelbe, rote oder grüne Habanero-Chilis (sehr, sehr scharf, also Vorsicht bei der Zubereitung!

☺ Lauchzwiebeln

☺ viel frisches Basilikum

☺ scharfes Chilipulver

☺ frischer Bärlauch (wenn vorhanden)

☺ frische Petersilie

☺ Salz

☺ Bio-Gemüsebrühe

☺ Öl (ich benutze ganz normales Pflanzenöl, man kann auch Olivenöl benutzen, wenn es einem schmeckt)

Geh auf meine Seite www.mycoacher.jimdo.com und bestelle sie dir. Wenn du sie selbst machen willst und meine kostenlose Hilfe und Beratung brauchst, auch kein Problem. Schreib mir!

8.3.13 Kräuter

Kräuter sind hervorragende natürliche Fettverbrenner, sie enthalten viele Vitamine und ätherische Öle, kurbeln den Stoffwechsel an und regen so die Fettverbrennung an. Ihre Pflanzenstoffe wirken straffend auf das Bindegewebe:

- ☺ Petersilie
- ☺ Basilikum
- ☺ Lauch
- ☺ Thymian
- ☺ Oregano
- ☺ Rosmarin
- ☺ Kapuzinerkresse
- ☺ Artischocke und Co.

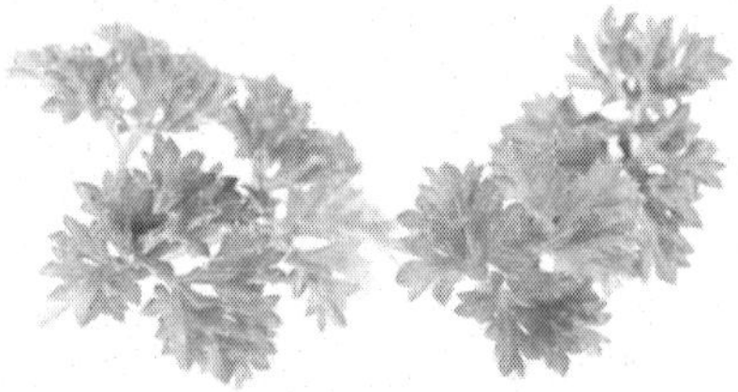

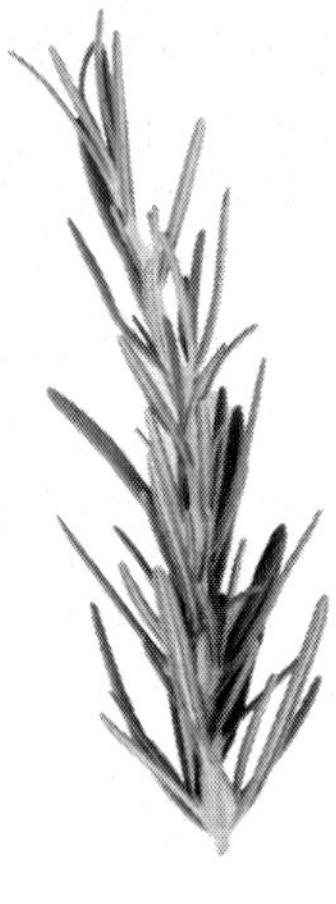

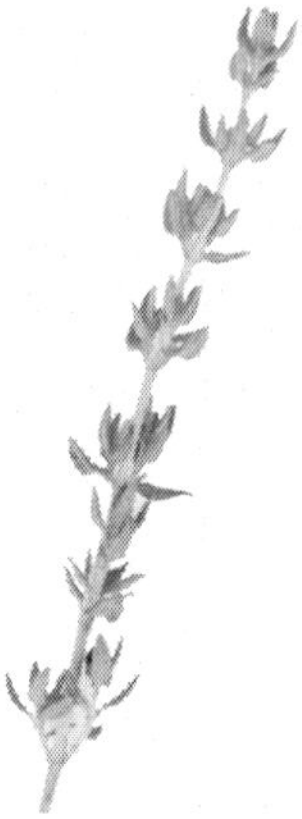

8.3.14 Alternatives Mehl und Getreide ohne Gluten

Es gibt Alternativen zu Mehl mit Gluten.

In vielen Naturkostläden und Reformhäusern, aber auch in vielen Asia-Läden und manchen gängigen Lebensmittelgeschäften findet man heute eine große Auswahl an glutenfreien Mehlen mit dem Zeichen GF Mehl. Für das Backen ohne Gluten ist es wichtig GF-Mehle mit Stärke im Verhältnis von 2:1 zu mischen.

GLUTENFREIE WEISSMEHLE

☺ Klebreismehl

☺ Süßes Reismehl

☺ Süßkartoffel Mehl

☺ Weißes Reismehl

GLUTENFREIE STÄRKEMEHLE

☺ Kartoffelmehl / Kartoffelstärke

☺ Maisstärke / Speisestärke

☺ Pfeilwurzelmehl / Maranta Mehl

☺ Maniokamehl, Tapiokamehl, Tapiokastärke

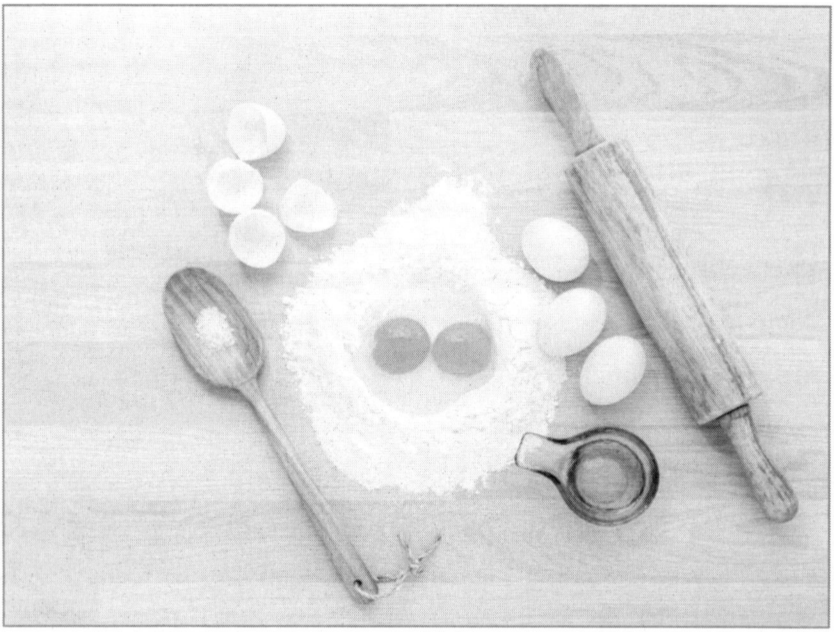

GLUTENFREIE VOLLKORNMEHLE

☺ Amaranthmehl

☺ Braunes Reismehl oder Vollkornreismehl

☺ Buchweizenmehl

☺ Chia-Mehl

☺ Hafermehl

☺ Hirsemehl

☺ Leinsamenmehl

☺ Maismehl

☺ Maniokamehl (in Afro-Shops)

☺ Gnamsmehl (in Afro-Shops)

☺ Kochbananenmehl (in Afro-Shops)

☺ Quinoamehl

☺ Sorghummehl (Milomehl)

☺ Teffmehl

BOHNEN-MEHLE

☺ Bohnenmehl (meist Mischung aus mehreren Bohnenmehlen)

☺ Kichererbsenmehl

☺ Sojamehl

NUSSMEHLE

☺ Cashewnuss-Mehl

☺ Haselnussmehl

☺ Kastanienmehl

☺ Kokosmehl

☺ Macadamianuss-Mehl

☺ Mandelmehl

☺ Pekannuss-Mehl

☺ Pistazien-Mehl

☺ Walnussmehl

8.3.15 Getränke, die das Fett verbrennen und Fettdepots bekämpfen

Es gibt viele Getränke, die helfen schneller Fett zu verbrennen und Kilos zu verlieren. Ich weiß, dass es im Internet viele Ideen gibt, aber ich zitiere hier nur Beispiele, die ich selbst getestet habe und auch erfolgreich in meinen Beratungen anwende. Anhand dieser Beispiele, die als Orientierung zu betrachten sind, kannst du deine gesunden Trinkrezepte erweitern wie du willst.

Diese Trinkgewohnheiten allein verhindern sehr effektiv, dass sich Fett ansetzt.

An erster Stelle: Kolanuss-haltige Getränke

Bitacola-Tee oder Getränke sind ein natürlicher Turbo-Fett- und Kilovernichter. Mit doppelter Funktion. Bitacola (Kolanuss) beseitigt Fett und Kilos und hemmt gleichzeitig jedes Hungergefühl. Bitacola ist als Pulver erhältlich.

Rezept

Einfach einen Teelöffel davon nehmen und in warmes Wasser mischen und trinken. Besonders morgens, mittags und abends.

Du kannst das Pulver mit allen anderen Getränken und Tees mischen. Mit Ingwertee und Pfefferminze läuft alles wie geschmiert. Dies ersetzt Kaffee ganz gut und ist dazu noch viel gesünder.

Aromatisiertes Wasser

Wasser hilft beim Abnehmen. Wenn du beim Essen trinkst, isst du weniger, denn du bist schneller satt. Wasser trinken trägt allgemein zur Körperreinigung bei und hilft den Nieren, Abfälle, die beim Abnehmen anfallen, loszuwerden.

Vor allem aromatisiertes Wasser ist ein echter „Fatburner“

☺ Wasser + Zitrone

☺ Wasser + Ananas

☺ Wasser + Ingwer

☺ Wasser + Minze

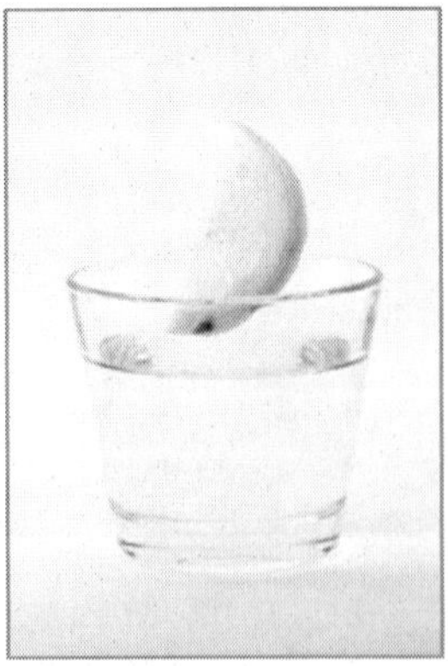

- ☺ Wasser + Orange
- ☺ Wasser + Chilischoten
- ☺ und viel mehr

Filtriertes Leitungswasser ist zu empfehlen. Für einen Liter Wasser reicht eine ganze Zitrone. Einfach den Saft der Zitrone in das Wasser auspressen. Fertig! Das Getränk abwechselnd mit Wasser ohne Zitrone ganz normal und über den Tag hinweg trinken.

Es hilft dem Körper am effektivsten gegen Fett, wenn du dieses Getränk am Morgen vor dem Frühstück und nach dem Abendessen leicht lauwarm trinkst, je ein Glas. Aber auch Zimmertemperatur ist okay. Kalt nicht!

Achtung 1

Bitte nicht zu viel Zitrone, damit sie nicht die Zähne angreift.

Achtung 2

Eigentlich ist es gesund, nur zu trinken, wenn man Durst hat. Wenn wir mehr Wasser trinken, als wir brauchen, wirkt sich das wieder ungesund auf den Körper aus. Es lagert sich auch in unsere Zellen ein und macht uns dick. Nicht vergessen, die ersten

Kilos, die wir bei einer Abnehmkur verlieren, sind Wasser! Menschen in Regionen, wo weniger Wasser getrunken wird, sind am schlanksten. Durch die salz- und zuckerreichen Lebensmittel, die wir zu uns nehmen, erhöht sich auch unsere Menge an getrunkenem Wasser. Das bedeutet, auch wenn der Körper eigentlich kein Wasser braucht, wird dem Gehirn aber suggeriert „wir haben Durst.“ Das kann, wie gesagt, durchaus eine falsche Information sein, bedingt durch die schlechte Ernährung. So hilft uns das Wasser nicht mehr, im Gegenteil: Es schadet uns und wir verlieren auch noch viele Mineralstoffe.

Tees

Manche Teegetränke sind echte Fettkiller und super Helfer beim Abnehmen. Was bei mir und meinen Klienten sehr gut funktioniert ist Tee auf Ingwerbasis.

Konzentrierte **Ingwertee-Variationen**:

☺ Ingwer + Zitrone

☺ Ingwer + Minze (+ Zitrone)

☺ Ingwer + Zitrone + Orangensaft

☺ Ingwer + Grüner Tee

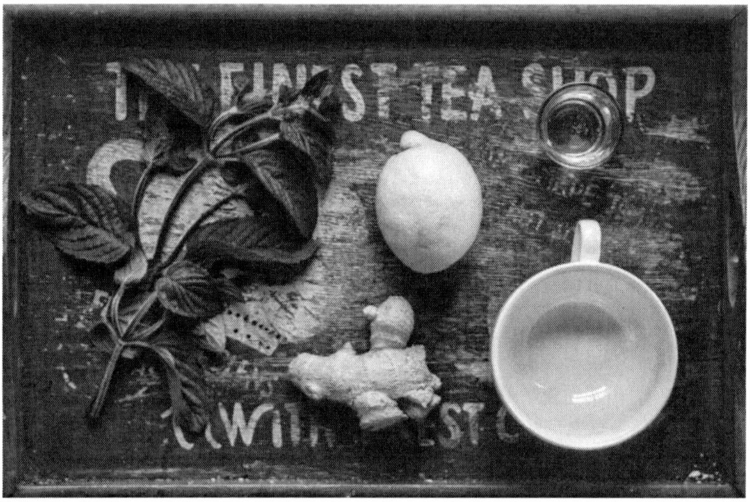

Auch bei Infektionen:

☺ Ingwer + Zwiebel + Zitrone

☺ Ingwer + Zwiebel + Knoblauch

Wirksamen Ingwertee macht man nicht so, wie es überall im Internet beschrieben ist: 1 oder 2 kleine Stücke Ingwer in heißes Wasser zu tun und warten… Vielleicht schafft man somit ein bisschen Ingwergeschmack, aber viel mehr auch nicht. Das ist eher aromatisiertes Wasser. Wenn du einen therapeutischen und effektiven Ingwertee willst, muss die Dosis höher sein und der Tee muss sehr lange ziehen. Du solltest den Ingwer lieber reiben, am besten in einem Topf mit Wasser kurz mitkochen und dann lange ziehen lassen. Lass den Ingwer einfach im Topf, so zieht er immer weiter und du kannst den Tee bei Bedarf schnell aufwärmen. Immer wenn du etwas davon trinkst, kannst du Zitrone und Co.in den lauwarmen oder aufgewärmten Tee geben.

Trinke mindestens eine Tasse am Tag und du wirst gesund bleiben und abnehmen!

Es gibt sicher noch viele Tees zum Abnehmen, aber dieser hat immer am besten funktioniert.

Benutze nur frischen Ingwer. Nach meiner Erfahrung helfen vorgefertigte Ingwertees aus Beuteln nicht.

Moringa-Tee

Den bekommst du nur fertig. Schau mal in Teeläden oder auch im Internet. Dieser Tee hilft bei viel mehr als nur beim Abnehmen!

Fruchtsaftmischungen

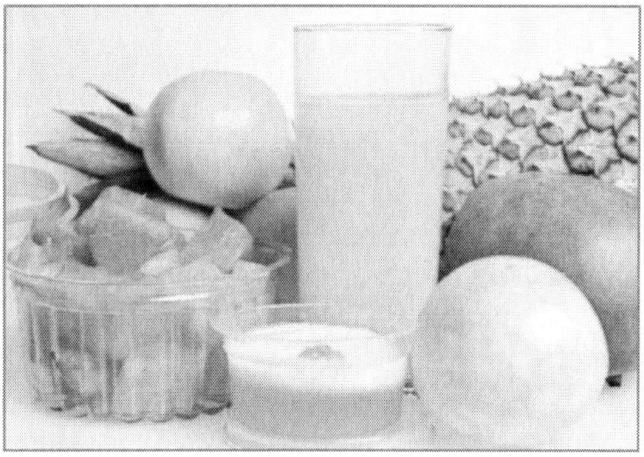

Fruchtsaftmischungen können auch helfen Fett zu verbrennen und Gewicht zu verlieren und /oder es zu halten. Diese Mischungen aus frischem Obst zubereiten:

☺ Ananassaft und Wasser

☺ Papaya-Fruchtfleisch***(20%) + Ananassaft (25%) + Orangensaft (50%) + Zitrone (ca. 5% oder weniger)

***Papaya ist schwer als Saft zu bekommen, bzw. es ist sehr schwer, Saft in ordentlicher Menge daraus zu pressen. Deswegen nimmst du ein Stück, das bis ca. 20% der gesamten Menge des Saftes ausmacht. Dieses Stück pürierst du fein und gibst die Säfte dazu. Du erhältst so je nach Menge eine tolle „Mahlzeit“, die dich vital macht und den Hunger nimmt. Selbstverständlich kannst du die Obstverhältnisse so verschieben, wie es dir passt.

Das gleiche gilt auch für Mango, die ebenfalls als Saft schwer zu bekommen ist.

☺ Ananassaft + Mango-Fruchtfleisch + Orangensaft (+ Zitrone)

☺ Mangosaft + Apfelsaft + Ingwertee

☺ Orangensaft + Ingwerwasser (Tee) + Zitrone

☺ Grapefruitsaft + Zitrone + Knoblauch + Ingwer + Olivenöl

☺ Kokossaft ist auch sehr gesund und macht schlank. Ich meine nicht die konzentrierte Kokosmilch in Dosen, die ist milchig und zum Kochen geeignet oder wie Milch zu benutzen. Ich meine den Saft, den die Frucht selbst enthält: einen sehr leckeren, klaren und leicht süßen Saft. Um ihn zu bekommen, einfach die Nuss öffnen und den Saft in einem Glas auffangen.

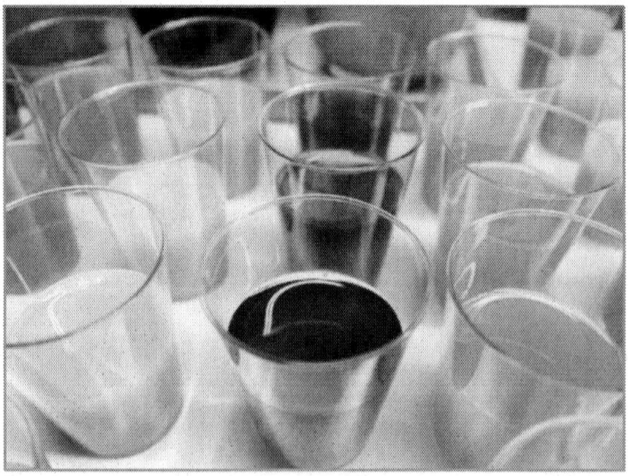

8.3.16 Gesunde Power-Frucht-Smoothies, die Wunder wirken

Ich begrenze mich nur auf diese 9 Früchte:

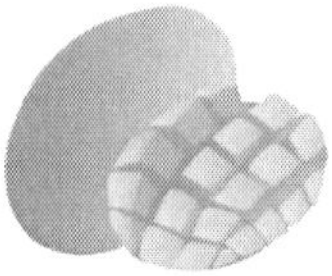

☺ Mango

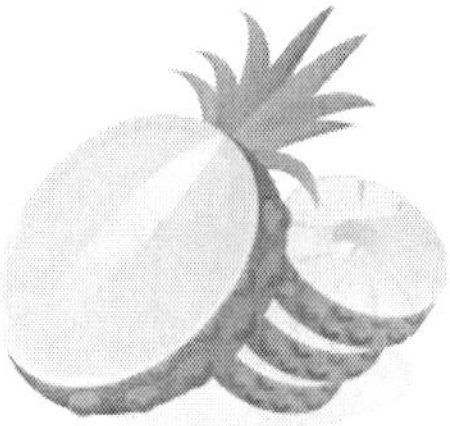

☺ Ananas

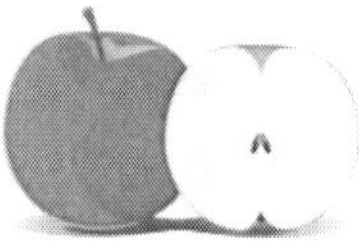

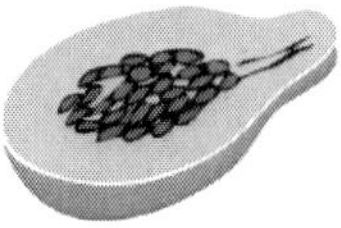

☺ Papaya

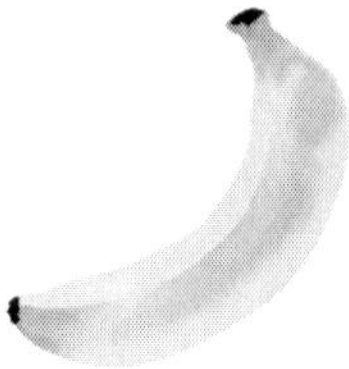

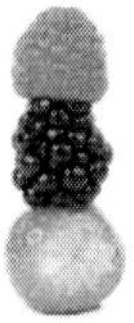

☺ Apfel

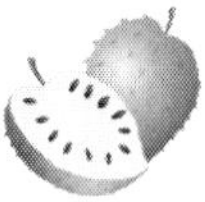

☺ Beeren

☺ Banane

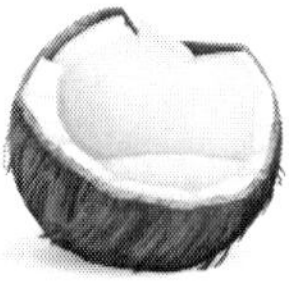

☺ Sauersack (Graviola oder Stachelannone)

☺ Kokosmilch oder Kokossaft

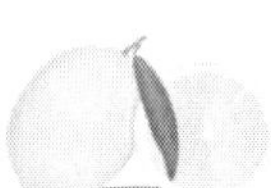

☺ Zitrone für die, die es nicht sehr süß haben wollen.

Wenn du es generell nicht sehr süß haben willst, wähle Früchte, die noch nicht ganz reif (gelblich) sind und nimm saure Äpfel.

Alles außer dem Sauersack kann man hier frisch bekommen: Der Sauersack ist ein extrem gutes Mittel gegen Krebs, 10.000-mal wirksamer als die Chemotherapie, sagen wissenschaftliche Studien. Man kann ihn als Saft oder Püree im Internet bestellen. Bitte keine Graviola-Blattpulver nehmen. Sieh zu, dass Saft oder Püree zu 100% aus Graviola bestehen. Da sie ziemlich teuer ist, solltest du sie nicht in alle Smoothies hineinmischen. Du kannst auch darauf verzichten, aber sie ist extrem wirksam und fördert die Gesundheit sehr.

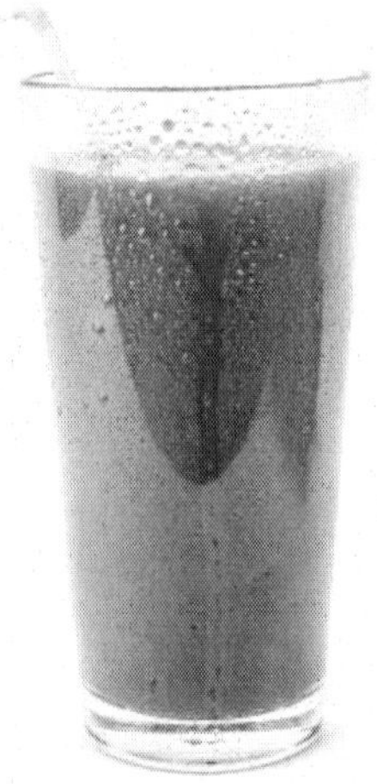

Aus diesen 9 Früchten kann man Power-Frucht-Smoothies mixen. Ich gebe dir 3 Beispiele meiner Top Power-Smoothies, aber es gibt für dich keine Grenzen der Fantasie. Trau dich und mixe dir deine Smoothies so, dass sie dir schmecken.

Wir teilen die Früchte in drei Kategorien

Kat. 1, die Sattmacher: Mango, Banane, Papaya
Dies sind feste Früchte.

Kat. 2, die Saftigen: Ananas, Apfel, Beerenmischungen (Erdbeere, Himbeere, Brombeere), Zitrone
Dies sind leichte, saftige Früchte.

Kat. 3, die Besonderen: Kokosmilch, Sauersack (als Püree oder Saft, 100%)
Das sind Früchte, die man einfacher in fertiger Form bekommt.

Verwende immer mindesten je ein Obst aus Kat. 1 und eines aus Kat 2. Die Früchte von Kat.3 sind kein Muss, aber sie sind sehr hilfreich beim Abnehmen, denn Kokosmilch gibt dir gutes Fett, das auch den Hunger stillt.

Die Menge bestimmst du selbst. Wenn du richtig satt sein willst: 50% der Mischung, aus Früchten der Kat.1 und 15% aus Kat.3, der Rest aus Kat. 2. Wenn du es leichter haben willst: 75% aus Kat.2 und 25% aus Kat.1.

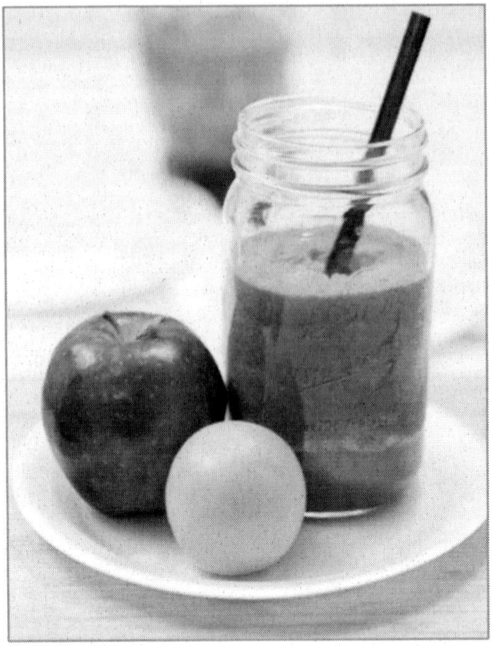

Orangen und Zitronen schälst du am besten mit der Hand, lass aber die weiße Schicht unter der harten Schale dran und verwende sie mit. Darin stecken die meiste Vitamine und Heilkräfte der Früchte. Alles samt Kernen in den Mixer geben.

Auch beim Apfel immer Schale und Kerne verwenden, denn die Schale enthält ebenfalls viele Vitamine.

Bei Papaya und Mango kannst du, wenn sie Bio sind, ein bisschen Schale mit in den Mixer geben. Sie hilft sehr bei der Darmreinigung und der Entgiftung des Körpers. Den harten Kern der Mango nicht mitbenutzen, auch nicht die schwarzen, kleinen, runden Kerne der Papaya. Bei der Mango am besten immer grüne und gelbe mischen. Die Grünen sind reicher an Vitamin C und die Gelben reicher an Vitamin A.

Die Schale der Banane mitbenutzen, sie enthält viel mehr Ballaststoffe als die Frucht selbst, weshalb sie satt macht und gleichzeitig die Verdauung in Schwung bringt. Die Schale ist reich an den Vitaminen B6 und B12 und kurbelt den Stoffwechsel des Körpers an, wodurch Diät-Programme positiv beeinflusst werden und der Gewichtsverlust etwas beschleunigt wird. Du solltest auf jeden Fall Bio-Bananen nehmen, wenn du die Schale mitessen willst, da diese sonst Rückstände von Schädlingsbekämpfungsmittel enthalten könnte.

Alle Zutaten im Mixer zusammenmischen!

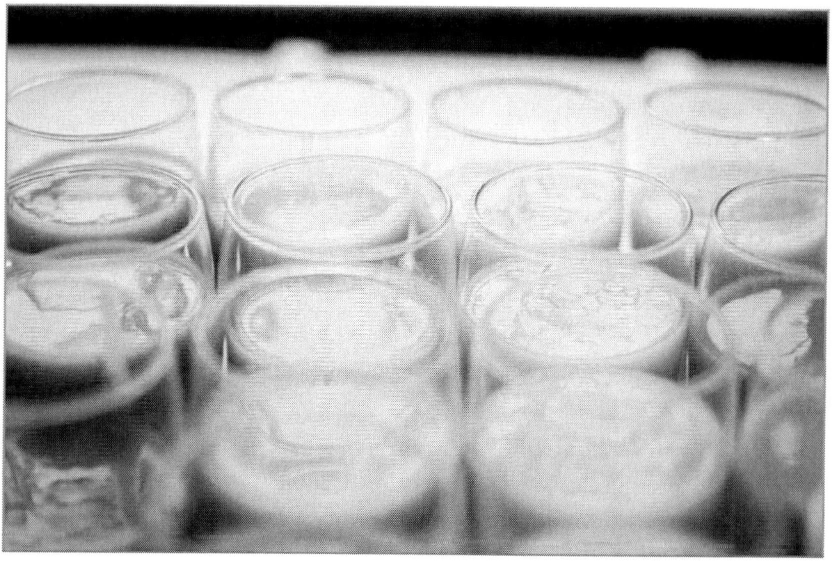

Beispiel 1: Power pur und stundenlang satt sein

1 Mango, 1/3 Papaya (wenn klein, dann ½), ½ Ananas, Beerenmischung, Graviola-Saft (auch ohne Graviola geht es, Kokossaft oder Kokosmilch sind auch gut, es geht aber auch ohne)

Beispiel 2: Power light

½ Mango, ½ Papaya, ½ Ananas, Erdbeeren, Kokosmilch

Beispiel 3: Power hot

Mit Chili, super lecker süß und scharf. Regt den Stoffwechsel an.

1 Mango, ½ Ananas, Kokosmilch, ¼ Habanero Chilischote

Beispiel 4: Fatburner Power XL mit Ingwer

½ Mango, 1/3 Papaya (wenn klein nur ½), ½ Ananas, Beerenmischung, Graviola-Saft, Kokosöl, Ingwer

Die Mango spielt wegen ihrer „Wunderwirkung“ (s. Kapitel 8.3.7.9) in meinen Smoothies eine zentrale Rolle!

Viel mehr Ideen und Rezepte findest du in meinem Buch über Exotische Smoothies.

8.3.17 Der Vorteil von gekochtem Essen gegenüber kaltem Essen

Die Naturvölker und die Menschen in Afrika sowie in Asien kannten dieses Geheimnis schon immer: Morgens warm essen. Das hilft dem Körper, sofort die Kalorien in Wärme umzusetzen, hält das Hungern fern und regt den Stoffwechsel schneller an.

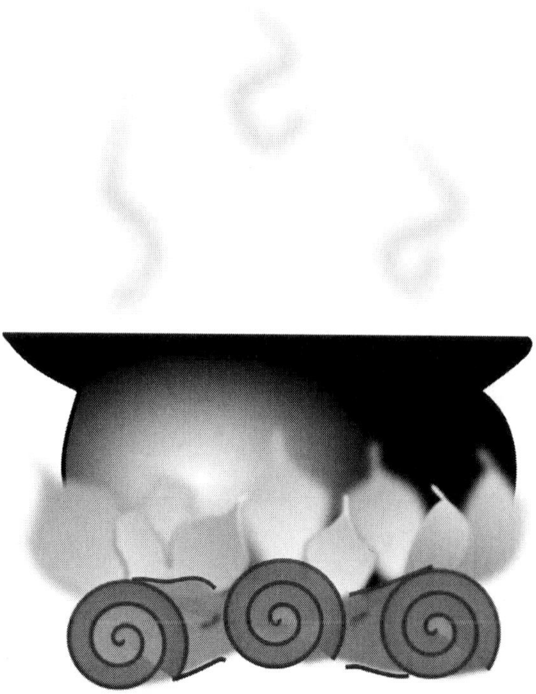

8.4 Beispiele für feste Programme zum Abnehmen

8.4.1 Abnehmen fängt im Mund an, beim Kauen

Zwar spielt die Wahl der Lebensmittel eine große Rolle beim Abnehmen, dennoch helfen auch kleine Details dabei. In unserem Mund passieren schon viele chemische Reaktionen, die unsere Verdauung beeinflussen. Der Körper fängt bereits dann an Energie zu verbrauchen, bevor die Nahrung im Magen landet.

Bei meinen Klienten habe ich gemerkt, dass diejenigen, die meinem Ratschlag gefolgt sind und härtere Lebensmittel zu sich genommen haben – also solche, die man mehr kauen muss – schneller schlanker wurden als diejenigen, die nur weiche Lebensmittel – solche, die fast direkt im Magen gelangen – bevorzugten. Das ist ein weiterer Vorteil von Lebensmitteln wie Fleisch, Kochbananen, Yams, Kartoffel, Äpfeln, Karotten, Gemüse, Nüssen usw.: Man muss sie ausgiebig kauen!

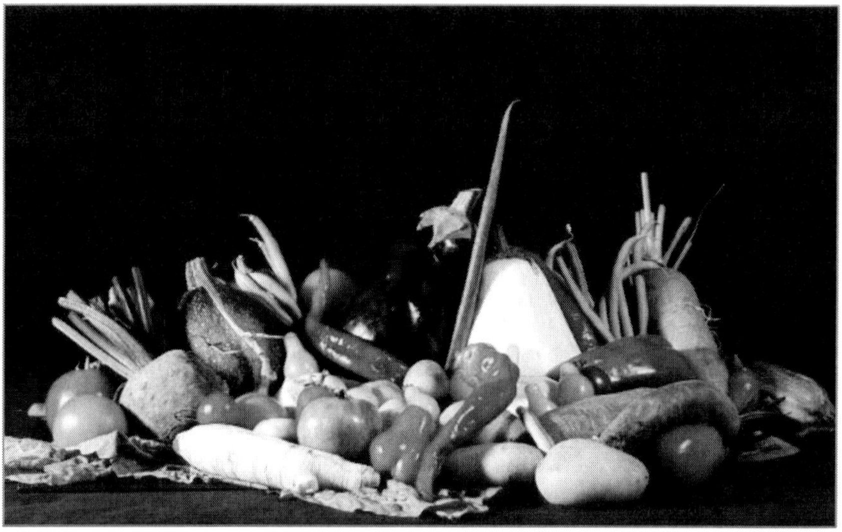

Die Fettverbrennungsmaschinerie wird schon im Mund in Gang gesetzt und bleibt auf Hochtouren, wenn alles im Magen landet, denn auch im Magen, muss die Verdauung bei solchen Lebensmitteln mehr leisten, als wenn man nur einen Joghurt isst.

Verarbeitete Lebensmittel sind generell zu weichgekocht. Somit strengt sich der Körper wenig an, um diese zu verdauen. Das bedeutet auch, dass der Körper wenig Energie für die Verdauung ausgibt, obwohl er viel Energie aufnimmt. Die Fettverbrennungsmaschinerie arbeitet weniger.

8.4.2 Vorschlag 1 für Menschen, die ein geregeltes Programm wollen: Was kann ich essen am Morgen, am Mittag, am Abend, am Spezialtag und zwischendurch?

Wer schnell, gesund und nachhaltig abnehmen möchte, braucht dafür keinesfalls teure Diätprodukte, wochenlange Hungerkuren und Entsagungen. Essen muss schmecken, damit der Körper sich freut abzunehmen.

Entgegen aktueller Trends, werde ich dir keinen strikten Essensplan vorschreiben, welcher deine Entscheidungsfreiheit und Wünsche nicht beachtet. Ich zeige dir nur den Weg und einige Beispiele und du entscheidest selbst, was du essen willst. Das ist das Beste an meiner Methode, und deswegen haben Menschen, die meinen Tipps folgen, mehr Spaß am Leben und sind glücklich beim Abnehmen.

Was essen am Morgen, am Mittag, am Abend, am Spezialtag und zwischendurch?

Ich wurde bei der Entwicklung dieses Plans stark von meiner Freundin inspiriert, von der die Idee stammt und ihre Erfahrungen halfen mir sehr dabei, anderen Frauen zu helfen.

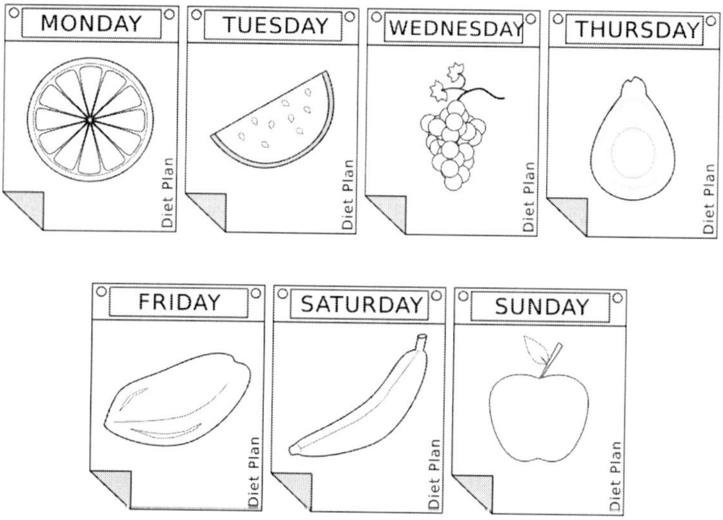

8.4.2.1 Vitales Frühstück

Es ist zu empfehlen, zumindest die ersten beiden Wochen nach Beginn des Abnehmens nur warme bzw. gekochte Mahlzeiten einzunehmen.

Beispiele für das Frühstück

1. Eine vitale warme Suppe

Warme Rind- oder Geflügelsuppe mit ein wenig Kartoffel im Austausch gegen den Kaffee. Am bestens kochst du eine große Menge Suppe, die du in den Kühlschrank stellst und jeden Morgen eine Menge von ca. zwei Tassen warm machst und isst. Danach ein aromatisiertes Wasser-Getränk trinken. Du wirst erstaunt sein, wie schwungvoll dein Vormittag sein wird. Das wirkt 1000-mal besser und vitalisierender als Kaffee!

2. Haferflockenvariationen

Haferflockenbrei erhält man durch das Kochen von Haferflocken in Hafer- oder Sojamilch oder auch in Wasser. Für den besseren Geschmack kannst du Vanilleschoten oder Biovanille hinzufügen. Verzichte bitte in den ersten Wochen auf Milch. Wenn die Lust dich aber übermannt, greif zu Soja- oder Biosojamilch. Nach dem Kochen kannst du Bio-Fruchtsauce darauf gießen und essen. Es schmeckt mir persönlich sehr gut. Man kann es mit verschiedenen Obstsorten variieren, die man verträgt und mag.

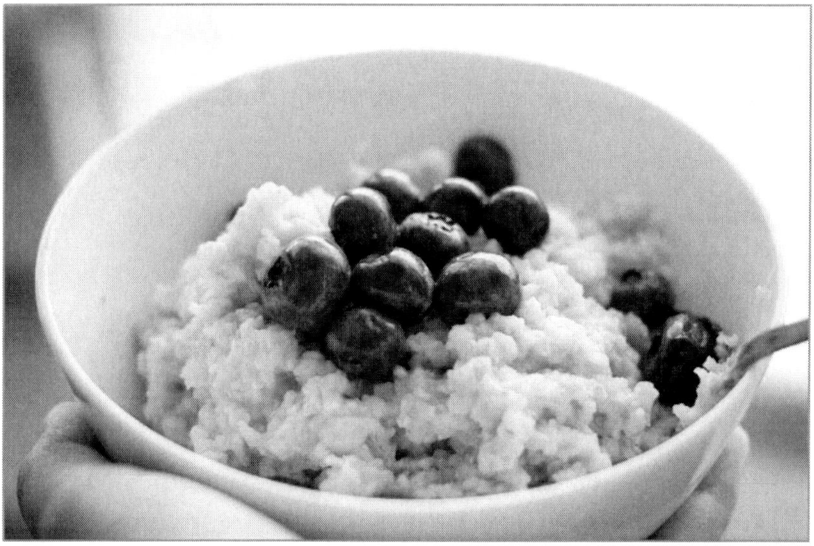

Es gibt viele Rezepte mit Haferflocken. Finde die, welche dir am besten schmecken.

Haferflocken werden gern als gesunder Kalorienlieferant beim Bodybuilding verwendet, denn Haferflocken bauen Muskeln auf.

Haferflocken liefern jede Menge Energie und regulieren den Blutzucker, senken das Cholesterin und stimulieren die Lust auf Sex. Haferflocken sind das ideale Nahrungsmittel, wenn man Gewicht verlieren möchte.

Haferflocken gelten bis heute als bewährtes Hausmittel. Vor allem bei Magen-Darm-Krankheiten können sie Beschwerden lindern. Die in den Haferflocken enthaltenen unverdaulichen Ballaststoffe halten wie eine Schutzschicht den sauren Magensaft von der Schleimhaut fern. Auch der Anteil am LDL-Cholesterin im Körper kann durch den Verzehr von Haferflocken gesenkt werden. Darüber hinaus kurbelt aufgekochter Haferbrei mit Wasser oder Milch (zuerst auf Milch verzichten) die Verdauung an.

Keine Sorge. Haferflocken machen nicht dick, auch wenn sie viele Kalorien enthalten

Sie liefern viel Energie und machen lange satt. Das liegt an den enthaltenen Ballaststoffen. Die pflanzlichen Fasern haben viele helfende Eigenschaften: Sie helfen bei der Regulierung der Verdauung, dämpfen den Hunger und halten den Blutzucker- und Cholesterinspiegel in Schach.

Hafer kann mit einer Reihe von Variationsmöglichkeiten auftrumpfen: Haferflocken, Haferbrei, Haferkleie, Haferbrot und Haferkekse. Die Möglichkeiten dieser Getreideart für die Ernährung sind vielfältig.

Hafer macht außerdem die Haut gesund.

Die in den Haferflocken enthaltenen B-Vitamine sorgen nicht nur für mehr Power, sondern zusammen mit Spurenelementen wie Zink, Mangan und Kupfer auch für starke Fingernägel und reine, gesunde und schöne Haut.

3. Warmes Hirsefrühstück

Hirse gehört, wie die meisten Getreideprodukte, zu den „süßen" Gerichten. Mit ihnen reduziert der Körper die Lust auf weißen Zucker. Hirse ist sehr bekömmlich und stärkt auch die Verdauung. Empfehlenswert ist schnellkochende Hirse. Diese ist schnell fertig und braucht nicht lange quellen. Hirse ist relativ leicht zuzubereiten. Sie wird einfach mit der doppelten Menge Flüssigkeit gekocht. Danach lässt man sie eine Weile köcheln und schaltet die Platte ab, damit sie aufquillt. Du kannst sie dann mit Obst wie Birnen und Äpfeln oder mit Nüssen wie Walnüssen essen. Gedünstetes Obst ist auch in Ordnung, wenn es dir besser bekommt. Zusätzlich kann man ein Stück Ingwer beim Kochen mit in den Topf legen. Es gibt mehrere Variationen der Zubereitung und Mischung, auch pikante Variationen sind sehr gut. Zum Beispiel schmeckt gekochte Hirse in Zwiebeln und Eiern gebraten köstlich. Welche Menge brauchst du für dein Frühstück? Das musst du selbst herausfinden. Für mich reicht eine Tasse aus.

Hirse stärkt das Bindegewebe (enthält Silizium), ist ein Nährstoff für Nägel und Haare und enthält Eisen, das gut für das Blut ist. Hirse regt außerdem den Stoffwechsel an.

Hirse ist ein gesundheitsförderndes Nahrungsmittel, sie enthält hochwertiges Eiweiß, komplexe Kohlenhydrate, Vitamin B1, Vitamin B2, Niacin, Pantothensäure, Vitamin B6, Biotin, Folsäure, Mineralstoffe und Spurenelemente.

4. Kochbananen

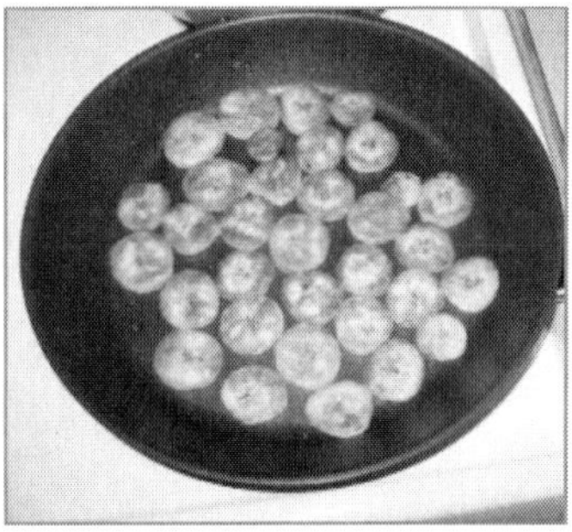

Das beste Frühstück für meinen Vater war gebratene, gekochte oder gegrillte Kochbanane mit gebratenen Eiern oder mit Palmöl und gekochtem, frischem Spinat.

5. Eier

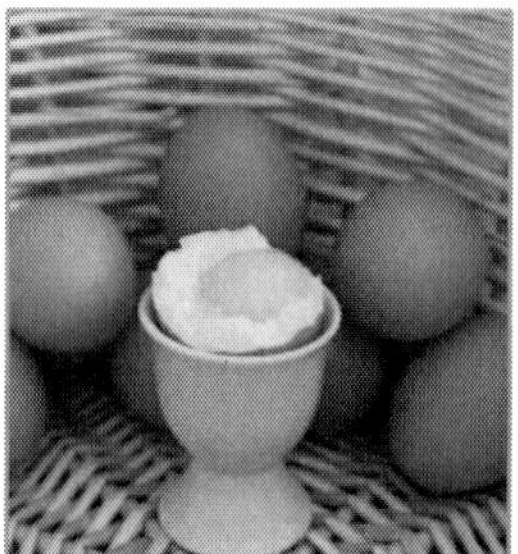

Ein oder zwei hartgekochte Eier können immer guttun. Sie schmecken sehr lecker mit Bio Basilikum Pesto. Eiweiß tut gut. Was ich sehr gerne beim Sonntagsfrühstück esse, ist gebratenes Ei mit vielen Zwiebeln, Pfeffer, wahlweise Tomaten, Brot oder mit gekochten Salz- oder Pellkartoffeln, Süßkartoffeln, Kochbananen oder Nudeln. Das macht satt für den ganzen Tag und ist gesund.

6. Am besten isst du als Frühstück erwärmte Reste vom Vortag

Mit der Zeit überlegst du dir selbst, was du für dein warmes Frühstück benutzen kannst. Und das am besten ohne Milch!

Mit diesen 6 Variationen wird es dir nicht langweilig. Du kannst sie sicher erweitern.

Als Getränk suchst du dir eines aus Kapitel 8.3.15, „Getränke, die das Fett verbrennen" aus.

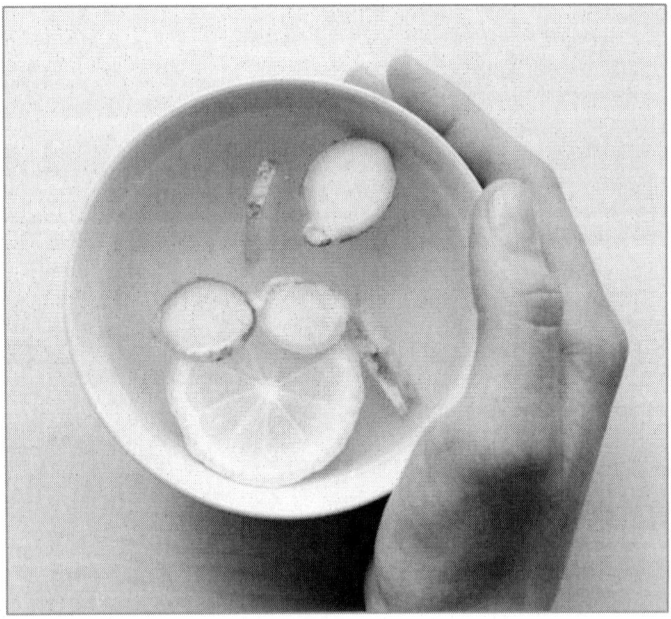

8.4.2.2 Mittagsessen: Stille den Hunger und gib dem Körper Energie

Auch beim Mittagessen ist es wichtig warm zu essen

Du musst mittags nicht essen. Ich persönlich bin ein Mensch, der mittags nicht isst, weil ich danach müde werde. Ich bevorzuge einfach einen Apfel, oder Nüsse mit getrocknetem Obst, oder selten mal eine Suppe. Aus Gewohnheit habe ich mittags keinen Hunger, wenn es aber dazu kommt, dass ich doch Hunger habe, esse ich beispielsweise eine dicke Suppe.

Wenn du jemand bist, der mittags richtig Hunger hat, aber trotzdem abnehmen will, dann empfehle ich für den Mittag Suppen. Dann aber Suppen, die auch satt machen und/oder die viele Ballaststoffe enthalten.

Es gibt tausende Arten von Suppen: püriert oder nicht püriert, flüssig oder dickflüssig usw.

Beispiel einer pürierten Suppe, die mir unheimlich gut schmeckt

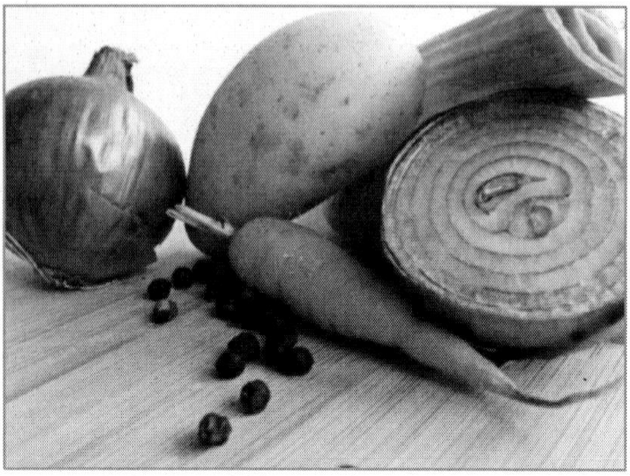

Eine pürierte Mango-Kartoffel-Karotte-Suppe mit Salz, Bio-Brühe, Ingwer, Zwiebel, Knoblauch, frischem echtem Pfeffer (Chili) oder regulärem Pfeffer und zuletzt mit frischem Basilikum und Petersilie bestreut, schmeckt unheimlich lecker, ist gesund und macht satt. Wenn du viel Zwiebeln und Ingwer hineingibst stört das nicht, im Gegenteil. Du kannst alle Zutaten auf einmal in einen Topf werfen und mit reichlich Wasser kochen. Wasser muss so viel vorhanden sein, dass nach dem Kochen und Pürieren die Suppe die Konsistenz von flüssiger Sahne hat. Aber auch das ist Geschmackssache. Einige mögen es flüssiger, andere lieber fester. Du kannst auch zuerst Zwiebeln, Knoblauch und Ingwer kurz in Öl (nicht Butter) anbraten und erst dann den Rest hinzugeben, weiter kurz anbraten und dann Wasser dazu gießen. Anstatt Wasser kannst du Kokosmilch nehmen oder auch 50/50. Würze, wie es dir schmeckt, aber fade sollte es nicht sein. Fades Essen tut dem Körper und der Laune nicht gut.

Du kannst die Suppe auch wieder mit verschiedenen Lebensmitteln variieren, zum Beispiel statt Karotten einen Kürbis verwenden, oder die Mango mit Kürbis/Kartoffel/Karotte austauschen und mit ein bisschen Honig versüßen, einen Apfel mitkochen, oder lieber Süßkartoffeln nehmen anstatt Kartoffeln. In die Suppe können auch andere Zutaten kommen, wie zum Beispiel Rettich, Lauch oder Sellerie. Experimentiere einfach! So wirst du viele Rezepte kennenlernen und immer neue Geschmacksrichtungen erleben. Es wird dir also nie langweilig.

Beispiel einer nicht pürierten Suppe, die mir unheimlich gut schmeckt

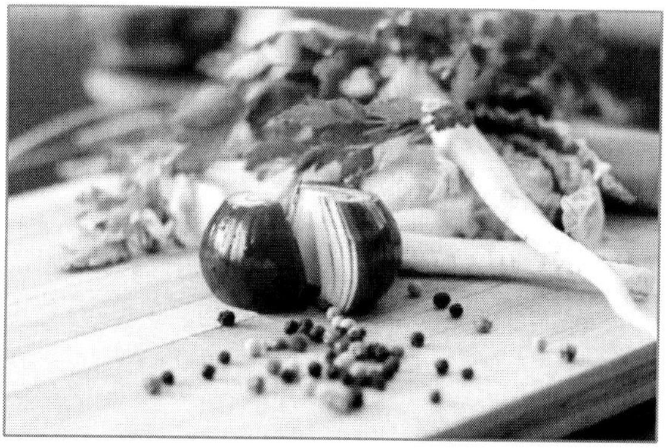

Eine Suppe mit weißen Bohnen oder Erbsen, Süßkartoffeln, Fenchel, Möhren, Blattspinat, Zwiebeln, Knoblauch, Ingwer, Lauch, Lauchzwiebel, Pfeffer (Chili), Brühe und Salz. Du schneidest alle Zutaten klein und dann kannst du, wie bei der pürierten Suppe, alles zusammen kochen oder zuerst Zwiebel, Knoblauch, Ingwer und Lauch anbraten und den Rest hinzufügen. Auch hier würzt du so, dass es dir schmeckt.

Du kannst auch hier variieren wie du willst. Je nach Belieben können mehr Zutaten oder weniger, mehr Kräuter oder weniger verwendet werden.

Tipp 1 Du kannst zu der Suppe auch ein Stück Brot nehmen. Auch gerne Weißbrot aber erst einigen Wochen nach Beginn.

Tipp 2 Koche immer in großen Mengen und stelle die Reste einfach in den Kühlschrank oder friere sie ein bis zum nächsten Mal, wenn du erst einmal genug davon hast.

Tipp 3 Benutze gesundes und gutes Öl und scheue dich nicht davor „genug“ in den Topf zu geben. Koche möglichst immer mit Öl. Das hilft sehr bei der schnellen Verdauung, der Freisetzung von Energie und der Sättigung.

Tipp 4 Salat ist auch sehr gut, aber die Sauce ist oft das Problem. Verzichte dabei auf fertige Saucen, egal ob sie Bio oder konventionell sind. Auch hier keine Joghurtsauce. Gut ist eine Mischung aus Essig, Olivenöl und Gewürzen.

Tipp 5 Ein Stück Fleisch, Fisch, oder Geflügel ist auch willkommen.

8.4.2.3 Abendessen: Iss was und wie viel du willst

Entgegen dem, was viele Leute glauben, macht das Abendessen nicht dick, sonst würden alle Afrikaner und Asiaten dick sein. In Afrika findet man nur abends die Zeit gemeinsam zu essen. Erst am Abend gibt es ein großes Essen für die ganze Familie, aber die Leute sind deswegen nicht dick. Es mag logisch klingen, was in den westlichen Ländern verbreitet wird, aber der Körper arbeitet nicht immer nach der Logik. Bei der Verdauung und Umsetzung der Energie geht es mehr darum, was der Körper den gesamten Tag zu sich genommen hat. Der Zeitpunkt der Zufuhr ist nicht wichtig.

Was stört ist nicht, dass man dick wird, vielmehr ist es die Tatsache, dass man müde wird, wenn man spät isst, da man sich dem Ins-Bett-Gehen-Zeitpunkt nähert. Auch im Schlaf verarbeitet der Körper das Essen weiter. Wie gesagt, du musst mehr auf die gesamte Tagesmenge achten und nicht unbedingt nur auf den Zeitpunkt, wann du gegessen hast.

Was kann ich am Abend essen?

Am Abend kannst du ganz normal kochen und alles essen was du willst, außer Milchprodukte wie Sahne, Milch, Käse, Butter oder fertiges und verarbeitetes Essen, künstlich gezuckertes Essen, Fast Food, Pizza, Süß-Sauer beim Chinesen, sowie Lasagne (diese Nahrungsmittel sind nur an deinem Spezialtag erlaubt).

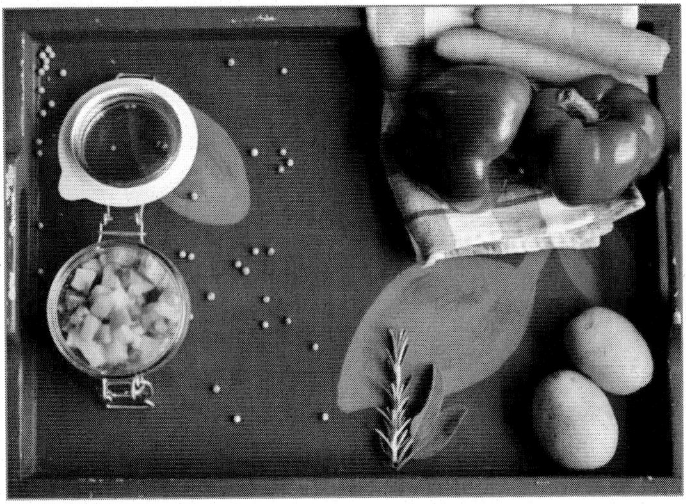

Sonst kannst du alles essen. Du kannst ganz normalen Reis mit frisch gebratenem Gemüse oder mit Erdnüssen essen, Nudeln mit Tomatensauce, in Öl frittierte natürlich süße Kochbananen – eine echte Delikatesse. Du darfst auch Fleisch und Fisch essen. Du kannst ganz normal grillen, aber benutze dafür nur geeignete Dips ohne chemische Zutaten.

Die Menschen haben immer noch mehr Bedenken wegen des gebratenen Huhns als wegen der Jägersauce, einer Sahnesauce, einer Sauce mit Mehl oder Sauce Hollandaise, nur weil sie das Fett mit bloßem Auge nicht sehen. Die letzteren sind schlimmer für das Gewicht und das Huhn, wenn mit gesundem Öl gebraten, ist gut für den Körper und schmeckt auch gut. Benutze die Zutaten und Kräuter am Ende dieses Kapitels. Die Liste der Zutaten ist eigentlich noch viel länger. Informiere dich im Internet! Willst du in einem Restaurant essen, sag bei der Bestellung ganz klar, was du nicht im Essen haben willst.

Tipp 1 Immer alles gut würzen und Fleisch durchkochen/braten/grillen.

Tipp 2 Ingwer nicht schälen. Deswegen sollte Ingwer ganz frisch sein. Die Kraft des Ingwers, wie bei vielen Lebensmitteln liegt in der Schale.

Tipp 3 Benutze als Sauce, Dip oder Gewürz die „Makossa hotrotic Sauce", das Rezept findest du in Kapitel 8.3.12. Das ist eine unheimlich leckere Sauce, die zu allem passt und sehr gesund ist. Zum Beispiel einfach Reis oder Nudeln kochen und die Sauce dazu, schon ist das Gericht fertig. Oder einfach Karotten oder Paprika hinein dippen und genießen.

Tipp 4 Als Nachtisch ist Obst wie Ananas, Papaya oder Apfel sehr gut und hilft bei der Verdauung. Braeburn ist eine sehr gute Apfelsorte.

Besonders Papaya und Ananas helfen sehr beim Abnehmen

Mit Ananas hast du eine bessere Verwertung von Nahrungsmitteln, eine bessere Verdauung und eine bessere Fettverbrennung. Sie hilft außerdem beim Ausscheiden von Gewebewasser. Ananas enthält ein Enzym mit dem Namen Bromelain. Bromelain aktiviert und vitalisiert Zellstoffe, fördert die Verdauung, entspannt die Muskulatur, wirkt entzündungshemmend, unterstützend beim Abnehmen und beim Figur-Halten.

Ananas ist entwässernd, entschlackend, entsäuernd, verjüngend und wirkt antibakteriell.

Ananas stärkt das Bindegewebe und die Elastizität des Bindegewebes durch die Vermehrung von Elastin. Hautverhärtungen und abgestorbene Hornteilchen werden gelöst. Ananas und ihre Enzyme reinigen und entschlacken und zusammen mit Papaya ist sie gut gegen schnelle Alterung.

8.4.2.4 Sonntag, Familientag: der spezielle Tag, „Sünde“ erlaubt

Ein Spezialtag muss sein. Sonntag ist dafür willkommen, aber es kann auch ein anderer Tag sein. Das ist ein Tag, an dem alles erlaubt ist. Aber trotzdem wird weiter auf die Menge geachtet.

So ein Tag ist wichtig, weil er eine Belohnung und eine Motivation für den Körper und die Seele ist. „Du hast eine Woche durchgehalten, das ist deine Belohnung.“ So ungefähr wirkt es.

Aber mit diesem Tag solltest du erst mindestens zwei Wochen nach dem Beginn des Abnehmens anfangen. Auf jeden Fall erst, wenn ersichtlich ist, dass du schon einiges an Gewicht und Volumen verloren hast.

An diesem Tag erlaubst du dir alles, was du nicht durftest, aber alles in Maßen. Wenn du irgendwann einmal das Gefühl hast, dass du nun alles im Griff hast, kannst du diesen Tag auf zwei Tage erweitern.

Lass dir bei besonderen Anlässen nicht die Stimmung ruinieren. Du darfst etwas aus der Reihe tanzen, aber dafür am Spezialtag einiges genießen.

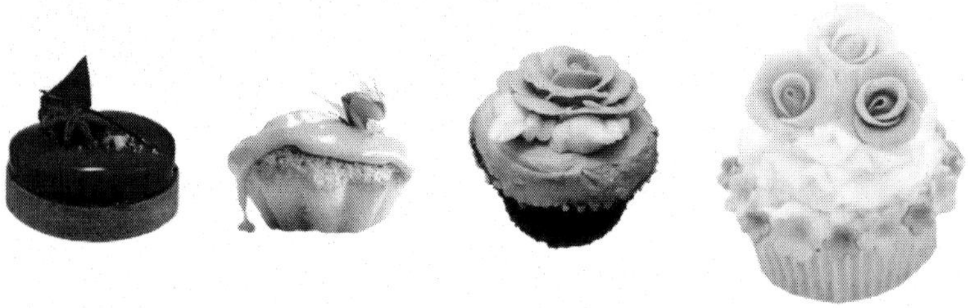

8.4.2.5 Zwischendurch

Was tun, wenn der Hunger zwischen den Mahlzeiten stärker wird?

Noch ein wichtiger Tipp für das Essen zwischendurch. Das Essen zwischendurch musst du unbedingt abstellen. Zwischen Hauptmahlzeiten ständig Kleinigkeiten zu essen ist sogar schlimmer als das große, fettige Essen. Das ist Gift für die Bemühung, das Gewicht zu reduzieren oder zu halten, aber auch dann muss man nicht verhungern.

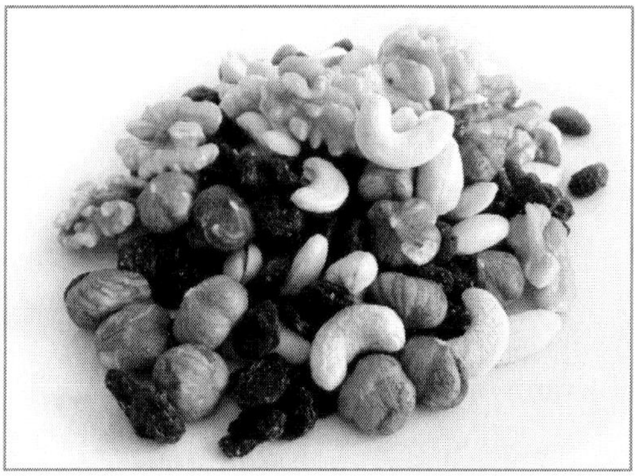

Es gibt ein paar Leckereien, die du zu dir nehmen kannst, ohne Angst zu haben: Nüsse.

Ja, Nüsse helfen das Gewicht zu halten. Bei Nüssen gehen die Expertenmeinungen etwas auseinander. Da Nüsse viele Kalorien und Fett haben, denken manche Experten, dass sie zu vermeiden seien. Immer mehr jüngere Studien bestätigen aber die Sichtweise der Afrikaner und weisen hingegen nach, dass ungesalzene Nüsse, trotz ihrer Kalorien und Fette, sogar einen günstigen Einfluss auf den Blutzucker haben. Nüsse, wie Mandeln, mit Pflaumen oder anderen Früchten sind sehr geeignet für die Mahlzeit zwischendurch.

GENERELL GILT

Die Gerichte von Mittag und Abend können hin und her getauscht werden. Ich meine zum Beispiel, wenn man mittags eine Suppe gegessen hat und am Abend eine volle Mahlzeit, kann der nächste Tag umgekehrt sein. Manchmal möchte man lieber am Mittag eine volle Mahlzeit und am Abend eine Suppe. Das geht auch ohne Probleme, da es am Ende des Tages nicht darum geht, wann etwas gegessen wurde, sondern darum, welche Menge man gegessen hat.

Du kannst dir auch weitere Anregungen im Vorschlag 2 im folgenden Kapitel holen und deinen Körper mit einem Sportprogramm noch schöner, straffer und fester machen. Du kannst auch da das Low Day Prinzip in dein Programm integrieren. Es wirkt noch besser und du nimmst noch schneller ab.

8.4.3 Vorschlag 2: Das 2 LOW DAYS PRINZIP – So nimmst du garantiert und nachhaltig ab und baust Muskeln auf

Vorschlag 2 für Menschen, die sich nicht an ein festes Programm binden und gleichzeitig Muskeln aufbauen wollen.

Das Beste bei diesem Programm ist, dass du den Sport einfach in deinen Alltag integrieren kannst und nicht immer einen Termin finden oder dir große Zeit nehmen musst, um all das umzusetzen.

Dieser Vorschlag 2 basiert auf einer alten kamerunischen Erkenntnis, wie sich die Krieger in Zeiten des Friedens fit halten mussten. Sie sollten fit bleiben und ständig ihr Gewicht unter Kontrolle halten. Abnehmen oder fit bleiben waren schon seit jeher eine Sorge des Menschen. Als Kinder hörten wir, wie meine Eltern uns sagten, „heute wird weniger gegessen, damit der Körper sich erholt.“ Erst Jahre später habe ich diese Logik verstanden, denn meine Schwestern handelten auch so, um ihr Gewicht zu kontrollieren. Sie aßen an manchen Tagen viel und dann an manchen Tagen weniger, aber Diät machten sie nie. Nun übe ich selbst diese Methode seit fast zwei Jahren aus.

Meine Freundin hält sich ebenfalls damit fit und hat ein Sportprogramm gefunden, das sich gut damit kombinieren lässt. Sie hat mich so sehr inspiriert, weil es wirkt.

Ich sage ihr hier Danke!

Dieser konkrete Vorschlag ist das, was ich selbst derzeit praktiziere. Ich habe mich noch nie so gut und fit gefühlt. Mit weit über 40 fühle ich mich wie 25 und das nicht nur mental. Das ist viel mehr als ein Gefühl. Mein Körper allein beweist es den anderen und mir auch.

Mit diesem Vorschlag verlierst du nachhaltig, langsam und sicher Gewicht, dabei bauen sich Muskeln und Kraft auf und Du verlierst viele Zentimeter Umfang.

Das ist erstaunlich. Bei manchen fängt es mit dem Umfang an und sie merken noch nichts am Gewicht. Aber sie sehen, wie enge Hosen und Kleider wieder passen, sie fühlen sich gut, fitter und können mit viel Kraft den Alltag bewältigen.

Du bemerkst, dass du abnimmst, kannst es aber an deinem Gewicht nicht erkennen? Das hat damit zu tun, dass das Fett gerade durch Muskeln ersetzt wird und Muskeln schwer sind. Dieser Fall tritt oft bei Menschen ein, die schon sehr viel Fett im Körper angesammelt haben. Aber irgendwann merkst du auch auf der Waage die Überraschung. Dann kommt eine lange Zeit, in der das Gewicht konstant bleibt aber du siehst, wie du dennoch abnimmst, wie dein Po kräftiger wird, deine Bauchmuskeln härter, wie deine Oberschenkel, wie die Arme wieder mehr Kraft bekommen und wie deine Ausdauer besser wird. Dein Körper ist allgemein fester und du fühlst dich wohl. Die Treppen hochgehen wird leichter. Das sind Beweise, dass du weiter abnimmst, auch ohne Gewicht zu verlieren. Du kannst wieder alte Sachen anziehen und deine Laune wird immer besser. Plötzlich kommt auf der Waage die nächste Überraschung. Du hast wieder kräftig an Gewicht verloren. Nun kann dich nichts mehr aufhalten und du willst immer noch mehr und auf einmal liebst du Sport und Bewegung.

Der Vorschlag hier ist so simpel und ist derzeit mein Favorit für meinen Körper.

In diesem Programm geht es darum, einen Kompromiss zu finden zwischen dem normalen Essen, der Kalorienmenge und dem Sport (der Bewegung) im Alltag, ohne schnell die Lust zu verlieren, ohne sich an einen festen Essensplan zu halten und ohne ins Fitnessstudio zu gehen: Das bedeutet, ohne viel Zeit zu verlieren und mit vollem Appetit.

Dieses Programm ist sehr effektiv, um Gewicht zu verlieren, ohne dass die Haut herunterhängt, denn du wandelst viel Fett in Muskeln um. Das Programm ist wunderbar, wenn man schon eine schöne Figur hat und sie behalten möchte und dabei ein paar Muskeln aufbauen und sich noch fitter halten will.

Das Grundprinzip hierbei ist es, an zwei oder drei Tagen der Wochen nur die 1/3 oder die ½ Portion an Essen zu sich zu nehmen als man es normalerweise getan hätte. Menschen, die gern Kalorien zählen mögen, sollten die Idee meiner Freundin übernehmen und an Low Tagen höchsten 800 kcal zu sich nehmen. Der Mensch nimmt normalerweise ca. 2000 kcal am Tag zu sich.

Dieses Prinzip ist selbstverständlich erfolgreich, wenn man sich ernährt, wie ich es in Kapitel 8.3 beschreiben habe.

Das LOW DAYS PRINZIP

Ich nenne diese zwei Tage die Low Days oder mild days. Wenn du zusätzlich noch Muskeln aufbauen und schneller abnehmen willst, solltest du dazu ein kleines Sportprogramm – auch gerne zu Hause – von 15-25 Minuten absolvieren (mindestens 5-mal pro Woche) und vielleicht am Sonntag 20-30 Minuten joggen gehen. Da ich sowieso ca. 4 Mal pro Woche jogge, ist Sport bei mir schon integriert.

Bei mir sind Montag und Dienstag meine Low Days. An diesen Tagen esse ich sehr gesund, nur Gemüse und Fisch, sei es als Salat oder gebraten mit viel Öl, Ingwer, Knoblauch, Zwiebeln und ein bisschen scharfem, frischem Pfeffer aus dem Asia- oder Afro-Shop.

Meine Lieblingsgemüsearten sind

☺ frischer oder gefrorener Blattspinat

☺ Brokkoli

☺ Rosenkohl

☺ Blumenkohl

☺ Gemüsemischungen pur Natur, tiefgefroren aus Mais, Karotte, Erbsen, Bohnen usw.

Ich brate gerne einen Fisch dazu (oft frische Lachssteaks mit Haut, Zander, Viktoriabarsch, Heilbutt mit Haut oder ganze Fische aus dem Asia- oder Afro-Shop).

Das heißt, ich esse entweder einen gemischten Salat oder gebratenes Gemüse mit einem gebratenen Fisch. Das ist für mich im Vergleich die Hälfte an Kalorien (nicht unbedingt an Menge) von dem, was ich normalerweise esse.

Du musst es nicht machen wie ich. Wenn du genau weißt, was du am Tag isst, zum Beispiel zum Frühstück zwei Scheiben

Brot, zum Mittag eine Pizza, abends ein Abendbrot, dann versuche, davon an deinen Low Days nur die Hälfte zu essen. Du musst keine Kalorien zählen. Nur immer ungefähr schätzen reicht aus!

Auf jeden Fall esse ich so viel, bis ich satt bin und jogge jeden zweiten Tag je nach Lust und Laune 30-60 Minuten inkl. Gymnastikübungen. Das ist mein Geheimnis für meinen fitten Körper. Manche denken ich würde Leistungssport machen oder ins Fitnessstudio gehen, um die Muskeln zu halten. Nein, ich war noch nie in einem Fitnessstudio und habe auch noch nie eine Diät gemacht.

Ich gehe davon aus, dass du das ganze Buch lesen wirst, bevor du mit meinen Tipps anfängst. Das ist sehr wichtig. Denn auch in diesem Programm ist es wichtig, Lebensmittel zu vermeiden, die nicht gut sind bzw. diese nur in kleinen Mengen zu essen. Generell sind Milchprodukte in den ersten Wochen zu vermeiden. Keine Saucen mit Sahne und Milch, Käse nur in minimalen Portionen (ich würde hier vielleicht nur noch an einem Tag der Woche Käse essen, wenn es nötig ist) keine Fertigprodukte, wenig Wasser aus Plastikbehältern, Cola, Fanta, Limonade vermeiden, Bier reduzieren und morgens lieber etwas Warmes als Kaltes essen.

Kuchen und Süßigkeiten kann man ab und zu essen. Es bringt nichts, beim Geburtstag der Omi keinen Kuchen zu essen, weil man aufpasst. Aber danach musst du das wegarbeiten.

Das bedeutet, wenn du zum Beispiel weißt, dass du am Sonntag zum Geburtstag eingeladen bist und davon ausgehst, dass du sicher Sachen mit Milch (Kuchen, Süßigkeiten) und schweres Essen zu dir nehmen wirst, dann machst du sofort am Montag deinen Low Day und ein Sportprogramm. So gibst du deinem Körper Zeit in Ruhe und ohne Hast die Mehrkalorien vom Sonntag abzuarbeiten. Mache nicht den Fehler, dann deine Ration an nicht Low Days zu erhöhen. Deswegen ist es wichtig, dieses Protokoll, das du am Anfang angelegt hast, in dem du deine Wochenration an Kalorien ermittelt hast, zu beachten.

Welches Sportprogramm ist gut?

Das ist immer eine Frage, die mir viele Menschen stellen. Für mich ist Joggen der beste Sport. Ich jogge zwischen 30 und 45 Minuten und mache dann jedes zweite Mal Gymnastik. An dem Tag, an dem ich Gymnastikübungen mache, laufe ich weniger, maximal 30 Minuten und dann 15 Minuten Übungen im Freien. Es gibt Zeiten, in denen ich keine Lust habe lange zu joggen und Übungen zu machen. Dann laufe ich 25-45 Minuten und es reicht mir. Manchmal gehe ich 3 Mal hintereinander joggen und dann mehrere Tage nicht, manchmal wochenlang alle zwei Tage.

Der Tag, an dem ich am meisten esse ist der Sonntag. Das bedeutet ein ausgiebiges warmes Sonntagsfrühstück mit meiner Familie, dann kommen oft am Nachmittag meine großen Kinder zu Besuch, das bedeutet dann Kuchen oder Salat und gemeinsam am Abend groß und warm essen. Das heißt, dass ich damit ein längeres Sportprogramm von ca. 60 Minuten vor mir haben werde. Das heißt, dass ich flexibel bin, aber diszipliniert bleibe. Da Sonntag viel gegessen wird, ist mein erster Low Day Montag. Das tut wirklich so gut und ich freue mich richtig darauf.

Suche dein richtiges Sportprogramm, das dir Spaß macht. Sei dabei kreativ. Du kannst mit einem leichten Programm anfangen und dich dann steigern. Das ist zu empfehlen, um nicht die Lust zu verlieren.

Ich habe ein sehr effektives Sportprogramm von meiner Freundin für dich, welches du zu Hause absolvieren kannst. . Sie ist sehr sportlich, flexibel und innovativ. Sie probiert immer etwas Neues und dann entdeckte sie das Wunderprogramm. Bis dahin kannte ich es nicht. Ich hatte noch nie davon gehört. Sie sprach mit mir darüber und ich testete es. Es dauert nur ca. 20-25 Minuten mit Wunderwirkungen. 25 Minuten sind nicht viel und du kannst es einfach in deinen Tagesablauf integrieren und mit einer Matte in deinem Zimmer machen. Die Kinder können dir 25 Minuten schenken und beschäftigen sich derweil mit etwas anderem. Da es nur 25 Minuten dauert und du es zu Hause machen kannst, hast du überhaupt keinen Zeitdruck.

Dieses Programm, von dem ich Dank meiner Freundin erfuhr, ist von Jillian Michaels und heißt „30 Day Shred", Level 1 bis 3, für Männer und Frauen. Dieses kannst du kostenlos auf YouTube anschauen. Für den Anfang und für Menschen, die Sport nicht mögen und sich nicht draußen bewegen wollen, ist „30 Day Shred" das Richtige. Ich habe es getestet und ich mache es sehr gerne, wenn ich keine Zeit habe joggen zu gehen oder wenn ich unterwegs bin. Einfach in einem Hotelzimmer, weit weg von zu Hause zum Beispiel und das wirkt sehr bei mir.

Zusammen mit deinen Low Days wirst du bald eine super Figur haben, ohne zu viele Anstrengungen zu ertragen.

Wie gesagt, sei kreativ und diszipliniert. Geduld ist sehr wichtig am Anfang. Das Sportprogramm kannst du immer erweitern. Im Internet findest du viele Möglichkeiten. Klar kannst du die beiden Vorschläge 1 und 2 anpassen, ergänzen, mischen usw. Es muss nicht Jillian Michaels sein. Es kann von X oder Y sein. Hauptsache, das Programm passt zu dir und zu deinen Zielen.

Du bleibst Meister deiner Wahl und deine Entscheidungen bringen dich weiter.

8.4.4 Abnehmen auf Basis von Proteinen: Bis zu 8 Kilo in einem Monat? Eine sehr effektive Art, gesund und schnell Fett abzubauen

Wie ich schon erklärt habe, sind Eiweiße wichtig zum Abnehmen und man baut mit ihnen dabei sogar noch Muskeln auf. Besonders für Dickleibige ist am Anfang eine Abnehmkur auf Basis von Proteinen sehr erfolgreich, denn die Proteine verhindern den Hunger sehr effektiv und man verliert sehr schnell Kilos, in manchen Fällen bis 8 kg im Monat – ohne zu hungern.

Ich empfehle dir bei diesem Programm eine gute Mischung aus Eiweiß aus tierischer und pflanzlicher Quelle, weil du so auch wichtige Vitamine und Kohlenhydrate sowie Fett zu dir nimmst.

Das Programm, das ich dir hier vorstelle, ist ganz einfach, aber super effektiv für Fleischesser wie für Vegetarier und Veganer und geschieht in mehreren Stufen:

Stufe 1 Im ersten Monat geht es um Abnehmen ohne Wenn und Aber.

Stufe 2 Nach dem ersten Monat fängst du langsam an das Gewicht zu stabilisieren und durch die Zufuhr von mehr unterschiedlichen Lebensmitteln Mangelerscheinungen zu vermeiden. Diese Stufe dauert zwei Wochen.

Wenn du bereits im ersten Monat dein Wunschgewicht erreicht hast, dann gehst du direkt zu

Stufe 3 Gewicht halten

Wenn du im ersten Monat zwar gut abgenommen, aber noch nicht dein Wunschgewicht erreicht hast, dann fängst du wieder von vorne an: Stufe 1, dann Stufe 2 und immer so weiter, bis du dein Wunschgewicht erreicht hast und dann wechselst du erst zu Stufe 3.

STUFE 1: EINEN MONAT LANG OHNE WENN UND ABER BIS 8 KG ABNEHMEN OHNE ZU HUNGERN

So gehst du vor

1. Du machst eine Liste von allen Eiweiß-Lebensmitteln, je nach Gruppe, die du für eine Woche gern zu dir nehmen willst

Einige Lebensmittel sind in der Tabelle in Kapitel 8.3.3 „Proteine machen schlank". Jede Woche kannst du die Liste neu erstellen. Es ist sehr wichtig bzw. zwingend, dass du im ersten Monat strikt nach Plan vorgehst und in diesem Monat auf Säfte, Alkohol und Süßigkeiten verzichtest.

Mit Sport beschleunigst du deine Abnehmkur, förderst deine Gesundheit und hilfst der durch Essen angeregten Muskulatur, sich noch mehr aufzubauen.

Wähle nun deine Favoriten der Woche

Proteine von Tieren — Deine Favoriten

☺ Rindfleisch

☺ Schweinenackenkotelett

☺ Hähnchenkeule

☺ Hähnchen Filet

☺ Lachs

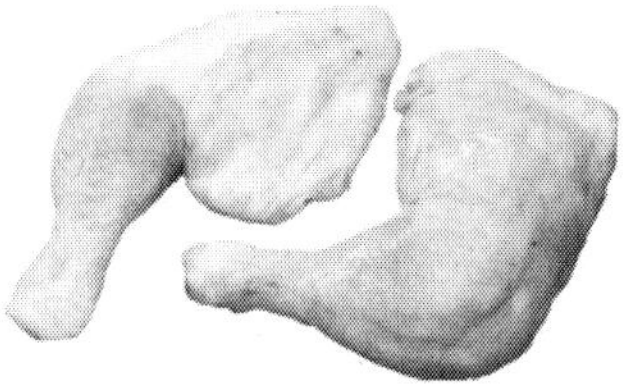

Proteine aus Gemüse— Deine Favoriten

☺ Brokkoli

☺ Rosenkohl

☺ Steinpilze getrocknet

☺ Lauch

☺ Grünkohl

☺ Grüne Bohnen

☺ Kichererbsen

☺ Frische Erbsen

☺ Feldsalat

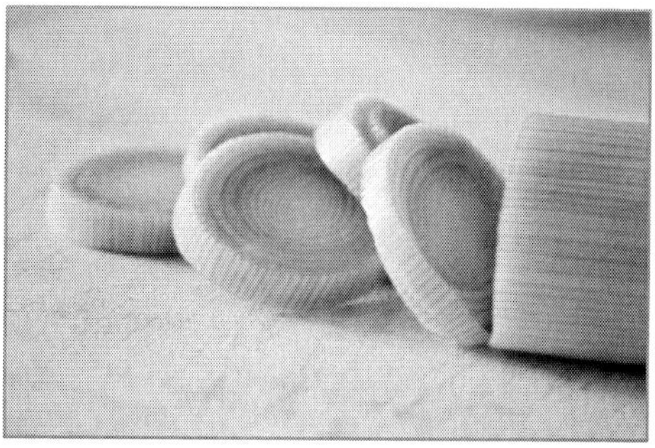

Proteine aus Gewürzen — Deine Favoriten

(Sollten ab jetzt nie mehr in deiner Ernährung fehlen)

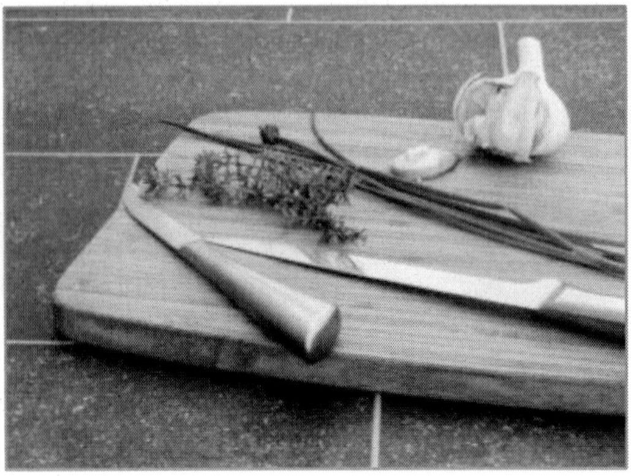

☺ Knoblauch

☺ Zwiebel

☺ Ingwer

☺ Petersilie

☺ Schnittlauch

☺ Schwarzkümmel

☺ Lauch

☺ Habanero (Chili)

☺ Basilikum

☺ Rosmarin

Proteine aus Hülsenfrüchten — Deine Favoriten

☺ Erbsen

☺ Kichererbsen

☺ Kidney Bohnen

☺ Linsen

☺ Tofu

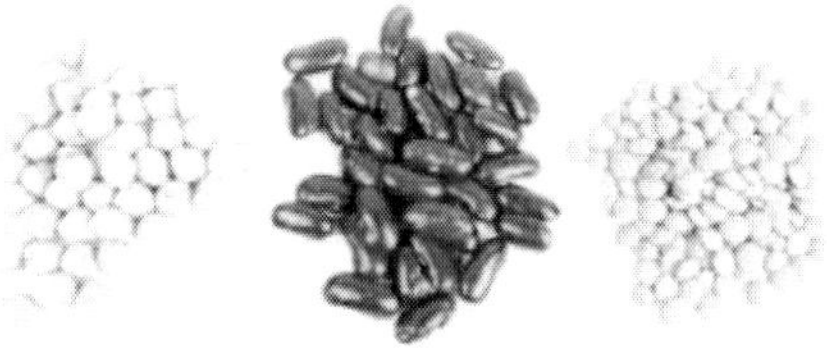

Proteine aus Nüssen — Deine Favoriten

☺ Erdnüsse

☺ Mandeln

☺ Pistazien

☺ Sonnenblumenkerne

☺ Cashewnüsse

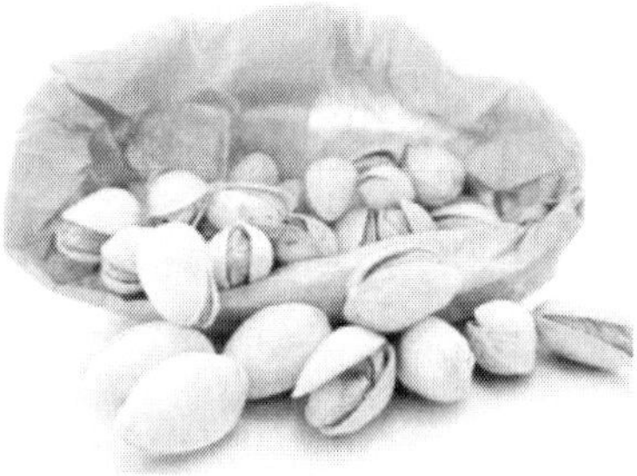

Proteine aus Obst— Deine Favoriten

☺ Trockenobst (Aprikose, Feige, Apfel)

☺ Beeren

☺ Apfel

☺ Banane

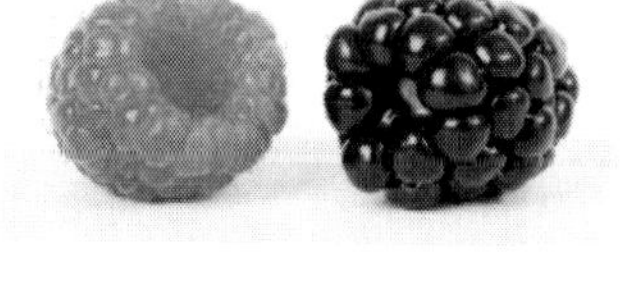

Kohlenhydrate — Deine Favoriten

☺ Kartoffeln

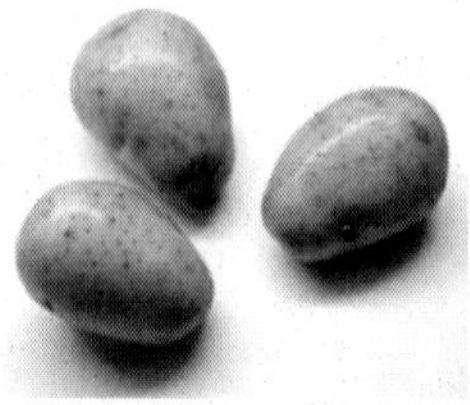

☺ Yamswurzel

☺ Kochbanane

☺ Nudeln

☺ Reis

Getränke — Deine Favoriten

☺ Reines Wasser

☺ aromatisiertes Wasser (mit Zitrone)

☺ Ingwertee in verschiedenen Variationen

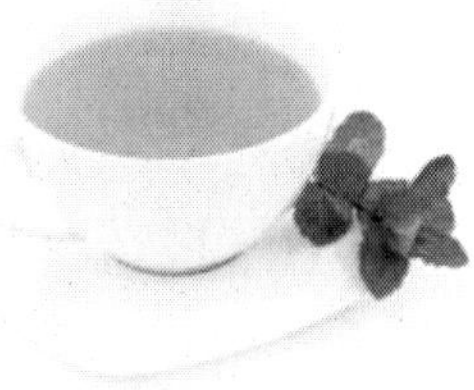

☺ Grüner Tee

Nun hast du eine Liste von proteinhaltigen Lebensmitteln, die du auch gern isst!

2. Du machst aus dieser Liste einen abwechslungsreichen Essensplan für eine ganze Woche

Du solltest jeden Tag eine richtige Hauptmahlzeit zu dir nehmen. Bei jeder Hauptmahlzeit sollten die Proteine aus tierischen Quellen mindestens 70% der gesamten Menge der Mahlzeit ausmachen. Es gibt Menschen, die nicht gerne frühstücken. Dann bleibe dabei. Das ist auch gut, wenn du dem Körper immer wieder kleine Fastenzeiten erlaubst.

So könnte dein Plan aussehen (Beispiele für Montag, Dienstag und Zwischendurch. Erstelle selbst deinen eigenen Plan für die weiteren Tage)

Montag

Frühstück

Ein einfaches Steak (vom Vortag, damit du am frühen Morgen nicht kochen musst und der Körper schon sehr früh in den Fettverbrennungsmodus übergeht)

Mittag

Proteinhaltiger Salat: Feldsalat + Sonnenblumenkerne mit einer sättigenden, frittierten oder gebackenen Mischung aus Erbsen und Hackfleisch (Faha)*

Abend

Leckerer, proteinhaltiger, gebratener Spinat (1000g), 2-3 Hähnchenschenkel, dazu 4 Kartoffeln oder zwei Kochbananen

Von den zwei Schenkeln isst du einen (oder 2, je nachdem wie deine Lust auf Hähnchen ist). Auf jeden Fall ein Stück für den nächsten Tag aufheben.

Rezept gebratener Spinat – so wird gebratener Spinat ganz einfach und schnell gemacht

Damit es schnell geht, nimm gefrorenen 100% Blattspinat. Auftauen lassen und Wasser rausdrücken.

Die drei magischen Gewürze vorbereiten: Ingwer (100 g), 5 dicke Knoblauchzehen, mindestens eine dicke Zwiebel (am besten 3 Stück)

Außerdem: 1 ganzer Lauch, 2 frische Tomaten, Petersilie, Basilikum, Habanero Chilischote (mittelscharf: ½, scharf: ¼)

Pflanzenöl: Olivenöl, Palmöl, Kokosöl oder andere Öle

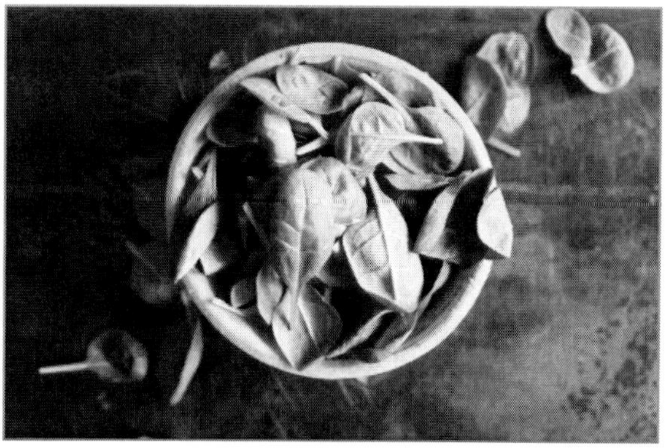

- Hähnchen gut marinieren und würzen, bei 180° ca. 45 Minuten im Backofen garen, bzw. so lange bis es durch ist und so trocken wie du das Fleisch haben willst.
- Währenddessen Öl in einer großen Pfanne oder in einem großen Topf erhitzen (Ölmenge hängt von dir ab. Ich nehme immer ordentlich Öl.) Gib dann die grob geschnittene Zwiebel, den Ingwer und den Knoblauch dazu. Ein bisschen mit Salz würzen. Kurz anbraten lassen und dann den geschnittenen Lauch und die Tomaten dazugeben. Alles noch einmal kurz zusammen aufkochen. Danach kommen der Spinat, die Petersilie und die Habanero in die Pfanne. Alles zusammen so lange kochen, wie man mag. Ich mag meinen Spinat noch knackig, deswegen koche ich ihn nur ca. 15 Minuten. Am Ende kommen dann das Basilikum und etwas Gemüsebrühe dazu.

Das sehr leckere Gemüse voller Proteine, Vitamine und Mineralstoffe ist fertig!

- Mit gekochten Kartoffeln oder Kochbananen* essen.
- Ein Stück Hähnchen, etwas Gemüse und eine Kartoffel für das Mittagsessen am nächsten Tag aufbewahren.

*Kochbananen (leicht gelb oder grün. Nicht verwechseln mit Bananen!): Gelbe Kochbananen sind lecker süß, die grünen schmecken gekocht ähnlich wie Kartoffeln. Einfach die Frucht aus ihrer Schale entfernen, in 3 Stücke schneiden, in Wasser mit oder ohne Salz ca. 20 Minuten kochen.

An diesem Abend kochst du noch einen großen Topf sehr würzige Suppe mit Rindfleisch und verschiedenen Kräuter und Gemüse. Zwiebel, Ingwer, Knoblauch, Habanero sollen dabei nicht fehlen, ansonsten steht es dir frei auszuwählen, welche Gemüse du noch dazu tust. Die Gemüse müssen klein und fein geschnitten werden. Am einfachsten ist am nahrhaftesten. Diese Suppe ist morgens dein „Kaffee" für die ganze Woche ab Dienstag.

Trinken

Wasser / aromatisiertes Wasser.

Dessert

1 Apfel

Dienstag

Frühstück

Eine Tasse warme und würzige, proteinhaltige Suppe. Dazu, wenn du willst, noch ein paar Faha. Danach Wasser trinken. Jetzt ist dein Stoffwechsel schon so früh morgens angekurbelt, Fett wird verbrannt und du bist satt. Bis mittags wirst du keinen Hunger haben, aber der Körper wird dennoch arbeiten.

Mittag

Iss den Rest des Abendessens vom Vortag.

Abend

200g Reis, 1kg Brokkoli, Karotten, Schnittlauch, Steinpilze oder Tofu, Zwiebeln, Ingwer, Knoblauch, zwei Stücke Lachs (je 150 bis 200g.)

- Reis kochen
- Lachs braten
- Öl in einer großen Pfanne oder in einem großen Topf erhitzen. Die Ölmenge hängt von dir ab. Ich nehme immer ordentlich Öl. Dazu dann die grob geschnittene Zwiebel, den Ingwer und den Knoblauch geben. Ein bisschen mit Salz würzen. Kurz anbraten, dann kommen zuerst die Karotten, als

nächstes der Brokkoli und die Pilze oder der Tofu und gegen Ende der Schnittlauch und die Habanero.

- Das Essen ist fertig. Ca. 65% von Reis und Gemüse und ein Stück Lachs essen.
- Den Rest für das nächste Mittagsessen am Mittwoch aufheben.
- Nachtisch: 1 Apfel

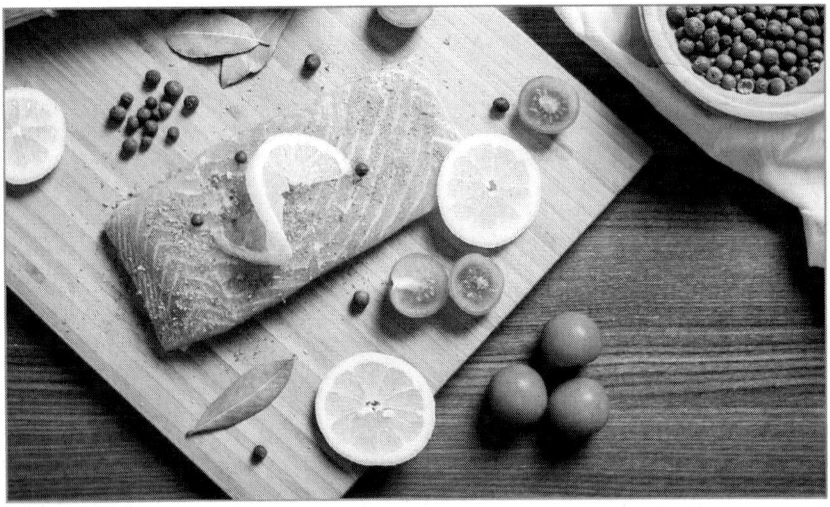

So kannst du jeden Tag kreative Kochideen ausprobieren und leckere Rezepte kochen, die gesund sind, dich satt und glücklich machen und voller Vitamine, Proteine und Mineralstoffe stecken.

Zwischendurch kannst du proteinhaltige Nüsse essen (am besten ungeröstet, ungesalzen), Banane, Apfel, Orange. Andere Arten von Obst, Nüssen, Smoothies kommen in der zweiten Phase, in Stufe 2.

Daneben kannst du mit kleinen sportlichen Aktivitäten, wie im Vorschlag 2 beschrieben, die Kilos regelrecht verschwinden lassen. Du wirst sehen wie dein Fett schnell schmilzt und du dabei Muskeln aufbaust. Das ist fast magisch.

*Rezepte Faha

- Kircherbsen (60%), Hackfleisch (25%), Kräuter (15%)
- Für Vegetarier und Veganer einfach das Hackfleisch weglassen und Tofu nehmen.

- Frische Kichererbsen zuerst kochen oder Kichererbsen aus der Dose nehmen. Diese zusammen mit Knoblauch, Zwiebel, Ingwer, Habanero Chilis (wenn man will), Salz oder Brühe, Petersilien, Koriander, Schwarzkümmel pürieren und mit dem Hackfleisch vermischen. Aus dem Teig kleine flache Plätzchen machen. Wie groß und dick hängt von dir ab. Je dicker desto länger braten/backen. Die fertigen Plätzchen in Öl frittieren (nicht zu heiß, damit sie richtig gut durchgebraten werden) oder mit Öl angepinselt im Backoffen backen. Sie sind so lecker, sehr nahrhaft und machen satt. Sie passen zu Salaten, Suppen und sind ein prima Snack zwischendurch.
- Man kann auch verschiedene Variationen machen, z.B. anstatt 60% Kircherbsen, 50% Kircherbsen und 10% Sojabohnen nehmen.

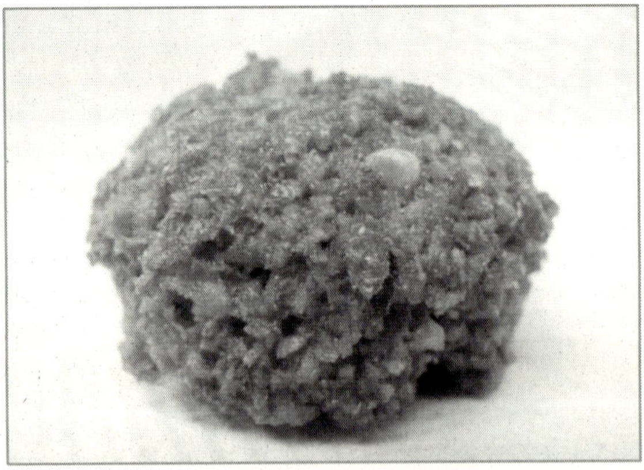

8.4.5 Abnehmen und Muskeln aufbauen mit Kohlenhydraten und Fett: Kamerunischer Stil

Hier ist ein Beispiel, wie du dich mit guten Kohlenhydraten und pflanzlichem Öl satt und fit essen, Fett verbrennen und Muskeln aufbauen kannst

In Kamerun sieht man generell wenige Menschen, die wirklich fett sind. Man fragt sich, warum diese Menschen, die kaum Sport treiben, dennoch sehr muskulös und schlank sind.

Viele Menschen in den westlichen Ländern müssen fast Leistungssport treiben oder jeden Tag im Fitnessstudio sein, um einen solchen Körper zu haben.

Woran liegt das? Ich bin mir sicher, dass es nicht nur an den Genen liegt, wie viele sagen, oder daran, dass sie viel mehr körperliche Arbeit leisten. Wenn es an den Genen liegen würde, hätten auch Afroamerikaner, Afro-Latinos, Afroeuropäer oder auch Afrikaner, die schon lange in Europa leben, kein Problem mit dem Gewicht. Auch viele Afrikaner, die in Afrika dem westlichen Lebensstil folgen, wären nicht so fett, wie es viele von ihnen heute sind. Es liegt mehr an der Ernährung.

Es ist im Ausland wenig bekannt, dass die kamerunische Küche eine der besten der Welt ist. Kamerun wird „Afrika in Miniatur" genannt. Wegen seiner geographischen und klimatischen Variationsbreite, aber auch wegen der vielen ethnischen Gruppen, aus denen sich die Bevölkerung zusammensetzt (über 250 Ethnien), gibt es eine weltweit einzigartige kulinarische Vielfalt, reich an Aromen, gesunden Gewürzen, geeignet für die feinsten Gaumen.

Was auffällt ist die große, abwechslungsreiche Auswahl an Lebensmitteln, sodass man in Kamerun selten in einer Woche zwei Mal das gleiche isst.

Aus jedem der vielfältigen Lebensmittel kann man außerdem noch mehrere unterschiedliche Gerichte machen. Das Besondere dabei ist, dass 95% von dem, was Kameruner essen, im Land selbst angebaut wird und das mit sehr wenig Chemie. Außerdem gibt es kaum E-Stoffe in kamerunischen Gerichten. Das macht die kamerunische Ernährung zu einer sehr gesunden Ernährung.

Die am meisten genutzten Kohlenhydrate in der kamerunischen Küche

- ☺ Kochbananen
- ☺ Yamswurzel
- ☺ Macabo (Cocoyams oder Tannia)
- ☺ Taro
- ☺ Süßkartoffel
- ☺ Kartoffel
- ☺ Manioka in allen Variationen
- ☺ Kürbis
- ☺ Mais
- ☺ Hirse
- ☺ Reis
- ☺ Sorghum

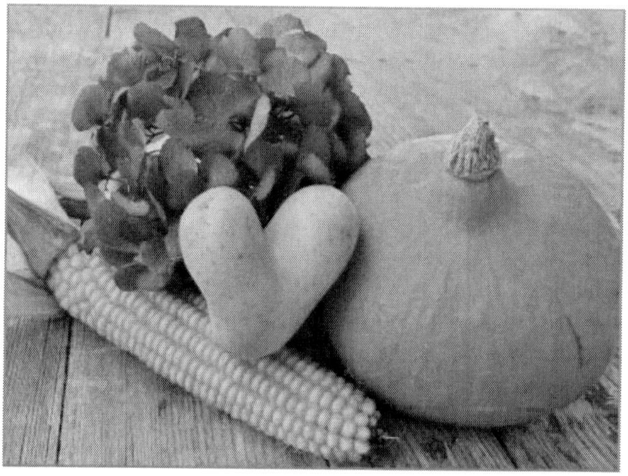

Gemüse und Kräuter

☺ Weißkohl

☺ Okra

☺ Blätter der Yamswurzel

☺ Ndolet (bitter leaf, Scheinastern)

☺ Baobab-Blätter

☺ Tannia

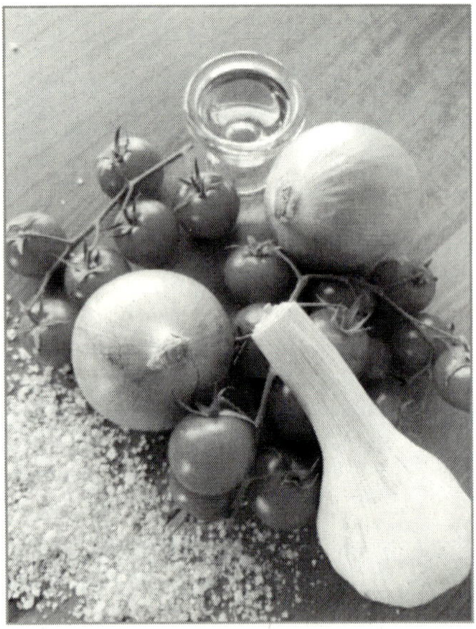

☺ Taro

☺ Manioka

☺ Süßkartoffel

☺ Moringa

☺ Spinat

☺ Karotten

☺ Tomaten

☺ Basilikum

☺ Zwiebeln

☺ Ingwer

☺ Knoblauch

☺ und zig andere Kräuter und Gemüse, die hier völlig unbekannt sind, deswegen nenne ich sie auch nicht.

Hülsenfrüchte und Nüsse

☺ Rote und weiße Bohnen

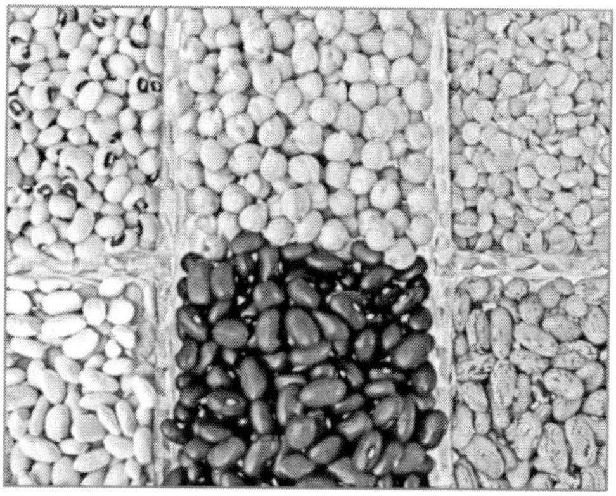

☺ Augenbohnen

☺ Erdnüsse

☺ Erbsen

☺ Grüne Bohnen

☺ Kokosnuss

☺ Palmkernnuss

☺ verschiedene Wildnüsse

Pflanzliches Öl

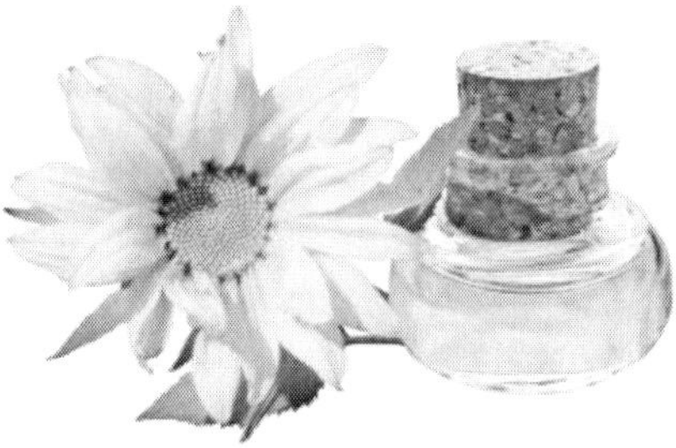

☺ Palmöl

☺ Erdnussöl

☺ Rapsöl

☺ Sonnenblumenöl

Olivenöl wird in Kamerun kaum benutzt.

Obst (alles im Land angebaut)

☺ Avocados

☺ Orangen

☺ Grapefruit

☺ Mango

☺ wilde Mangos

☺ Safou

☺ Banane

☺ Mandarinen

☺ Ananas

☺ Papaya

☺ Guave

☺ Sauersack

☺ Melonen

☺ Passionsfrucht

☺ Zitrone

☺ Kakao-Frucht

☺ Lychee

☺ und viel mehr

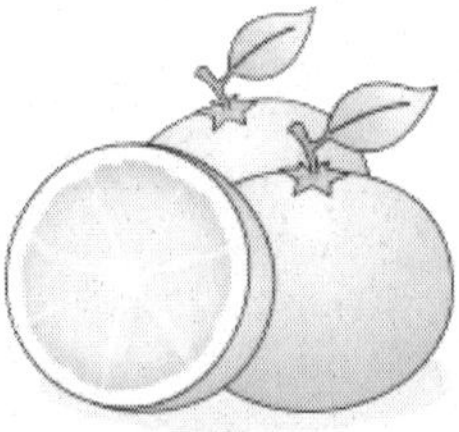

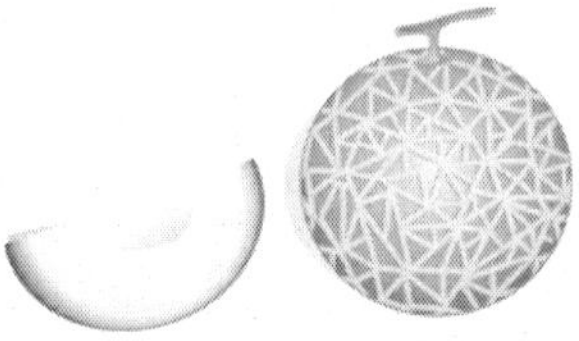

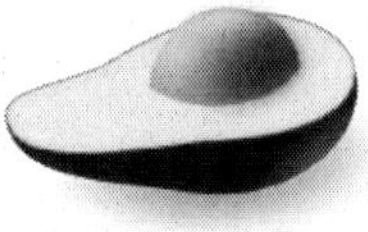

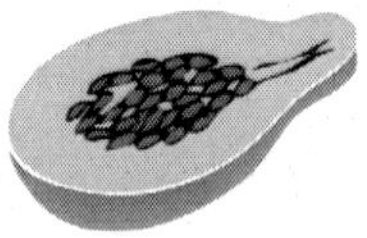

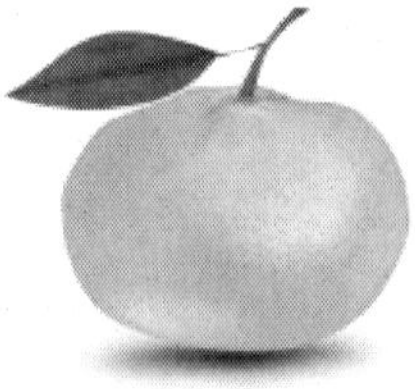

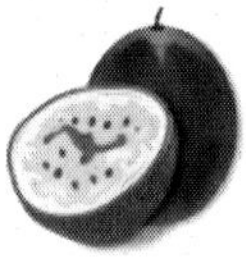

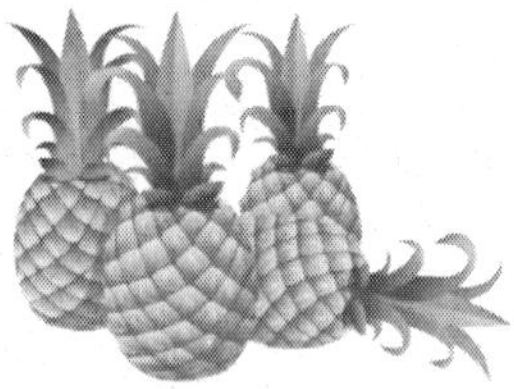

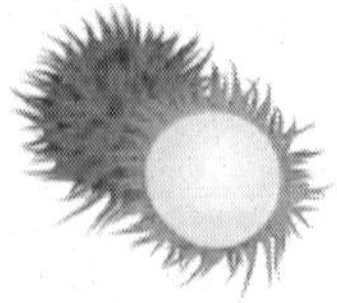

Ich habe nur Lebensmittel genannt, die hier oder im Internet bekannt und auch einfach zu kaufen oder zu bestellen sind.

Eine wichtige Eigenschaft der kamerunischen Ernährung ist, dass Kohlenhydrate und ballaststoffreiche Lebensmittel in einer Mahlzeit überwiegen.

Nudeln und Pasta werden selten gegessen, anders als in den westlichen Ländern. Die Menschen essen mehr Rindfleisch, Ziege und Schaf, Geflügel und Fisch als Schweinfleisch, das nur gelegentlich konsumiert wird. Das heißt, die Menschen essen oft nur einmal im Monat Schweinefleisch. In Deutschland essen die Menschen zum Beispiel fast jeden Tag Schweinfleisch (Wurst wie Salami, Schinken, Bratwurst, Fleisch am Stück usw.).

Die kamerunische Küche ist auch bekannt dafür, große Mengen an Öl, Kräutern und Gewürzen zu nutzen und sie ist scharf, was den Stoffwechsel ständig ankurbelt.

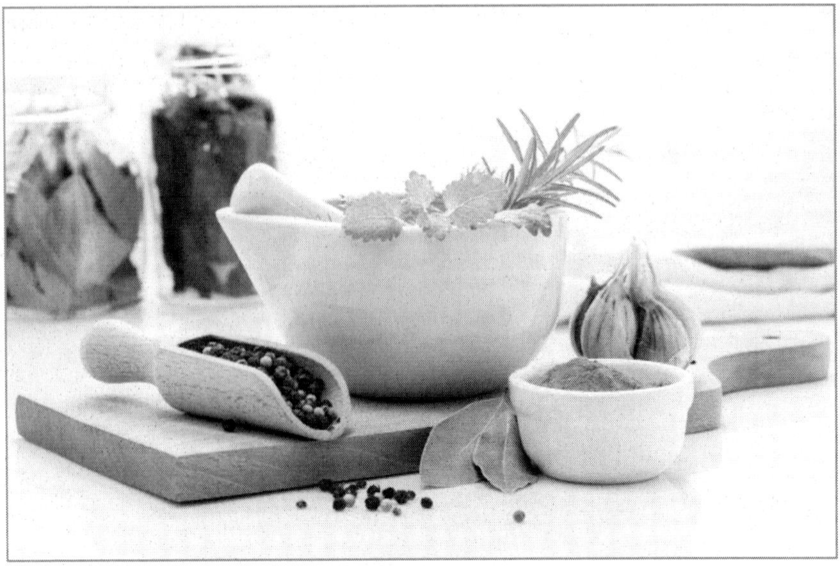

Kochen mit Butter, Sahne oder Milch ist dort unbekannt und wird abgelehnt. In Deutschland zum Beispiel stammt der Großteil des Fetts, das Menschen zu sich nehmen, aus Butter, Sahne und Milch, die reichlich benutzt werden, um Gerichte zuzubereiten. Im Gegenzug benutzen die Deutschen sehr wenig pflanzliches Öl.

Dass Fleisch dünn und schlank macht, besonders in der Kombination mit der Sonne, zeigen auch die Menschen in Nordkamerun. Ihr Essen besteht zu 95% aus Hirse, Sorghum und Fleisch von Rind oder Schaf. Sie essen kein Schweinefleisch.

Die Kameruner essen morgens warm, mittags warm, abends warm. Das sind die drei Hauptmahlzeiten. Zwischendurch essen sie auch immer mal Kleinigkeiten, meist auch warm.

Die dicksten Menschen in Kamerun leben in Westkamerun. Sie essen sehr viel Maisbrei aus dem gelben Mais, der aus Amerika kommt. Genmanipuliert…

In meinem Coaching biete ich den Menschen hier in Deutschland diese Art von Abnehmkur an: mit ausgewählten Kohlenhydraten, die sehr lange satt machen, mit Fleisch und vielen Gewürzen und Kräutern. Das Ergebnis ist fantastisch und widerspricht vielen Theorien, die man fast überall liest.

Das Beste dabei ist nicht nur, dass man richtig Fett verliert, sondern dass auch noch das Gewebe fester wird und Muskeln aufgebaut werden. Die Haut wird weicher und man sieht lebendiger aus.

8.4.6 Vorschlag 3: Paleo oder Primitiv, um schnell Gewicht zu verlieren

Primitiv und Paleo essen für eine gesunde Zivilisation

Aus eigener Erfahrung kann ich sagen, dass Primitive Ernährung wirklich sehr helfen kann schnell abzunehmen oder das Gewicht konstant zu halten.

Es gibt Zeiten, in denen ich mich wirklich erfahrungsmäßig wochenlang gehenlasse und wenn ich dann schnell wieder meine Form finden möchte, ernähre ich mich Primitiv und das klappt, 100% und nachhaltig.

Was ist Primitive Ernährung?

Paleo-Diät oder Primitive Ernährung ohne „Diät“? Ich bespreche hier die Primitive Ernährung, denn die sogenannte Paleo Ernährung ist bereits Teil einer primitiven Ernährung. Das heißt einer Ernährung aus der Steinzeit, die der heutigen Realität angepasst ist. Aber wie du gleich sehen wirst, überschneiden sie sich in vielen Punkten. Sie sind Cousins. Eine vollständige auf

Paleo eingestellte Ernährung ist heute nicht auf gesunde Art möglich, deswegen bevorzuge ich die Primitive Ernährung. Dabei steht das Wort „primitiv“ nicht für Abwertung und „Zivilisation“ nicht für Aufwertung. Primitiv ist hier als Gegensatz zu Zivilisation gemeint, als Ernährung von Menschen, die die Zivilisationsernährung (die Industrienahrung) ablehnen. Ich liebe das Wort primitiv sehr und meine Freunde nennen mich auch gern den primitiven Afrikaner, weil ich viel von der sogenannten Zivilisation als gar nicht so entwickelt ansehe. Die primitiven Menschen wussten schon genau, wie man sich gut ernährt und wie man aus der Ernährung seinen Gesundheitsschutz zieht. Der zivilisierte Mensch erfand eine Ernährung, die ihn zwar satt macht, aber ihn dabei selbst zerstört. Allein aus diesem Grund kann ein gesunder Mensch die Zivilisation im Bereich der Ernährung nicht als höherwertig ansehen.

Wenn wir alle primitiv essen würden, könnten wir mit der heutigen Wissenschaft und den heutigen Möglichkeiten weit über 100 Jahre alt werden und dabei topfit sein.

Was ist Paleo-Ernährung?

Oder Steinzeiternährung, Steinzeitdiät oder Paleo-Diät (richtig eigentlich Paläo-Diät). Laut Wikipedia ist dies eine Ernährungsform des Menschen, die sich an der vermuteten Ernährung der Altsteinzeit orientiert; gemeint ist die Zeit vor der neolithischen Revolution (beginnend vor ca. 20.000 bis 10.000 Jahren), in der dann vermehrt Ackerbau und Viehzucht betrieben wurden. Anders als in der kohlenhydratreduzierten Ernährung sind in der Steinzeitdiät unbegrenzte Mengen hochglykämischer Anteile, wie getrocknete Datteln oder Feigen, erlaubt. Falls natürlich

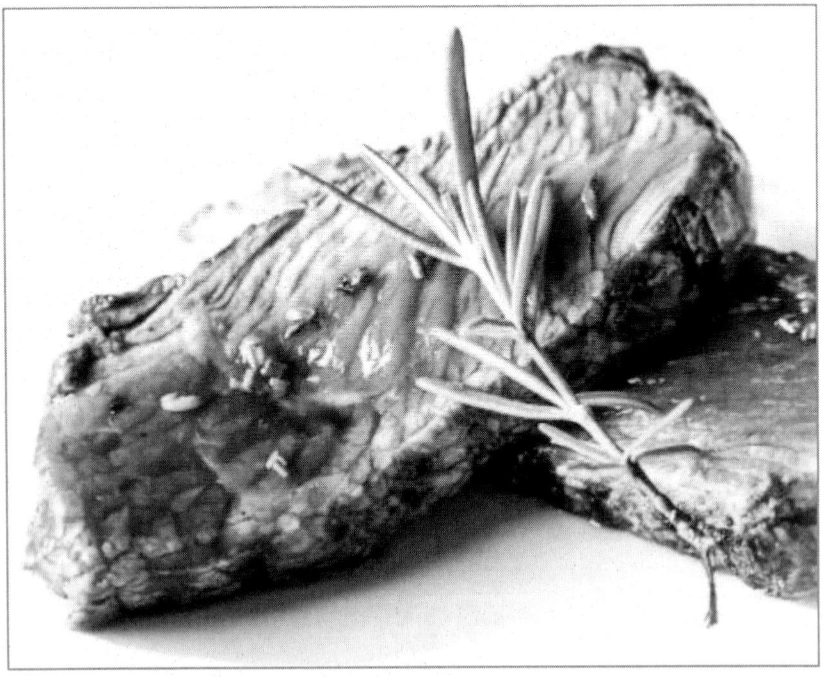

gewachsene Früchte und Honig weniger Anteil haben, entspricht die Steinzeiternährung einer Diät nach dem Low-Carb-Prinzip.

Ich kann ohne zu übertreiben sagen, dass dieses ganze Buch primitiv und gleichzeitig paleo ist. Wenn du meine Tipps in diesem Buch umsetzt, wirst du dich gesund ernähren und auch so fühlen. Du wirst abnehmen und vital sein und jung aussehen.

Die Primitive Ernährung hat einen Vorteil gegenüber der Paleo Ernährung, weil sie den Menschen nicht verwirrt und anstrengt. Lange kann man Paleo nicht durchhalten. Wenn zum Beispiel alle Getreidesorten und alle Hülsenfrüchte verboten sind, würde das bedeuten, dass die westlichen Menschen kaum noch Kohlenhydrate zu sich nehmen. Sie haben keine Alternative!

Eine Paleo Ernährung kann in einem Land wie Kamerun in Afrika hervorragend funktionieren, denn die Menschen dort haben sehr gesunde Alternativen, wie zig Sorten unterirdischer Knollen und die Kochbananen. Die Primitive Ernährung verdammt nicht alle Lebensmittel gleich. Würde man sich wirklich rein Paleo ernähren, sollte man auch gar kein konventionelles Gemüse essen und Biolebensmittel wären keine Lösung. Die Primitive Ernährung berücksichtigt auch, dass jeder Körper anders ist und auch anders auf verschiedene Lebensmittel reagiert und dass der Körper und sein Verdauungssystem durch die Evolution nicht mehr so funktionieren können wie bei einem Menschen vor über 20.000 Jahren. Es geht bei ihr eher darum, unter Berücksichtigung der heutigen Realität so wenige ungünstige Nahrungsmittel wie möglich im Rahmen einer insgesamt gesunden Ernährungsweise zu sich zu nehmen.

Zwar kann man mit einer reinen Paleo Ernährung gut abnehmen, aber die Primitive Ernährung ist nicht nur zum Abnehmen geeignet, sondern sie fördert und schützt auch die Gesundheit und hilft bei gesundem Appetit das Gewicht zu halten.

Wenn du dich Primitiv ernähren willst, um abzunehmen, Krankheiten vorzubeugen und zu heilen, solltest du Folgendes essen:

☺ basische und bittere Lebensmittel mit viel Gemüse

☺ unterirdische Knollen (Kartoffeln, Süßkartoffeln, Yams, Manioka oder Maniok)

☺ Kochbananen

☺ gesunde Getreide (gekeimtes Getreide und auch andere Getreide außer Weißmehl. Dennoch kann man sich ab und zu Qualitätsnudeln erlauben)

☺ Fleisch & Geflügel

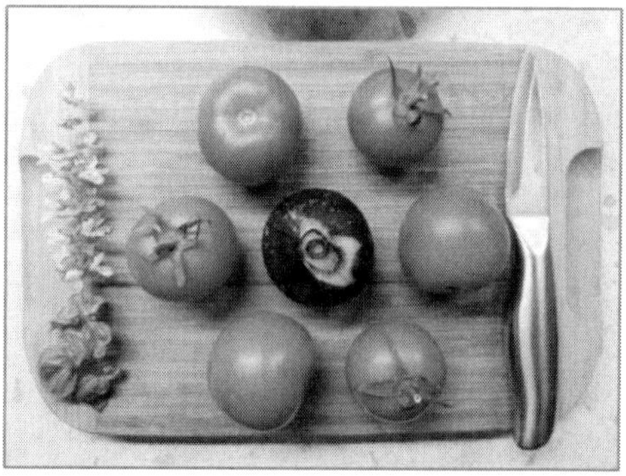

☺ Fisch

☺ Obst & Früchte

☺ Eier

☺ Nüsse

☺ pflanzliches Öl

☺ Honig

In einer Primitivernährung sind folgende Lebensmittel nicht gut:

☹ Weißmehl, Brötchen, Baguette, Pizza, Kuchen, Torten

☹ Milch und Milchprodukte wie Käse, Butter, Joghurt, Sahne, Quark, egal von welchem Tier

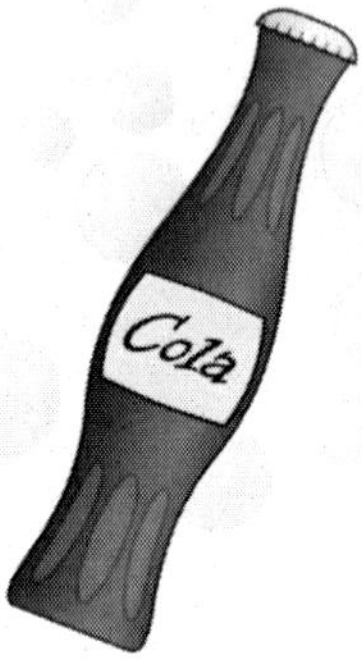

☹ Zucker, Süßigkeiten, Süßstoffe

☹ Transfette, stark verarbeitete Öle, Öle in Plastikflaschen (Achtung, Weichmacher) Fertiggerichte, Zusatzstoffe

☹ Softdrinks und alle kohlensäurehaltigen Getränke, auch Wasser

☹ Industriell verarbeitete Wurstwaren, Salami, Schinken, Fleischwurst, Bratwurst Würstchen, Hamburger, Mortadella usw.

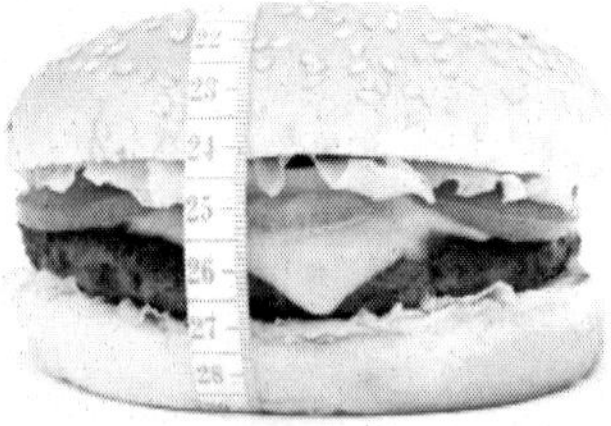

In meinem nächsten Buch „Primitive Ernährung: Fettpolsterlos, schlank, muskulös, gesund nur durch diese Ernährung“ werde ich die Primitive Ernährung, die schlank macht, ausführlicher erläutern.

8.4.7 Schnelle kleine Rezepte für die Muskeln

Rezept 1: Kochbananen-Omelette

Zutaten:

2 süße Kochbananen (gelb) oder 2 „unsüße" Kochbananen (grün)

2 Eier, 2 Zwiebeln, ¼ Habanero, Salz, Gemüsebrühe, Öl, wenn man wünscht, Basilikum und Petersilie

Zubereitung:

- Zwiebeln klein schneiden.
- Die Eier in einen tiefen Teller geben.
- Einen halben Löffel Brühe, die klein gehackte Chili (Habanero) und wenn gewünscht, die gehackten Kräuter dazu mischen.
- Die Kochbanane schälen und in ca. 0,5 cm dicke Scheiben schneiden, salzen und in Öl frittieren. Die Stücke müssen auf niedriger Flamme goldbraun frittiert werden.

- Danach die Zwiebeln und einen halben Löffel Brühe dazugeben und weiter frittieren, bis die Zwiebeln leicht braun werden.
- Eier dazugeben und wie bei einem Pfannkuchen eine Seite kurz braten, wenden und die andere Seite auch braten.
- Wenn die Eier deiner Meinung nach durch sind, ist alles fertig.

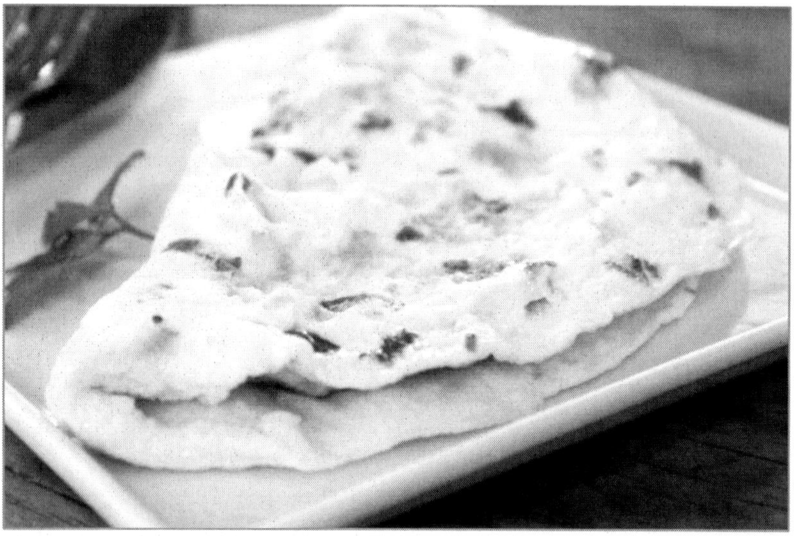

Rezept 2: Avocado-Püree

Zutaten:

1 Avocado, Vollkornbrot, Zwiebeln, Öl, Salz, Gemüsebrühe, Essig, Erdnussöl (oder auch Sonnenblumenöl, Rapsöl)

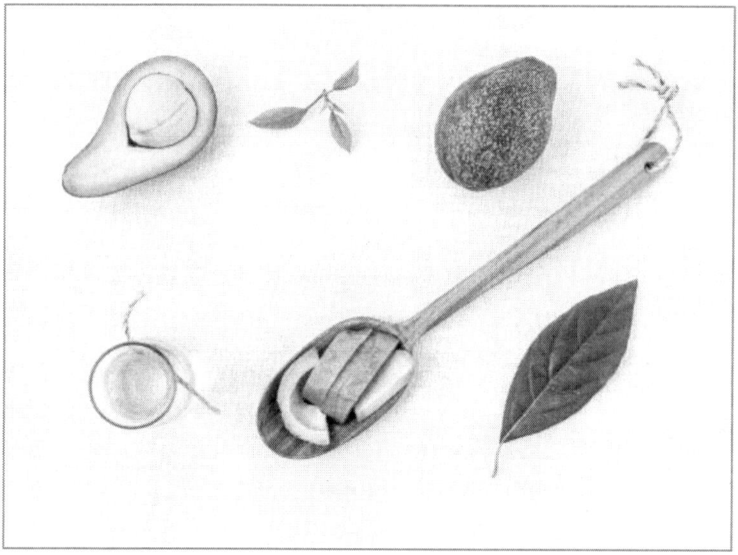

Habe keine Angst vor Öl. Machen Menschen schreien regelrecht, Avocado sei doch schon so fettig und dann noch Öl? Ja! Denn das macht sie sogar noch gesünder. Die gesunden Nährstoffe der Avocado werden durch das Öl noch schneller und besser vom Körper aufgenommen, die Verdauung wird besser angeregt und das Fett wird schneller und einfacher verbrannt!

Zubereitung:

- Avocado halbieren, den Kern herausnehmen.
- Dann das Avocadofleisch auslöffeln und in einem tiefen Teller pürieren oder in kleine Stücke schneiden.
- Jetzt kommt Öl dazu (genug Öl!), zwei Tropfen Essig, ein halber Teelöffel Brühe und alles durchmischen.
- Mit Brot essen. Es ist so lecker, dass du nicht aufhören willst zu essen.

Rezept 3: Tchamdeu — Kartoffel- oder Kochbananenbrei und rote Kidneybohnen

Zutaten:

200 g rote Bohnen (oder 1 Dose Kidneybohnen), 200 g Kartoffeln, Palmöl, Salz, ¼ Habanero, auf Wunsch 1 Zwiebel

Zubereitung:

- Wenn es schnell gehen soll, nimmst du fertige Kidneybohnen aus der Dose. Besser sind getrocknete Bohnen. Diese lässt du in viel Wasser über Nacht einweichen. Ich würde

500 g Bohnen einweichen, denn du kannst danach einen Teil einfrieren für das nächste Mal.

- Wenn du Bohnen aus der Dose nimmst: einfach in einem Sieb abgießen und einmal kurz durchspülen, um die schleimige Flüssigkeit zu entfernen. Anschließend abtropfen lassen. Kurz erwärmen und warmstellen.
- Die eingeweichten Bohnen mit frischem Wasser ca. 1 Stunde kochen, abgießen, warmstellen.
- Die Kartoffeln schälen, waschen und ganz in Salzwasser kochen. Wenn sie gar sind, das Wasser abgießen und die Kartoffeln noch heiß zerstampfen und sofort zwei Esslöffel Palmöl (das Öl ist fest und wird durch die Hitze der Kartoffeln geschmolzen. Alternativ kannst du das feste Öl zuerst kurz auf dem Feuer schmelzen lassen, so dass es flüssig wird) dazugeben und verrühren.
- Danach kommen Bohnen, Salz und scharfe Chili dazu. Das Ganze durchmischen und das leckere Essen ist fertig.

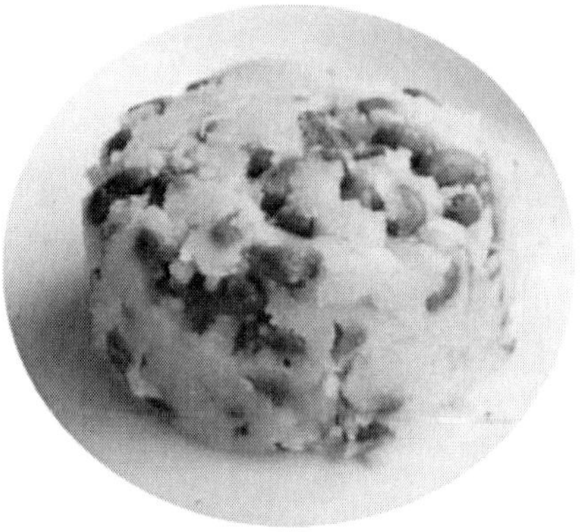

- Die Menge des Palmöls, der Bohnen usw. kann deinen eigenen Bedürfnissen und Vorlieben angepasst werden.
- Andere Menschen frittieren noch Zwiebeln in einem neutralen Öl, wie Sonnenblumenöl, und geben sie zu dem Brei.
- Anstatt von Kartoffeln kannst du mittelreife Kochbananen nehmen. Sie sind gelblich und noch sehr fest. Achte sehr darauf, dass sie noch nicht zu gelb und weich sind, dann sie sind zu reif. Andere lieben es nicht so süß und nehmen ganz grüne Kochbananen.
- Ich verspreche dir, du kommst nie mehr von diesem leckeren Gericht los!

Rezept 4: Kochbananenchips (oder Yamswurzelchips, auch gegen Krebs)

Zutaten:

Grüne oder süße, gelbe Kochbananen, Öl, Salz, (Pfeffer gemahlen, wenn man will). Die Menge an Kochbananen hängt von dir ab. Du kannst viel machen und die Chips immer als Snacks benutzen. Die Chips kann man auch kalt essen wie Kartoffelchips.

Zubereitung:

- Kochbananen schälen und in etwa 0,3 cm dicke Scheiben oder Streifen, wie Pommes, schneiden und salzen.
- Ein neutrales Öl in eine Pfanne gießen und erhitzen. Auf mittlere Flamme stellen und die Kochbananen hineintun und frittieren.
- Die Scheiben zwischendurch wenden bis die Kochbananen goldbraun werden.
- Bei Yamswurzel: Die zum Frittieren klein geschnittenen Scheiben oder Streifen (wie in Pommes) zuerst 30 Minuten in Salzwasser ziehen lassen. Danach abgießen, abtrocken und in Öl frittieren. Bei milder Hitze!

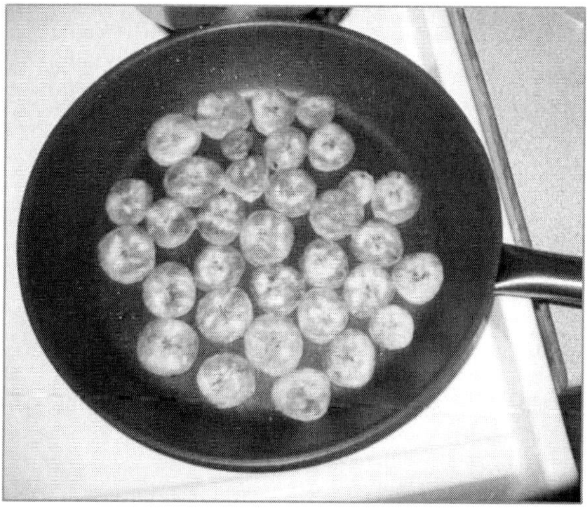

Rezept 5: Afrikanisches Chili con carne, reich an Eiweiß

Schnell, einfach, lecker, proteinreich!

Zutaten:

500 g Kidneybohnen (getrocknete oder aus der Dose, siehe Rezept 3), 500 g Hackfleisch, Öl, ¼ Chilischote, 2 große frische Tomaten, mind. 2 große Zwiebeln, 50-100 g Ingwer, 4-6 Zehen Knoblauch, Öl (nach Geschmack), 2 volle Esslöffel Tomatenmark, Salz, Gemüsebrühe, Chilipulver süß, Honig

Zubereitung:

- Grob geschnittene Zwiebeln, Ingwer und Knoblauch kurz in heißem Öl anbraten, einen Teelöffel Honig darin vermischen und weiter anbraten.
- Danach frische Tomaten, Hackfleisch und Salz dazugeben und gut durchbraten (ca. 5 Minuten).
- Die Flamme auf mittlere Stufe stellen. Die Bohnen, das Tomatenmark und die Chili dazugeben und ständig umrühren.

- Nach ca. 5 Minuten dann ein Glas Wasser, Chilipulver dazu geben, umrühren und zudecken. Regelmäßig umrühren und ca. 20 Minuten kochen. Mit Brühe abschmecken und noch 5 Minuten köcheln lassen.
- Fertig. Du kannst das Chili mit Reis, Kochbananen, Kartoffeln, Hirse, Nudeln usw. oder auch einfach so essen.

Rezept 6: Gesund pur

Zutaten:

Avocados, Manioka

Zubereitung:

- Manioka schälen und in Salzwasser 15-30 Minuten kochen, je nach große der Stücke. Sie müssen durch sein, wie Kartoffeln, aber nicht zu weich.
- Abkühlen lassen und mit Avocados essen.
- So einfach, aber es schmeckt fantastisch und macht für Stunden satt!

Rezept 7: Tofu Power

Eignet sich für das Mittagsessen im Büro. Macht den ganzen Nachmittag satt und bekämpft Heißhunger. Super gesund und vitaminreich.

Zutaten für zwei Personen oder zwei Mahlzeiten:

250-500 g Tofu, 1 Dose Kircherbsen, 5-7 große Kartoffelstücke, 1 große Karotte, 1 oder 2 Eier (Veganer können die Eier weglassen)

Kräuter: Basilikum, Schnittlauch, Petersilie, 1 Zwiebel, 5 Zehen Knoblauch, 1 daumengroßes Stück Ingwer, Chilischoten (1/5 oder mehr für Menschen, die es scharf wollen. Gut fürs Abnehmen!)

Salz (und oder nur Gemüsebrühe)

Zubereitung:

- Tofu sehr fein hacken
- Kircherbsen fein zerhacken/zerdrücken
- Kartoffeln und Karotten fein reiben
- Kräuter schneiden und in der Küchenmaschine zerhacken

- Das Ganze mit Eiern und Öl mischen, salzen und wie gewünscht formen (Bällchen, Blätter usw., wie man will)
- Das Ganze im Backofen ca. 30 Minuten bei ca. 120° backen, in den letzten 5-10 Minuten bei 175°

Man kann sie stattdessen auch frittieren.

Es geht schneller, wenn man die Kartoffeln und Karotten vorher kurz gekocht hat. Das Rezept kann man erweitern und für mehr Muskel-Power noch Hackfleisch hinzufügen.

Rezept 8: Protein- und Vitamineintopf – Linsen-Soja-Suppe mit Sojamilch

Zutaten:

500 g Linsen, 250 g Sojabohnen (beides getrocknet oder in Dosen), 500 ml Sojamilch, 500 g Tofu grob gewürfelt, 2 Stangen Lauch in Scheiben geschnitten, 1 Stück Knollensellerie klein gewürfelt, 4 große Karotten klein gewürfelt, 3 Zwiebel, 2 Zehen Knoblauch, 100 g Ingwer klein gewürfelt, Gemüsebrühe, Salz, ½ Chilischoten (Habanero), Kokosöl oder Kokosbutter

Zubereitung:

Die Zubereitung ist so einfach und es schmeckt sehr, sehr lecker.

- Kokosbutter in einen Topf geben und direkt Zwiebel, Lauch, Ingwer, Knoblauch dazu. Kurz anbraten, dann das restliche Gemüse dazu, salzen und kurz anbraten.
- Linsen und Sojabohne dazugeben und mit genug Wasser übergießen. Bei mittlerer Hitze ca.30 Minuten im geschlossenen Topf garen. Nach 30 Minuten Sojamilch und Tofu dazugeben und noch ca. 10 Minuten kochen. Mit Gemüsebrühe abschmecken.
- Du kannst anstatt Sojamilch auch Kokosmilch nehmen. Wenn du willst, kannst du in die Suppe auch Kartoffeln, Süßkartoffeln, Yamswurzel oder Kochbananen geben.
- Genauso kannst du Fisch oder Fleisch dazugeben, wenn du nicht vegetarisch essen willst.

Weitere Rezepte für die Muskeln findest du in Kapitel 8.4.4 „Abnehmen auf Basis von Proteinen“ und Kapitel 8.4.5 „Abnehmen und Muskeln aufbauen mit Kohlenhydraten und Fett: Kamerunischer Stil“.

8.4.8 Tipps

Iss unbedingt abwechslungsreich. Ich persönlich benutzte alle diese Programme abwechselnd, damit der Körper immer wieder angeregt wird. Vergesse nicht, wenn ein System sich ständig wiederholt, ohne eine Änderung, gewöhnt sich der Körper daran und reagiert nicht mehr ganz so wie am Anfang. Wenn du aber dem Körper regelmäßig „Neuigkeiten“ bietest, freut er sich wie ein Kind, das ein neues Spielzeug bekommen hat und sich damit intensiv beschäftigt. Wenn du zum Beispiel zwei Wochen den Vorschlag1 erfolgreich praktiziert hast, wechsele mal für eine Woche oder eine halbe Woche zu Vorschlag 2. Nach dieser Woche geh wieder zurück zu Vorschlag 1, praktiziere ihn noch eine Woche und gehe dann zu Vorschlag 3 usw. – ganz wie du es willst. Das wird dir Spaß machen. Es wird dir nie langweilig sein und du wirst immer Neues entdecken.

Du wirst erstaunt sein, dass du wirklich ohne Mühe, satt und mit guter Laune Kilos verlierst oder dein Wunschgewicht hältst.

8.5 Abnehmen an den Problemzonen: Bauch, Hüfte, Po

Viele fragen sich, ob man gezielt nur an bestimmten Körperzonen abnehmen kann. Ja, das kann man. Bestimmte Arten von Nahrungsmitteln bewirken gezielt die Zunahme an bestimmten Orten unseres Körpers.

Am wichtigsten ist der Verzicht auf (aber ich bin kein Fan von totalem Verzicht) bzw. die starke Reduzierung von isolierten Kohlenhydraten (Weißmehl, Pasta, Kuchen), von Milchprodukten, besonders den gesüßten, von gesüßten Getränken und Limonaden, wie Cola oder Energy Drinks, von Fruchtsäften und von Fertiggerichten.

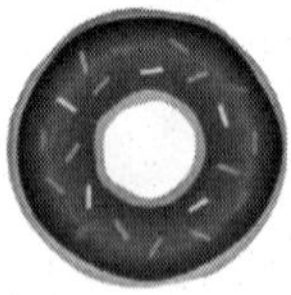

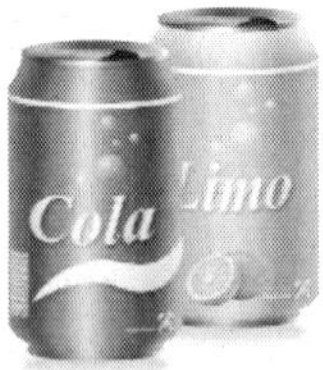

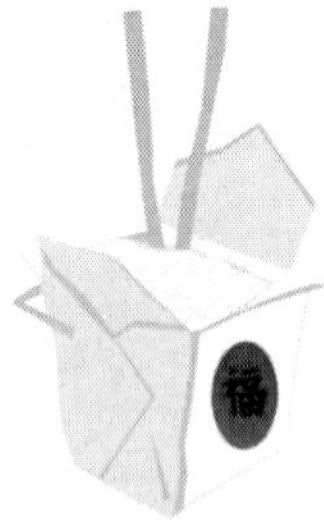

All diese Lebensmittel sind auch hormonell belastet. Allein diese Reduktion kann Wunder für deinen Bauch, deine Hüfte, deinen Po bewirken.

8.5.1 Anti-Bauchschwellungs-Lebensmittel: Mit der Ernährung den dicken Bauch wegbekommen, Bauch- und Hüftfett verlieren auch ohne Sport

Mit einer guten und gesunden Ernährung ist es möglich, auch ohne Sport den Bauch flach zu halten bzw. Fett am Bauch zu verlieren. Die richtige Auswahl der Lebensmittel ist dafür Voraussetzung.

Anti-Bauchschwellungs-Lebensmittel

Unter den vielen Lebensmitteln, die wir jeden Tag zu uns nehmen, finden wir einige, die die Speicherung von Flüssigkeiten und Fett im Bauch vermeiden.

Die allerwichtigsten Anti-Bauchschwellungs-Lebensmittel sind generell grüne Gemüse. Diese Gemüse enthalten viele Bauch-

Schlankheits-Nährstoffe. Du solltest das Gemüse gut kochen, denn rohes oder halbrohes Gemüse wird im Darm fermentiert und verursacht Gas, das wiederum Anschwellungen provoziert.

Weitere Anti-Bauchschwellungs-Lebensmittel

☺ Kolanuss kommt an erster Stelle

☺ Obst: Ananas, Äpfel, Papaya, Kokosnuss, Birne, Pfirsich, Beeren

☺ Protein aus Fleisch: Mageres rotes Fleisch, Wildfleisch, Geflügel, Eier. Iss genügend, aber nicht viel Fleisch, um Fett am Bauch zu verlieren

☺ Kräuter und Gewürze: Petersilie, Oregano, Basilikum, Ingwer, Zwiebel, Knoblauch, Schnittlauch sind bekannt als Anti-Fermentierungslebensmittel, genauso wie Kreuzkümmel, Kardamom, Koriander, scharfe Habanero Chilischoten

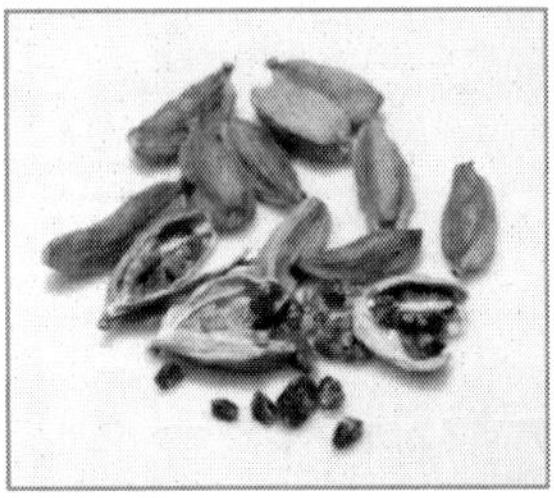

☺ Kohlenhydrate: Reis, Vollkornprodukte in Maßen, Sorghum, grüne Kochbanane, Yamswurzel, Manioka, Nudeln (aber nicht zu oft)

☺ Pflanzliche Öle: ungesättigt und gesättigt

☺ Getränke: Wasser, aromatisiertes Wasser (zum Beispiel Wasser mit Zitrone), Tiny Tea (Kräuterteemischung), Grüner Tee, Ingwertee

☺ Vitamin D (sieh Kapitel 8.2.5) ist generell sehr wichtig, um Fett abzubauen

☺ Lebensmittel, die L-Carnitin- (besonders in Fleisch, bekannter Fettverbrenner) und Coenzym Q10-reich sind, lassen Fett am Bauch schmelzen. Das Coenzym Q10 sorgt für eine optimale Energieversorgung in den Zellen, aktiviert das Immunsystem und regt die Fettverbrennung stark an

☺ Fasten an einem Tag lässt Fett an Bauch und Hüfte schmelzen (Kapitel 9.2)

☺ Ersetze eine komplette Hauptmahlzeit mit Obst-Smoothies, die Ingwer enthalten: Die besten Früchte dafür sind Papaya, Ananas, Mango, Beeren, Apfel

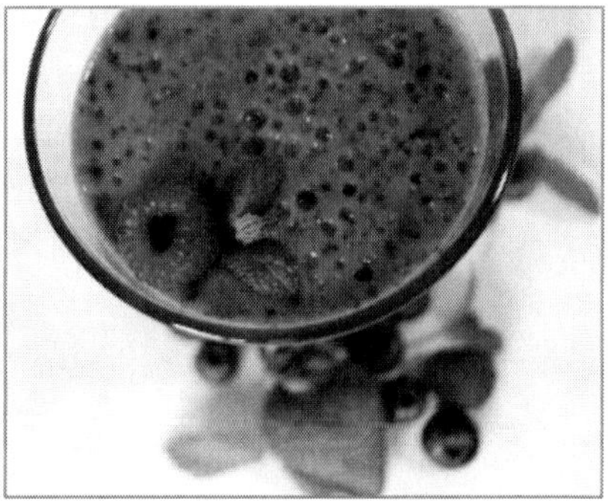

Wenn deine Ernährung überwiegend aus komplexen Kohlenhydraten und Gemüse besteht, wirst du schnell merken, dass nicht nur dein Bauchfett verschwindet, sondern auch dass der Bauch fester wird.

Dabei ist es sehr wichtig ausreichend Öl, viele Kräuter und scharfe Chilis zu benutzen. Für nicht-Vegetarier sind Fleisch und Fisch sehr hilfreich. Sie regen den Muskelaufbau an und Muskeln verbrennen wiederum Kalorien aus dem Fett. Und als Obst ist Ananas optimal.

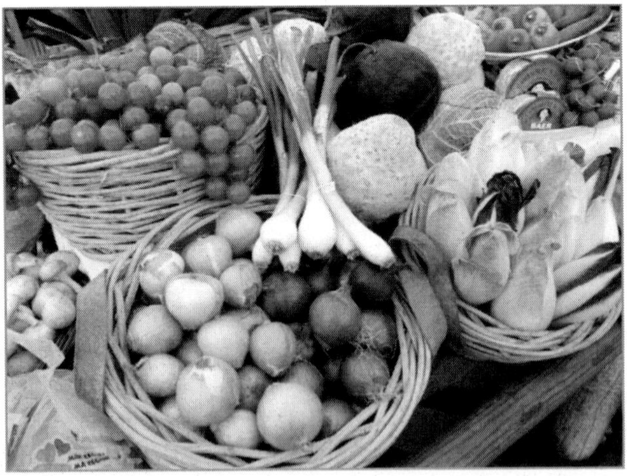

Ein tolles einfaches und schnelles Rezept für einen flachen Bauch

Gebratener Grünkohl mit Kochbananen und Rindfleisch oder Fisch

- Gefrorenen Grünkohl (ca. 600 g) auftauen lassen und 5 Minuten kochen, kaltstellen und später das Wasser rausdrücken
- Rindfleisch (500 g) in Stücken teilen und kochen, bis das Fleisch so ist wie man es will
- Ausreichend Öl in einer Pfanne erhitzen, Fleischstücke rein tun und kurz anbraten, dann geschnittene Zwiebeln (3 Stück), Ingwer (ca. 50-100 g), Lauch (1 ganzer), und später Knoblauch (5-10 Zehen) ebenfalls dazu geben, salzen und zusammen weiter anbraten (Zwiebeln sollen nicht braun werden).
- Frische klein geschnittene Tomaten (2 große Tomaten) dazu mischen und weitere ca. 5-10 Minuten unter ständigem umrühren scharf anbraten.
- Danach kommen nach und nach in die Pfanne: der Grünkohl, Schnittlauch, Petersilie (welche Menge entscheidest du, aber

nicht geizig damit sein!) und scharfe Chilischote (1/4 der runden Habanero). Alles bei reduzierter Flamme noch ca. 10 Minuten zusammen dünsten, mit Gemüsebrühe abschmecken und es ist fertig.

- Hat man Fisch genommen anstatt Fleisch, dann einfach den Fisch salzen und in Öl braten. Fisch rausnehmen und erst dann den Ingwer, Zwiebel und Co. anbraten. Der Fisch kommt dann erst gegen Ende nochmal hinein, vielleicht 5 Minuten bevor das ganze Gemüse fertig ist
- Kochbananen (grün oder leicht gelb für die, die es ein bisschen süßer haben wollen) aus der Schale entfernen, in zwei Stücke teilen und in Salzwasser ca. 20-30 Minuten kochen
- Gemüse mit Fleisch auf dem Teller anrichten und mit Kochbananen essen
- Das Essen reicht für zwei bis drei volle Mahlzeiten

Das Rezept ist so einfach und schmeckt unheimlich gut. Du wirst Grünkohl mögen. So ein Gericht ist Medizin pur, voller Vitamine und Mineralien. Es reinigt den Darm, regt den Stoffwechsel an, lässt Muskeln wachsen, bekämpft Entzündungen, ist voll basisch, macht richtig und langfristig satt. Was will man mehr?

Weitere Tipps

Tipp 1: Gib zu den Smoothies immer ein oder zwei Löffel gesundes Öl

Tipp 2: Ab und zu scharfe Chilis in die Smoothies mischen

Tipp 3: Afrikanische Kohlenhydrate lassen ohne Sport Fett am Bauch schmelzen

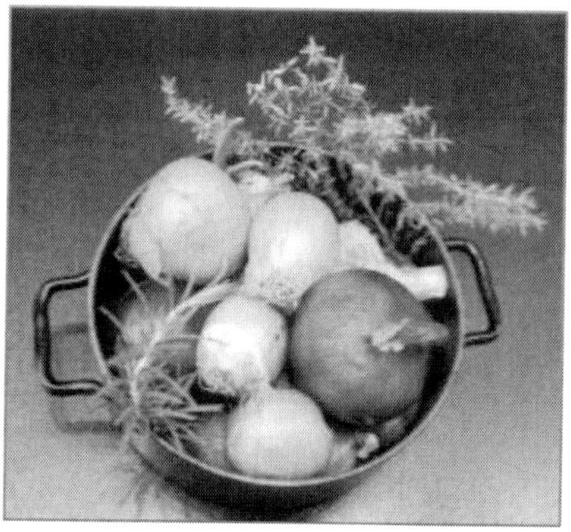

Tipp 4: Koche öfter scharf und kräftig gewürzt, damit der Stoffwechsel ständig angeregt wird

Tipp 5: Die Sonne ist sehr hilfreich, weil sie dir hilft, Vitamin D zu bilden

Tipp 6: Einmal die Woche aktiven Sex ist für das Fett an Bauch, Hüfte und Po der beste Feind

Das sind Geheimtipps. Sie wirken extrem gut.

8.5.2 Vorschlag 1 ist ein wahres Wunder: In nur 3 Monaten zu einem neuen, festen Körper

Das Programm „Vorschlag 1“ (siehe Kapitel 8.4.2) ist eines der besten, die ich für Menschen mit viel Fett am Bauch kenne. Dieses Programm eignet sich wunderbar und sehr effektiv für die Beseitigung und die Bekämpfung von Fett an Bauch, Po, Schenkeln und Hüfte.

Kombiniert mit gesunden Trinkgewohnheiten, aktiver Sexualität (einmal die Woche reicht) und weiteren Tipps in diesem Buch, kannst du garantiert Adieu zu deinem dicken Bauch sagen.

Das Programm wirkt auch erstaunlich gut für Frauen, die an der Brust abnehmen wollen (nicht am Busen, sondern am Brustumfang!).

Dieses Programm ist echt der Hammer für Frauen und in nur drei Monaten wirst du deinen Körper gar nicht mehr erkennen. Das Beste ist außerdem, dass du dabei Muskeln aufbaust und die Haut nicht schlapp wird!

8.5.3 Ernährung für einen knackigen Po

Die afrikanische Ernährung mit ihren vielen komplexen Kohlenhydraten (Kochbanane, Yamswurzel, Manioka usw.), Rind- und Schaffleisch, Fisch, Öl (Palmöl, Erdnussöl, Kokosöl) lässt Muskeln am Po wachsen. Die Gerichte sollten mit vielen Kräutern, Ingwer, Zwiebel, Knoblauch und scharfen Chilischoten gewürzt sein.

Trinke überwiegend Wasser und öfters aromatisiertes Wasser, Ingwertee und gehe oft zu Fuß. Nicht vergessen: den Po regelmäßig massieren!

Auch durch ständige Pomuskel-Betätigung wird der Po knackig

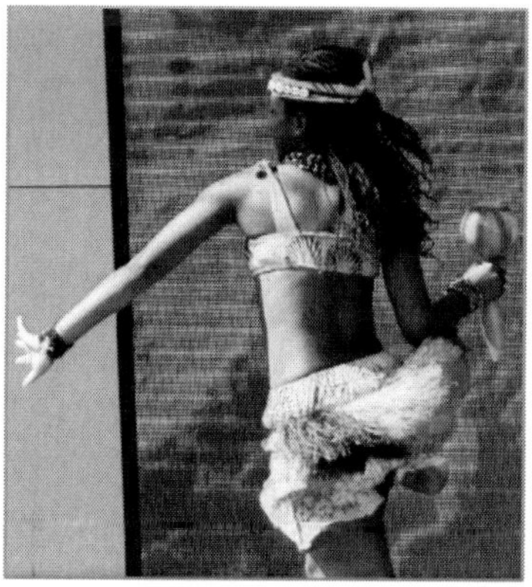

werden, auch ohne Sport. Speziell Afro-Tanzen, bei dem der Po hin und her bewegt wird und die Oberschenkel bearbeitet werden oder Hüftbewegungen bei speziellen Sextechniken usw. helfen! Generell ist bekannt, dass der Afro-Tanz Po und Beine knackig macht.

Milch und Milchprodukte, wie Butter oder Joghurt, machen „milchig" und lassen kaum Muskeln entstehen, im Gegenteil. Man nimmt vielleicht am Po zu, aber alles ist so weich und hängt.

Nichts ist so unschön wie ein Po, der hängt. So wirken auch Weißmehlprodukt und kohlensäurehaltige Süßgetränke. Vielleicht ist das der Grund, warum die Menschen in den westlichen Ländern selten knackige Hintern, überhaupt selten runde Popos haben?

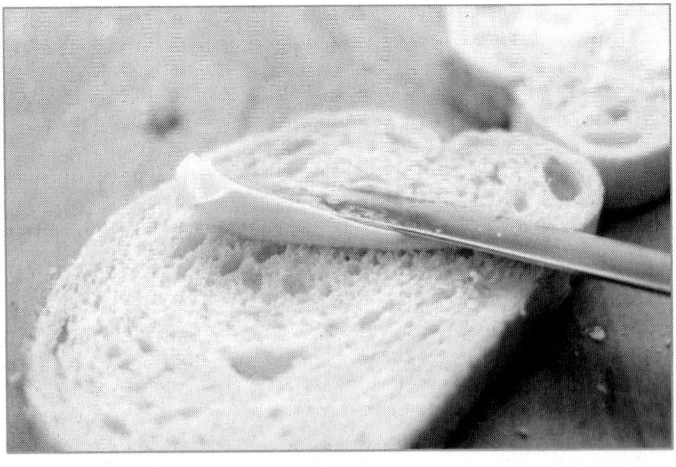

8.6 Schlank und trotzdem fett und dick: *skinny fat* – wie vermeidest du das?

„*Skinny fat*" oder schlank-fett beschreibt Menschen, die zwar schlank wirken, besonders wenn sie gekleidet sind, die jedoch einen relativ hohen Fettanteil und einen geringen Anteil von Muskelmasse haben.

Sie sind dünn, aber regelrecht mit Fett bedeckt. Sie haben zu viele Fettzellen im Körper. Es wabbelt am Po, am Bauch, vorn und seitlich, an den Beinen, den Armen, der Brust.

Sie haben einen Bauch, Speckrollen, Rettungsringe, wabbeliges Gewebe, einen hängenden Po, manche Männer haben fast busenähnliche Brüste.

Das passiert häufig Menschen, die Crash-Diäten machen, die zu schnell abnehmen wollen und keinen Sport treiben, bzw. nur den Kardio-Teil des Sportprogramms intensivieren, Menschen, die regelmäßig zu- und abnehmen (Jo-Jo-Effekt), Frauen nach einer Schwangerschaft, auch dünnen Menschen, die sich schlecht ernähren und sich kaum bewegen.

Wenn du schon übergewichtig bist, und nach dem Abnehmen nicht ein *Skinny Fat* sein willst, dann machst du Folgendes:

☺ Ernähre dich anders. Stelle deine Ernährung um und reduziere stetig die Menge an Milch-, Zucker- und Weizenerzeugnissen. Nudeln, Pizza, Brot, Käse, Milch, Joghurt, Sahne, gesüßte Schokolade, gesalzenes Zeugs, Fertigprodukte, Fastfood aller Art. Ideal ist eine eiweißreiche Ernährung mit ausreichendem pflanzlichem Öl, denn Proteine sind von großer Bedeutung, um Muskeln aufzubauen und zu versorgen. Pass auf, welches Fleisch du zu dir nimmst. Verarbeitete Fleischprodukte aller Art sind sehr schlecht und sollten nur hin und wieder verzehrt werden. Das Fleisch muss nicht unbedingt Bio sein. Auf jeden Fall die Menge pro Woche reduzieren.

☺ Das Fett muss umgewandelt werden in Muskeln. Deswegen ist es wichtig, nicht schnell sehr viel Fett zu verlieren. Iss reichlich Öl. Die Muskeln und die Vitamine brauchen es.

☺ Trinke gesund und nutze Getränke nicht, um den Hunger zu bekämpfen. Trink, wenn du Durst hast!

☺ Verzichte auf Crash-Diäten und plane langfristig deine Gewichtsreduzierung zusammen mit einer Ernährungsumstellung.

☺ Mache während der Abnehm-Kur nur ein leichtes Kardio-Trainingsprogramm. Am Anfang reicht es, 15 Minuten am Tag zu joggen und dabei nicht zu schnell zu laufen. Wechsel das Joggen ab mit Schwimmen, Radfahren und langen Spaziergängen.

☺ Nach dem Kardiotraining solltest du Krafttraining machen, ca. 5-10 Minuten Kraftübungen, beispielsweise: Liegestütze, Kniebeugen und Crunches. KEINE SIT-UPS. Vergiss Sit-Ups, bis du richtig viel Fett verloren hast! Liegestütze, Kniebeugen und Crunches reichen am Anfang aus.

☺ Nach und nach kannst du dann dein Sportprogramm steigern. Aber am Anfang ist es sehr wichtig, langsam vorzugehen.

Wenn du noch nicht übergewichtig bist, als schlanker Mensch aber dem *skinny fat* entkommen willst, oder es im Alter reduzieren möchtest (denn egal was man macht, dieses Phänomen kann man im Alter zwar reduzieren und daran arbeiten, aber ganz aufhalten kann man es nicht), dann solltest du dennoch die oben genannten Punkte für Übergewichtige befolgen. Zwar brauchst du keine Diät zu machen (im Gegenteil brauchen schlanke Menschen dann mehr Kalorien, um daraus mehr Muskeln aufzubauen), aber deine Ernährung musst du genauso anpassen wie sie auch. Dazu ist auch ein regelmäßiges Sportprogramm aus Kardio- und Krafttraining angesagt. So wirst du schlank und fit sein und bleiben sowie im Alter auch weiter einen schönen Körper behalten.

Skinny fat — was, tun, wenn du dünn und schlank, aber fett bist? Wabbeliges Gewebe an Bauch, Beinen, Armen, hängender Hintern?

Der größte Fehler wäre, sofort mit Kardio-Training einzusteigen und Diät zu machen. Das wird dazu führen, dass du noch wabbeliger wirst.

☺ Nimm zu: Du solltest versuchen, mehr Kalorien zu dir zu nehmen, um mehr Masse zu haben, denn du brauchst es später für den Aufbau deiner Muskulatur. Nimm so zu, dass du siehst, dass du runder und weniger wabbelig wirst.

☺ Nachdem du zugelegt hast, fange zuerst mit leichtem Krafttraining an. Vermeide weiterhin Kardio-Training. Trainiere jeden Tag mindestens zwei Wochen lang.

☺ Stelle nun deine Ernährung um, wie oben beschrieben: sehr eiweißreich, mit ausreichend Öl, Power-Kohlenhydraten (Kapitel 8.3.8) und iss dich immer satt.

☺ Fange nun mit Kardio-Sport an, 15-30 Minuten jeden Tag oder alle zwei Tagen, ca. zwei Wochen lang oder mehr, je nachdem wie du abgenommen hast.

☺ Intensiviere nun die Kraftübungen.

Du wirst sehen, dass du in wenigen Wochen wieder fest bist, du wirst wieder abnehmen, aber nichts bzw. nur wenig wird noch hängen.

8.7 Ernährungsbedingtes Übergewicht bei Kindern? So schützt man Kinder davor und so nehmen sie wieder ab

Die beste Prävention gegen das Übergewicht bei Kindern fängt schon in der Schwangerschaft an. Die Ernährung der Mutter in der Schwangerschaft programmiert auch das ungeborene Kind. Schon im Bauch kann die Veranlagung zum Fettwerden in den Zellen des Babys angelegt werden.

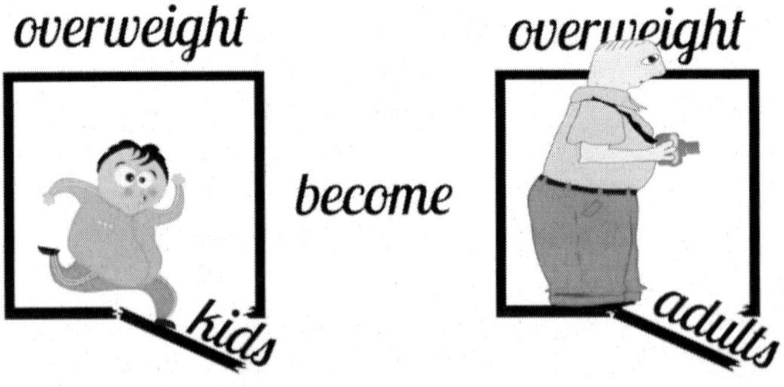

In der Schwangerschaft sollten werdende Mütter auf den übermäßigen Verzehr folgender Lebensmittel verzichten:

- ☹ Süßigkeiten
- ☹ kohlensäurehaltige Süßgetränke wie Cola oder Limo
- ☹ Alkohol
- ☹ Milch und Milchprodukte wie Käse
- ☹ Fertiggerichte
- ☹ Fast Food
- ☹ Chips
- ☹ Kuchen
- ☹ Pommes
- ☹ fettige Wurstwaren usw.

Sie führen zu einer starken Gewichtszunahme im Mutterleib und auch nach der Geburt.

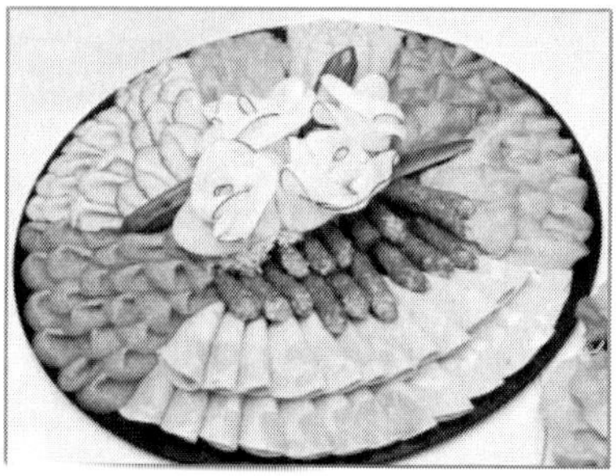

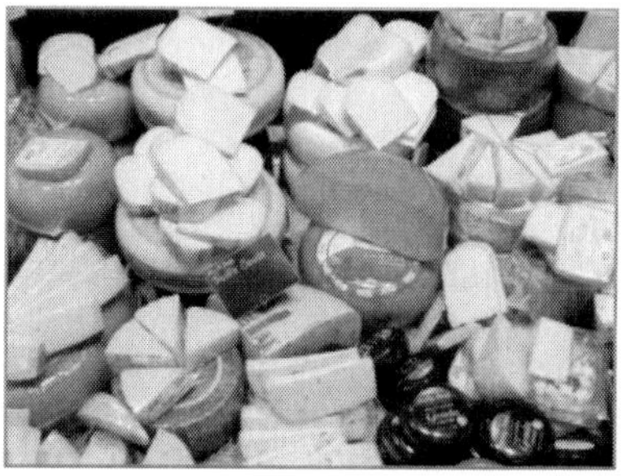

Die werdende Mutter sollte sich gesund ernähren, mit vielen basischen, vitamin- und mineralienreichen Lebensmitteln und Früchten, sowie gesund trinken, am besten Wasser. So installiert sich das gesunde Ernährungsprogramm „zur Bekämpfung" der Fettleibigkeit schon sehr früh im ungeborenen Kind. So ein Kind hat gute Chancen, kein Problem mit dem Übergewicht zu haben.

Die zweite Stufe des Schutzes der Kinder gegen das Übergewicht ist nach der Geburt. Kinder, die in den ersten 12 Monaten voll gestillt werden, haben das geringste Risiko übergewichtig zu sein. Neben dem Stillen sollten die frischen Mamas weiter auf ihre Ernährung achten, genau wie in der Schwangerschaft, denn alles, was sie essen wird durch die Muttermilch an das Kind weitergegeben und bestimmt auch die später bevorzugten Geschmackrichtungen der Kinder.

Kinder müssen schon sehr früh lernen, dass Getränke wie Cola und industrielle Nahrungsmittel wie Chips oder Pommes nicht zum Alltag gehören, daher sollten sie auch nur gelegentlich gegessen werden.

Sind Kinder durch Ernährungsfehler dennoch übergewichtig geworden, sollten die Eltern nicht den Fehler machen, den Kindern eine Diät vorzuschreiben. Bei Kindern ist es weder erforderlich noch ratsam Diät zu machen. Das bringt nichts. Es stresst die Kinder und so werden sie erst recht darauf getrimmt, ungesund zu essen. Sie werden es insgeheim tun, spätestens dann, wenn sie ihr Taschengeld bekommen und sich in der Schule etwas kaufen können.

Wenn die Kinder übergewichtig sind (oft passiert dies auch in Familien, in denen mindestens ein Elternteil auch übergewichtig ist) sollten die Eltern behutsam ihren eigenen Ernährungsstil verändern:

☹ Auf jeden Fall auf süße Getränke wie Cola verzichten

☹ Wenig Weizen (besonders Weißmehl)

☹ Wenig Milcherzeugnisse

☹ Wenig zuckerreiche Produkte

☹ Wenig Wurstwaren

☹ Aufhören mit Fast Food, Chips, Süßigkeiten in Masse, inkl. Marmelade

☹ Nicht rauchen in der Schwangerschaft. Studien belegen, dass Kinder später dick werden, wenn die werdende Mutter in der Schwangerschaft raucht

Die dritte Stufe der Prävention gegen das Übergewicht ist das sehr frühe Miteinbeziehen der Kinder beim Lebensmittel Aussuchen, Einkaufen, Zubereiten und Kochen. Außerdem sollte mindestens einmal am Tag warm gegessen werden, und mindestens einmal am Tag sollte das Gericht aus frischen Lebensmitteln bestehen. Gesüßte Getränke sind stark zu reduzieren und durch Tee ohne Zucker, Saftschorlen usw. zu ersetzen. Dabei sollte das Standardgetränk aber Wasser sein. Am besten ohne Kohlensäure.

Das Essen soll dem Kind schmecken!

Deswegen frag es, was es essen will. Lass es mitbestimmen, wie es die gesunde Zubereitung haben will. Es wird begeistert sein und mit Freude gern essen, was es mitentschieden hat. Sei allerdings nicht zu kategorisch ablehnend bei ungesunden Lebensmitteln.

Das Kind muss das Gefühl haben, dass es zwar nicht jeden Tag Pizza, Pommes und Hamburger essen darf, dass es diese Dinge aber manchmal bekommt. Dieses Gefühl nimmt ihm den Drang und die Sucht danach.

Will es Pommes essen, kein Problem. Wenn alles nach einem Plan geht, wird das Kind akzeptieren, dass es einmal in der Woche oder alle zwei Wochen Pommes gibt, weil es auch andere

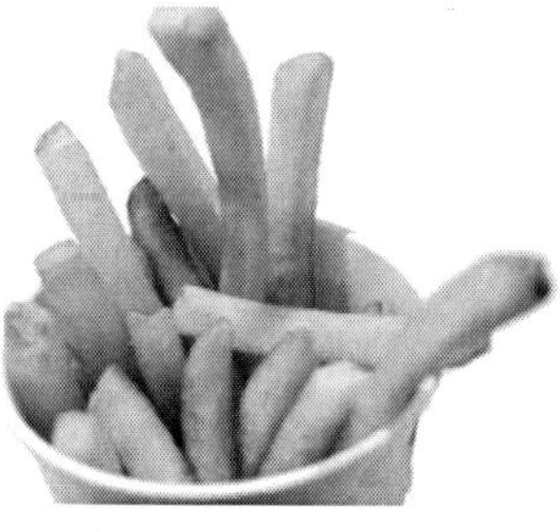

Gerichte gibt. Montag ist Nudeltag, Dienstag ist Reistag, Mittwoch ist Bratkartoffeltag, Donnerstag Couscoustag, Freitag Kartoffelbreitag,

Samstag Pommestag, Sonntag Lasagnetag usw. Das Kind hat Verstand! Es wird selbst erkennen, dass es bei so einer vielseitigen Ernährung nicht jeden Tag Platz für Pommes gibt, umso mehr freut es sich, wenn es dann mal Pommes gibt. Mit der Zeit ist das Programm dann so fest in ihm, dass es gar nicht mehr nervt mit Pommes, nachdem es sie bekommen hat. Es weiß selbst, dass es noch einige Tage warten muss, bevor es wieder so weit ist. Bis dahin stehen andere Lebensmittel auf der Tagesordnung, die ihm auch schmecken.

Die Kinder müssen nach dem Abendessen nichts mehr zu sich nehmen außer Obst und dies auch nur bis zu einer bestimmten Uhrzeit. Süßigkeiten nach dem Abendessen müssen kategorisch verboten werden, sowie Fruchtsäfte zu später Stunde.

9. TOP „INSIDER“ RATSCHLÄGE UND TIPPS ZUM ABNEHMEN

9.1 Kalt duschen! Kälte hilft beim Abnehmen – mein Experiment

Kalt duschen ist Medizin. Warm und vor allem heiß duschen ist dagegen eine Gefahr für die Gesundheit.

Kaltes Wasser hat viele Vorteile für den Körper:

☺ reduziert den Muskelkater

☺ reduziert den Stress

☺ kann in bestimmten Fällen bei Depression helfen

☺ gibt mehr Energie

☺ hilft bei trockener Haut

☺ regt die Fettverbrennung an

☺ stärkt dein Immunsystem

☺ erhöht den Testosteronspiegel und die Anzahl der Spermien im männlichen Körper

☺ vermehrt die Produktion des Antioxidans Glutathion

Sicher hast du den Namen noch nie gehört. Glutathion ist eines der stärksten Antioxidantien, die es überhaupt gibt und die vom Körper produziert werden. Durch die Kälte wird die Glutathion-Produktion angeregt, so wird unser Körper vor freien Radikalen geschützt und somit auch vor Entzündungen und Übergewicht.

Kalt duschen hilft beim Abnehmen

Wenn du kalt duschst, verringert sich automatisch und plötzlich die Temperatur deines Körpers. Der Körper aber versucht immer wieder, seine Temperatur auf 37° C zu bringen und dafür verbraucht er viel Energie. Energieverbrauch heißt Kalorienverbrennung. Deswegen kann man mit kaltem Duschen abnehmen, vorausgesetzt die Ernährungsumstellung ist voll im Gang. Das bedeutet, kalt duschen ist eine gute Hilfe bei einer Abnehmkur. Kalt duschen allein, ohne eine Ernährungsumstellung, hilft aber nicht viel.

Mein Experiment

Es war im Winter 2012/2013. Es war ein sehr kalter, schneereicher Winter, deswegen konnte ich nicht joggen gehen. Ich beschloss, jeden Morgen eine Stunde lang in schnellem Tempo mit leerem Magen spazieren zu gehen. Ich war ganz normal angezogen. Gleichzeitig achtete ich besonders auf meine Ernährung. Ich aß fast alles, außer Milchprodukte, Fertiggerichte sowie gesüßte Getränke wie Cola. Eigentlich genau so wie ich es auch sonst immer machte.

Nach ca. drei Wochen bemerkte ich Effekte, die ich so selbst beim harten Sport noch nicht erlebt hatte. Das Fett am Bauch war wie magisch verschwunden, besonders das hartnäckige Fett am Unterbauch. Ich verlor so viele Kilos, dass ich mich intensiver mit diesem Phänomen beschäftigte.

Ich entschied mich, mir meine Lehren aus Afrika näher anzuschauen. Ich hatte gelernt, dass kaltes Wasser auch ein Medikament ist, das Energie verbrennen lässt, den Stoffwechsel anregt, die Produktion von Glückshormonen stimuliert, die Haut schützt, u.v.m. Ich experimentierte weiter, ob dieses Phänomen auch mit kaltem Duschen ähnliche Ergebnisse liefert. Ich duschte im Winter über mehrere Tage minutenlang nur eiskalt und stellte fest, dass das Fett am Bauch und auch sonst überall nur so dahinschmolz! Ich hatte mehr Energie, keinen Hunger und war den ganzen Winter nicht krank. Seitdem dusche ich kalt, egal wie kalt es ist. Diese Erkenntnis hat mir nicht nur beim Abnehmen bzw. Gewicht Regulieren geholfen, sondern ich erfuhr noch erstaunliche Dinge für die Gesundheit. Meine Klienten sind auch begeistert von der Kalt-Duschen-Therapie.

Mit langen, kalten Duschen verbrauchen manche Menschen so viel Energie wie jemand, der kilometerlange Spaziergänge macht.

Aber ich betone noch einmal, kalt duschen sollte als gute Begleitung und Unterstützung einer gesunden Abnehmkur mit einer Ernährungsumstellung einhergehen. Alleine nutzt es wenig.

Mehr über die Heilkraft des Wassers und was es für unsere Haut tut, kannst du demnächst in meinem Anti-Aging Buch lesen. Trage dich für den Newsletter ein, um der Erste zu sein, der Auszüge aus diesem Buch liest: http://indayi.de/newsletter/

9.2 Intermittierendes Fasten: Fasten während eines Tages hilft dir, das Gewicht zu regulieren und das Wunschgewicht zu halten

Fasten während eines Tages – das bedeutet, lange Pausen zwischen den Mahlzeiten – unterstützt das Abnehmen, da es hilft das Zuviel an Essen aufzufangen. Tägliches mehrstündiges Fasten verhindert Gewichtszunahme. Tägliche Fastenperioden regulieren das Gewicht. Das ist ein Gesetz, das man in den alten afrikanischen Ess-Rhythmus-Traditionen lernt.

Ein Grundunterscheid zwischen der afrikanischen und der westlichen Vorstellung des Menschen liegt darin, dass die afrikanische Kultur Dinge nicht als Einzelnes betrachtet. Der Mensch ist als Ganzes zu sehen und lebt in einer Umgebung, die einen Einfluss auf ihn hat. Deswegen sind auch die Zeiten der Nahrungsaufnahme mit dem Bio-Rhythmus verknüpft und wie bei Tieren gab es zwischen den großen Mahlzeiten kleinere Lebensmittel, wie die Kolanuss, die dazu dienten, die Verdauung anzuregen und den Stoffwechsel wachzuhalten.

Lange Pausen zwischen den Mahlzeiten entsprechen am ehesten dem biologischen Rhythmus des menschlichen Körpers.

Die Konsumgesellschaft hat diese gesunde Realität aufgehoben und den Menschen zu einer Fressmaschine gemacht. Eine Maschine, die ohne Pause Essen aufnimmt und gleichzeitig keine Zeit hat, dieses vollständig zu verarbeiten und in Energie und Abfall umzuwandeln.

Die vielfach postulierten vielen kleinen Mahlzeiten am Tag in kurzen Zeitintervallen sind nicht natürlich.

Allein durch lange Pausen zwischen den Mahlzeiten können viele Menschen abnehmen, ohne noch etwas zu tun. Diese Erkenntnis ist auch wissenschaftlich bewiesen, wie man hier in einer Studie von Prof. Satchidananda Panda lesen kann: www.salk.edu/scientist/satchidananda-panda/

Durch lange Pausen zwischen den Mahlzeiten hat der Körper die Zeit und die Energie, das zugefügte Essen zu verarbeiten und umzuwandeln. Außerdem hat er genügend Zeit, um auf gespeicherte Fettreserven zuzugreifen, um die nötige Energie bis zur nächsten Mahlzeit zu haben.

Wenn zwischen dem Abendessen und dem Brunch 14-16 Stunden liegen und zwischen Brunch und Abendessen 8 Stunden, nimmst du ab, bzw. stabilisierst dein Gewicht. Das bedeutet Abendessen gibt es spätestens um 20 Uhr und um 10-11 Uhr isst du einen Brunch (weil es mehr ist als ein Frühstück), das nächste Abendessen gibt dann wieder zwischen 19 Uhr bis 20 Uhr. Das sind 8-9 Stunden nach dem Brunch. So ein Rhythmus lässt den Körper Fett verbrennen und auch Krankheiten bekämpfen. Um 6 oder 8 Uhr zu frühstücken ist nicht gesund für den Körper und für bestimmte Menschen, denn der Körper ist noch gar nicht richtig wach. Der Stoffwechsel ist noch im Leerlauf. Wenn er schon so früh Nahrung bekommt, wird viel davon einfach als

Fett gespeichert. Nun versteht man auch ein bisschen besser, warum viele Gläubige fasten, gesund sind und jahrzehntelang ihr Gewicht halten.

Faste zweimal im Monat den ganzen Tag, um den Körper zu entlasten (Anfang des Monats und Mitte des Monats).

Aber du musst vorsichtig sein! Eine Fastenkur ist nicht geeignet für Menschen, die unter gravierenden gesundheitlichen Problemen leiden. Auch Menschen, die Kreislaufprobleme haben, sollten nicht diese langen Pausen zwischen Mahlzeiten machen. Für all diese Menschen ist die Entschlackungskur die bessere Alternative.

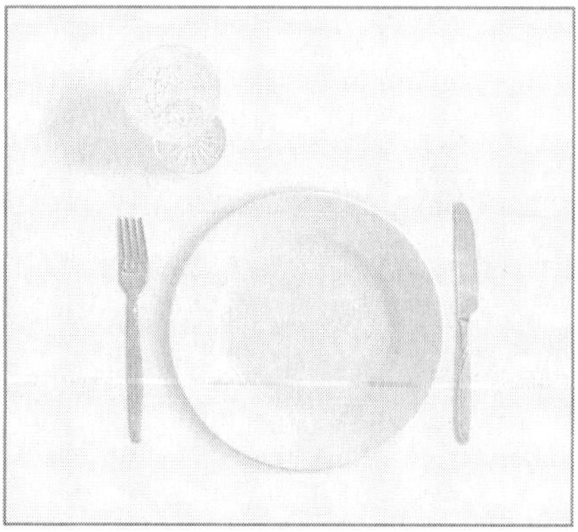

9.3 Entschlackungskur: Hilft beim Fettabbau und macht gesund

Eine Entschlackungskur befreit den Körper, das Blut und die Organe von Schlacken und Giften. Der Körper wir entsäuert. Sie hilft dem Körper Vitalstoffe besser aufzunehmen. Während der Entschlackungskur verlieren die meisten Menschen viele Kilos.

Der Hauptgrund warum Schlacken überhaupt entstehen, liegt in der falschen und schlechten Ernährung. Auch wenn man Lebensmittel nicht genug kaut, können Schlacken entstehen. Weitere Faktoren sind Alkohol, Nikotin, Medikamente, Umweltgifte, chemischen Stoffe (auch im Haushalt), Pollen, Schimmel, Hausstaub, aber auch psychische Faktoren wie Stress, Depression, Ängste sowie Bewegungsmangel können Schlacken verursachen. Die Schlackenstoffe lagern sich in Geweben, Haut, Gefäßen, in den Organen (Leber, Nieren usw.) Gelenken, Darm und Darmschleimhaut an.

Eine Entschlackungsernährung sollte basisch sein, zu empfehlen sind:

☺ viel Obst (besonders Ananas, Apfel, Papaya, Mango, Avocado, Beere)

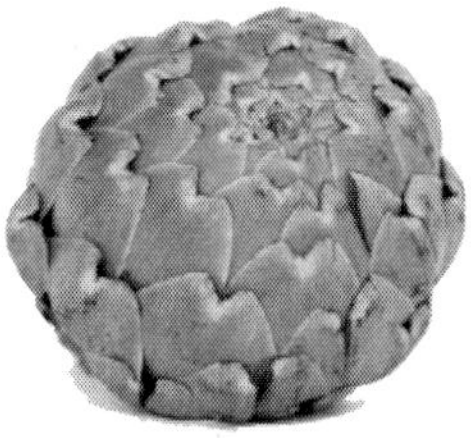

☺ Bitterpflanzen (Mariendistel, Artischocke, Wermut usw.)

☺ bittere Kräuter-Tees

☺ Noni-Saft aus der traditionellen exotischen Heilfrucht „Noni“, eine exotische Frucht, die auch unter dem Namen „indische Maulbeere“ bekannt ist

☺ frische Säfte (wegen der Enzyme)

☺ Gemüse; es sollte leicht gedünstet werden. Rohes Gemüse sollte nur begrenzt gegessen werden, um Gärung, und somit Verdauungsstörungen, zu vermeiden

☺ afrikanische Kohlenhydrate

☺ Reis

☺ bedingt Nudeln (Vollkorn)

☺ leichte Suppen

☺ Gewürze wie Ingwer, Zwiebel, Knoblauch. Sie gehören zu den wichtigen Entschlackungslebensmitteln. Sie sollten auch bei den verschiedenen Obst-Smoothies nicht fehlen

☺ Vitaminarmes Wasser ist zu bevorzugen

Lebensmittel, die zu vermeiden sind:

☹ Milch und Milchprodukte in großen Mengen

☹ Süßes

☹ Alkohol

☹ Kaffee

☹ schwarzer Tee

☹ Fertiggerichte

☹ Transfette

☹ kohlensäurehaltige Getränke, auch Wasser.

☹ Fleisch sollen stark reduziert werden, Wurstwaren sollten komplett vermieden werden

Sport und Bewegung sind sehr gut und fördern eine gute Entschlackung.

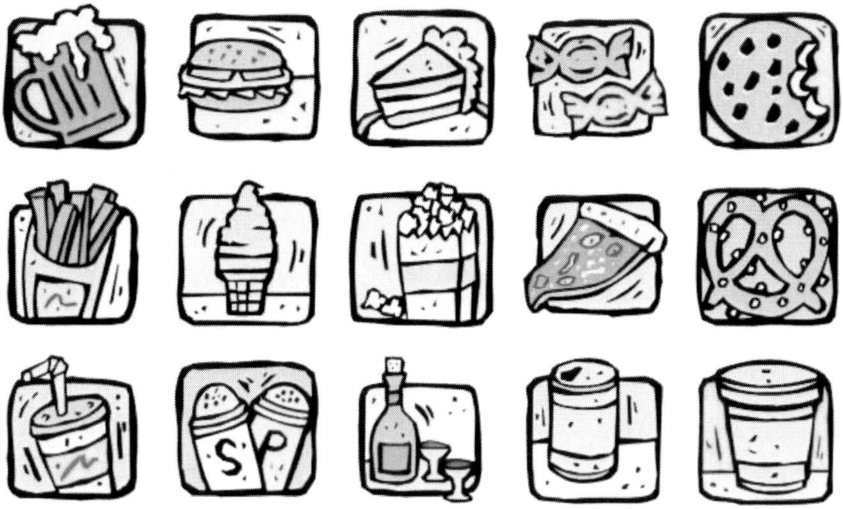

Eine gute Entschlackungskur sollte
mindestens eine Woche dauern,
sehr gut ist, wenn sie 4
Wochen dauert!

9.4 Die Sonne macht dünn

Allgemeine Beobachtungen und die Lehren aus Afrika brachten mich dazu, genauer zu recherchieren, ob und wie die Sonne dünn machen kann.

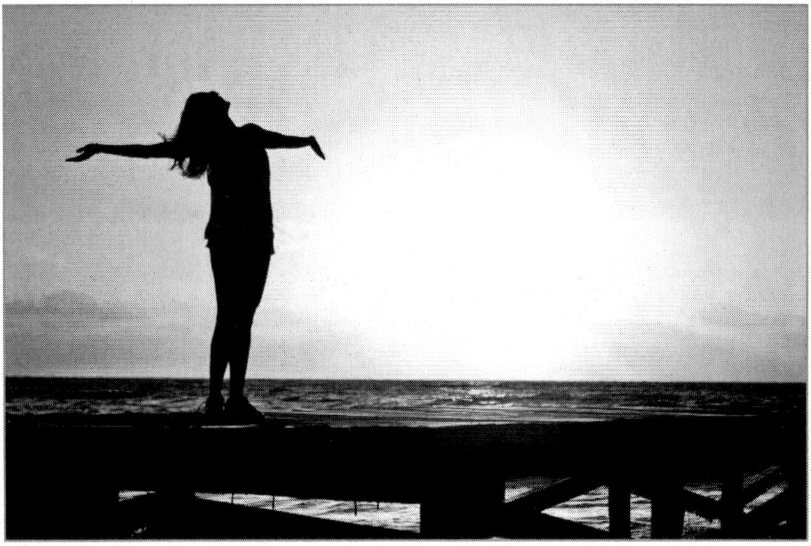

Die Sonne kurbelt den Stoffwechsel an!

US-Forscher fanden heraus, dass besonders die Sonne vom frühen Morgen bis späten Vormittag helfen kann, Gewicht zu verlieren. Sie hat einen direkten Einfluss auf unsere innere Uhr und kurbelt unseren Stoffwechsel und die Energieverbrennung an. Die Studienteilnehmer, die jeden Morgen Sonne tankten, hatten einen spürbar niedrigeren BMI als die Vergleichsgruppe. Das hat vielleicht auch mit der Vitamin D-Zufuhr zu tun.

Es scheint tatsächlich so zu sein, dass die Sonne wegen des Vitamin D dünn macht. Dies bestätigen immer mehr Untersuchungen. Beim 91. Jahreskongress 2009 der *Endocrine Society* in Washington, D.C., USA, berichteten Forscher der University of Minnesota darüber. Die Forschungsleiterin, Prof. Shalamar Sibley sagte:

> **„Es ist bekannt, dass Vitamin D-Mangel mit Übergewicht in Verbindung steht, aber bisher war nicht klar, ob der Mangel das Übergewicht verursacht oder umgekehrt."**

In der Studie untersuchten die Wissenschaftler, ob der Vitamin D-Spiegel im Blut zu Beginn und am Ende einer Diät einen Einfluss auf den Erfolg hat.

Die Forscher untersuchten 11 Wochen lang 38 übergewichtige Frauen und Männer, die Diät machten. Es wurde vor der Diät sowohl der Vitamin D-Spiegel im Blut, als auch die Fettverteilung im Körper gemessen. Im Durchschnitt hatten die Probanden einen niedrigen Vitamin D-Spiegel.

Das Ergebnis war eindeutig: Es zeigte sich eine direkte Verbindung zwischen Vitamin D und Gewichtsabnahme. Jedes zusätzlich zugeführte Nanogramm pro Milliliter (1 ng/ml) Vitamin D-Serum im Blut führte zu einem zusätzlichen Gewichtsverlust von knapp 196 Gramm. Darüber hinaus hatte das zusätzliche Vitamin D auch einen Nebeneffekt auf die Verteilung der Fettpolster am Körper: Das Bauchfett nahm überproportional ab.

„Unsere Ergebnisse legen die Möglichkeit nahe, dass die Zugabe von Vitamin D zu einer kalorienreduzierten Diät zu einem besseren Gewichtsverlust führt“, sagte Forschungsleiterin Sibley.

9.5 Nicht zu heiß und nicht zu kalt essen macht dünn

Heiß essen macht dick!
Essen abkühlen lassen!

Am besten ist es, wenn du gekochte Gerichte, Tee, Kaffee und Co. lauwarm zu dir nimmst. Trinke abends Wasser oder dein Lieblingsbier nicht kalt, bzw. nicht direkt aus dem Kühlschrank. Auch die Suppe sollte nicht sehr heiß gegessen werden. Iss kalte Nahrungsmittel am besten mittags und nicht abends. Um den Mittag läuft der Körper in Hochform. Während dieser Zeit kann er einfacher die feste klebrige Wurst, die Butter, den Schmand und den Käse ohne viel Anstrengung verarbeiten, so dass weniger Entzündungen entstehen, als wenn du all das abends isst.

In den tropischen Ländern, wie in Kamerun, isst man nie heiß. Man lässt das essen zuerst ausdampfen. Bedingt durch das Klima ist das Wasser meistens nicht richtig kalt.

Probiere es und du wirst selbst so überrascht sein, wie gut es dir tut!

Lebensmittel, die du ohne Problem zu jeder Zeit essen kannst sind Obst, Salat, Gemüse. Problematische Lebensmittel, die zur falschen Zeit und kalt gegessen fett machen können: Käse, Wurst, Butter, Joghurt, Weißmehlprodukte (Brot, Nudeln, usw.).

Wenn du Reis mit Öl kochst und dann ca. 12 Stunden abkühlen lässt, wird die Stärke neutralisiert.

Und das soll bis zu 60% der Kalorien killen?

Ja! Sudhair James, einer der Forscher, die das Phänomen untersuchen, erklärt es so: Durch das Abkühlen bilden sich resistente Stoffe, die der menschliche Körper im Vergleich zur Stärke nicht aufnimmt. Die „resistente Stärke“ wird also sehr viel weniger vom Körper absorbiert. Außerdem ist sie gegenüber den körpereigenen Enzymen, welche die Nahrung zerlegen, widerstandsfähiger. „Die Kühlphase ist entscheidend, weil dabei der lösliche Teil der Stärke, die sogenannte Amylose, die Reiskörner verlässt“, so der Wissenschaftler aus Sri Lanka. Resistente Stärke ist für die Verdauungsenzyme unzugänglich.

Quelle: https://de.style.yahoo.com/post/136252542688/so-kochen-sie-reis-mit-60-weniger-kalorien

9.6 Muss ich auf vieles verzichten, wenn ich abnehmen oder ein Sixpack haben will?

Jein

Ein ungesunder Tag in der Woche wertet die gesunden Tage auf. Es tut der Psyche und auch dem Körper gut, immer wieder diese kurzen, kleinen Breaks zu haben. Du schätzt das Gesunde mehr, wenn du ab und zu das Ungesunde zu dir nimmst. Ganz generell bin ich kein Fan von totalem Verzicht. Aber Tatsache ist auch, dass man allgemein und besonders während der Abnehmkur bestimmte Lebensmittel vermeiden, bzw. stark kontrollieren und reduzieren sollte:

- ☹ isolierte Kohlenhydrate von Getreide (Pasta zum Beispiel)
- ☹ Milch und Milcherzeugnisse, besonders wenn sie nicht Bio sind
- ☹ verarbeitete Wurst und Fleischwaren

☹ fettiges Schweinefleisch

☹ Kuchen

Diese Lebensmittel sollte man nicht total verbieten, aber nur sehr wenig davon essen. Ich esse auch Weißbrot, Käse, Schinken. Aber nur einmal in der Woche, am Sonntag bei meinem Sonntagsfrühstück mit der ganzen Familie. Ich freue mich auf diesen Tag, aber ich freue mich auch darauf, die ganze Woche ohne diese nicht ganz so gesunden Lebensmittel auszukommen.

Produkte, auf die man bei der Abnehmkur total verzichten sollte sind meiner Meinung nach:

☹ Gesüßte, kohlensäurehaltige Getränke, wie Cola, Fanta und Limonade, Süßigkeiten

☹ transfetthaltige Lebensmittel

☹ Fertiggerichte aller Art

☹ Chips, gesalzene und mit Fett geröstete Nüsse

Du solltest auch einen Tag in der Woche haben, an dem du ein bisschen von den Sachen isst, die ungesund sind. Ich nenne es meinen Sündentag.

9.7 Was tun, wenn zwischen den Mahlzeiten der Hunger anklopft?

Wenn du zwischen den Mahlzeiten Hunger hast, kannst du einiges tun, ohne Angst zu haben.

Die Bitacolanuss (oder Kolanuss), ganz oder als Pulver in Getränken, ist der beste Hungerstiller.

Am besten hast du folgendes Obst immer da:

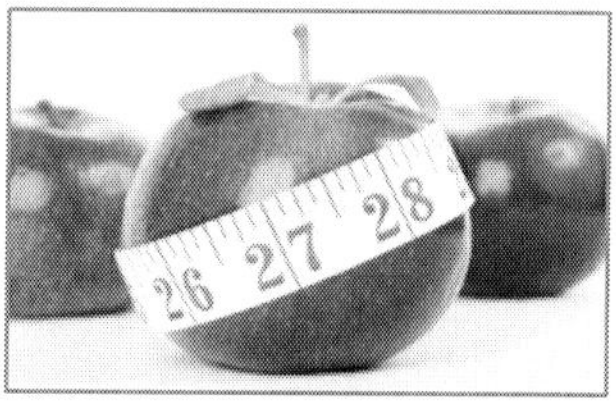

- ☺ Banane
- ☺ Apfel
- ☺ Mango
- ☺ Kokosnuss. Kokosnuss ist eine Wunderwaffe gegen den Hunger

und Gemüse:

☺ Karotte

☺ Süßkartoffel

Außerdem

☺ ein Stück Rindfleisch/Fisch gegrillt oder gebraten

☺ gegrillte Kochbanane mit Avocado

☺ Avocado

Das sind meine Favoriten und sie hemmen danach den Hunger total. Ein Frucht-Smoothie tut auch sehr gut.

9.8 Den Jo-Jo-Effekt verhindern: Ganz natürlich, ohne Mühe und Verzicht

So lässt sich der Jo-Jo Effekt am besten verhindern

☺ Eine allgemeine Ernährungsumstellung mit kontrolliertem Verzicht auf entzündungsreiche Lebensmittel – wie Weißmehl, Milchprodukte, Fertigprodukte, Süßigkeiten – Verzicht auf kohlensäurehaltige Getränke – süße und auch nicht süße – hin zu basischen Lebensmitteln mit vielen Kräutern und Gewürzen, Öl und einer vitaminreichen Ernährung. Generell ist eine ausgewogene Ernährung positiv.

☺ Den gesamten Gewichtverlust langfristig angehen. Um zum Beispiel 3 kg abzunehmen, ist es besser 6 bis 8 Wochen einzuplanen, als zu versuchen innerhalb von 10 Tagen alles wegzubekommen. Ein langsames und kontrolliertes Abnehmen tut dem Körper gut, der dies auch als Entgiftung erlebt, er hat Zeit sich diesem neuen Programm anzupassen und alle Organe dementsprechend darauf einzustimmen. Der Magen passt sich ebenfalls an. Das erreichte Gewicht hält länger, auch über Jahre, denn man kann sich eher an eine kleine Lebensmittreduktion gewöhnen als an eine drastische.

☺ Vitamin D: Siehe Kapitel 8.2.5 „Gute Vitamin D-Versorgung“

☺ Sport und Bewegung, im Rahmen: Muskelaufbautraining, Ausdauertraining. Zu viel Sport und Muskelaufbau unterliegen den gleichen Effekten wie eine Diät. Wenn man sehr viel Sport treibt, schnell und intensiv Muskeln aufbaut und dann irgendwann damit aufhört, nimmt man oft zu. Man sieht das häufig bei Sportlern oder Bodybildern, wenn sie aufgehört haben Sport zu treiben. Deswegen muss das Sportprogramm so sein, dass man es ohne Stress und Druck in sein normales Leben integrieren kann. Besser alle zwei Tage 30 Minuten oder jeden Tag 10-15 Minuten joggen und dazwischen 5 Minuten Muskelaufbautraining oder Gymnastik machen, als nur zwei Mal pro Woche 2 Stunden lang joggen oder jeden Tag eine Stunde Sport treiben. Je intensiver das Training ist, desto mehr verliert man an Gewicht, aber umso schneller auch die Motivation und die Lust. Es wird zu einem Zwang und irgendwann hat man keine Lust mehr sich zu „quälen“. Man fällt wieder in alte Gewohnheiten zurück mit all ihren Folgen.

☺ Generell sollte man eine Esskultur pflegen. Dem Körper tun Essrituale gut. Zum Beispiel solltest du nicht nach dem Abendessen noch naschen, nicht vor dem Fernseher Chips und Co. essen, sondern die Mahlzeiten respektieren. Die Anzahl der Mahlzeiten (auch die Uhrzeit) ist aus meiner Erfahrung egal, aber sie sollte beständig sein, damit der Körper sich daran gewöhnt.

☺ Wenn du aus Versehen mehr gegessen hast (das kann passieren, denn du darfst nicht den Fehler machen, fanatisch zu sein und dir null Toleranz zu erlauben) als normalweise (an Geburtstagen oder Weihnachten usw.), dann solltest du nicht erst warten, dass du zulegst, bevor du wieder reagierst. Nein, die zu viel zugeführten Kalorien werden sofort am Tag danach mit weniger Essen abgebaut. Nach zwei, drei Tagen ist alles wieder okay und du kannst weitermachen wie früher. Das hilft sehr und der Körper behält ohne viel Stress sein Gewicht. Man nimmt gar nicht zu.

☺ Knabberkram reduzieren. Man merkt gar nicht, wie viel man am Ende des Tages gegessen hat. Das Knabberzeug ist oft schlimmer als das Essen selbst.

☺ Wichtig: ab und zu Ungesundes essen tut gut. Ab und zu nach Lust und Laune essen signalisiert dem Körper, dass man die Kontrolle hat und dass er keine Angst haben braucht. Dieser psychologische Faktor ist sehr wichtig. Mal ein Eis, eine Cola, mal ein Croissant kann nicht schaden, im Gegenteil.

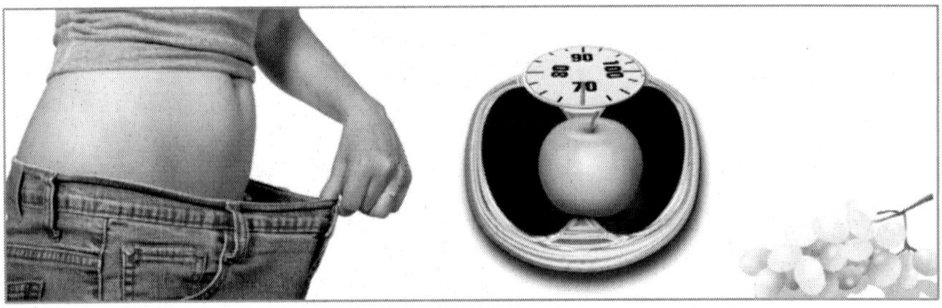

9.9 Hungerattacken vermeiden

Fast jeder erlebt Heißhungerattacken, die schwer zu kontrollieren sind, besonders wenn man auf Diät ist. Sie sind manchmal kaum im Zaum zu halten, so groß ist der Drang.

Ich lese immer wieder, dass manche Experten oder Quellen sagen, dass Heißhungeranfälle sich vermeiden lassen, wenn man weiß, wodurch sie entstehen. Dem stimme ich nur bedingt zu, denn man weiß im Allgemeinen immer wodurch sie entstehen.

Heißhunger entsteht durch Faktoren wie Unzufriedenheit, Stress, Müdigkeit, Unwohlgefühle, psychische Probleme. Heißhungerattacken treten aber oft plötzlich auf, häufig ohne Ankündigung und auch nicht regelmäßig.

Das bedeutet, wenn du heute aufgrund von Stress Fressanfälle hast, kann es sein, dass du morgen unter gleichen Bedingungen keine Anfälle hast. Deswegen ist es nicht immer einfach vorherzusagen, ob und wann sie auftreten.

Wenn sie dann auftreten, hast du hier einige Tipps, um dennoch nicht ohne Kopf und ohne Halt alles in dich hineinzustopfen.

Das kannst du tun, wenn du Heißhungerattacken hast oder wenn du Hungerattacken vermeiden willst

☺ Überprüfe, ob es wirklich nur eine Heißhungerattacke ist oder richtiger Hunger

Wann hast du das letzte Mal gegessen? Was hast du gegessen? Wenn es möglich ist, dass du Hunger hast (wenn es zum Beispiel 16 Uhr ist und deine letzte Mahlzeit um 12 war und es nur ein kleiner Teller Salat war), dann iss etwas. Überwinde den Widerstand und iss etwas.

☺ Rede dich stark

Ein kleiner Satz bewirkt Wunder:

„Ja, ich bin satt und brauche wirklich nichts und das ist gut so."

Das wirkt bei meinen Klienten wie ein Wunder und die Attacken verschwinden. Weitere Sätze können sein:

„Ich weiß, dass ich keinen Hunger habe."

„Ich weiß, dass es nur ein Gefühl ist. Das ist nicht real. Ich habe gegessen. Ich bin satt, und es geht mir gut so."

„Ich bin satt und ich brauche nur Entspannung."

☺ Setze dir Fristen

Diese Erfahrung habe ich bei mir selbst gemacht und meinen Klienten im Coaching vorgeschlagen, und auch bei ihnen wirkt es gut. Wenn du öfter Heißhungerattacken auf

Schokoladen und Süßes hast, dann setze dir Fristen, indem du zum Beispiel sagst:

„Nach Weihnachten und Neujahr, das heißt ab dem 2. Januar bis Ostern gibt es keine Süßigkeit mehr bei mir, egal in welcher Form. Ich bin gewillt diese Entscheidung zu respektieren und ich werde sie respektieren, denn ich bin stark!“

Du wirst erstaunt sein, wie das wirkt. Wenn Heißhungeranfälle kommen, wird dein Unterbewusstsein dich automatisch an deine Entscheidung erinnern, und plötzlich werden die Anfälle verschwinden. Das glaubst du nicht? Dann probiere es aus! An Ostern kannst du dann wieder Süßes essen und dir dann wieder eine neue Frist setzen. Irgendwann wirst du kaum noch Anfälle auf Süßes haben. Jetzt hast du die Kontrolle. So verzichte ich, ohne zu kämpfen, monatelang auf Zucker und Co. ohne Anfall.

☺ Wähle gut, was du isst.

Ich habe eine kleine Umfrage unter meinen Klienten und im Internet gemacht. Es ging daraus hervor, dass Menschen viel häufiger Heißhungeranfälle erleben, wenn sie sich lieber von Produkten aus Weißmehl, Nudeln, Kuchen, Jogurt, Käse, Pizza, Burgern, Fertiggerichten, Milchprodukten, zuckerreichen Lebensmitteln und verarbeiteten Wurstprodukten ernähren, anstatt von Gemüsen und guten Kohlenhydraten. Dies hat mit dem Salz und dem Zucker, die darin enthalten sind, zu tun.

Milch, Zucker und Mehl machen süchtig, und man hat immer das Verlangen nach mehr.

Besonders wenn man daran gewöhnt ist und aufgrund einer Diät darauf verzichtet, wird man noch häufiger Heißhungeranfälle erleiden (wie jemand, der Drogen nimmt und auf Entzug ist).

☺ Iss Bitacola und der Hunger ist weg.

☺ Kokosnuss bekämpft den Heißhunger sehr effektiv

☺ Iss eine Mango und der Hunger ist sofort weg. Den gleichen Effekt hast du mit Papaya oder Ananas.

☺ Iss würzig

Chilischoten und Thymian reguliert den Appetit und hemmen den Hunger.

☺ Tees aus frischer Minze und frischem Ingwer mit Zitrone hemmen den Hunger auf Süßes. Wasser trinken hilft auch.

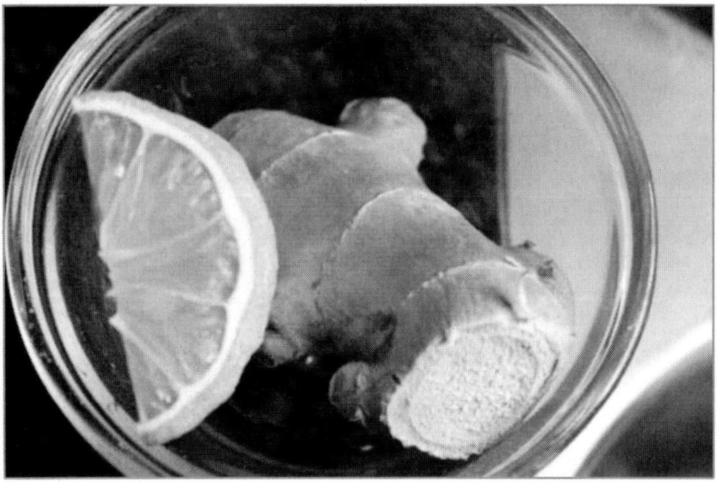

☺ Lenke dich bewusst ab, rufe zum Beispiel jemanden an. Nach ca. 20 Minuten wird dieses Gefühl verschwinden.

☺ Geh raus an die frische Luft oder geh spazieren.

☺ Sport treiben

Mache ein paar kleine Übungen. Sport treiben wirkt allgemein sehr gut gegen Heißhungeranfälle.

☺ Iss 1 oder 2 Stunden nach dem Abendessen einen Apfel und du wirst sehen, dass die Lust auf Süßes oder Salziges weg ist oder gar nicht erst kommt. Banane geht auch, aber Apfel ist besser. Nüsse bitte nicht.

☺ Entferne dich vom Ort des Essens.

☺ Iss dich immer satt.

☺ Vermeide ständiges essen ohne Disziplin.

☺ Wenn die Hungerattacke sehr intensiv ist und du nicht widerstehen kannst, dann mache nicht den Fehler mit Kleinigkeiten anzufangen, die dich nicht satt machen können. Iss dann etwas Richtiges, das dich satt macht. So vermeidest du, dass du viel mehr isst, als dein Hunger eigentlich braucht.

9.10 Trotz aller Anstrengungen nimmst du nicht ab, bzw. nimmst zu – was tun?

☹ Alles lief gut, du nahmst tatsächlich ab, aber plötzlich geht nicht mehr?

☹ Du hast es mit allen Arten von Diäten probiert?

☹ Du ernährst dich eigentlich ganz gesund und vernünftig, du nimmst wenige Kalorien zu dir, du treibst Sport und dennoch nimmst du nicht ab?

☹ Du bist frustriert und weißt nicht mehr, was zu tun ist?

☹ Du fragst dich, woran es liegen kann, dass du, egal, was du machst, nicht abnimmst oder sogar zunimmst?

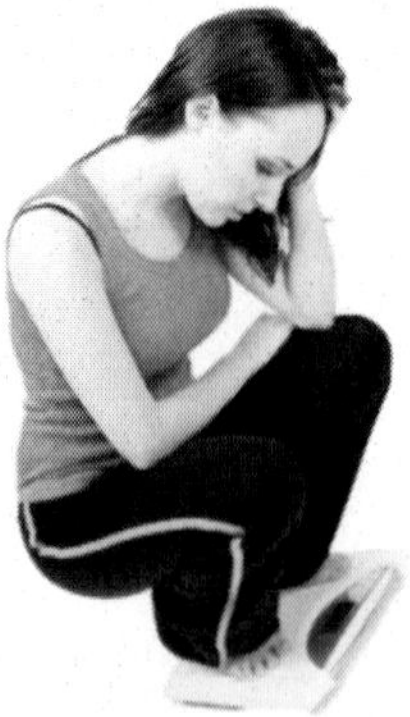

☹ Auch Methoden, die früher erfolgreich waren, wirken nicht mehr?

☹ Es ist so, als ob der Körper sich weigert dir zu gehorchen?

☹ Der Fettabbau ist ins Stocken geraten?

Viele meiner Kunden kommen zu mir mit dieser Sorge und wollen wissen, was los ist.

Es gibt mehrere Gründe, die zu diesem Mechanismus führen

- Mangel an Vitamin D

Mein Ratschlag:

Öfter rausgehen und Sonne tanken

Auch im Winter täglich mindestens 30 Minuten rausgehen. So kann unsere Haut die Sonne absorbieren.

- Mangel am Coenzym Q10, an L-Carnitin und an Magnesium

Mein Ratschlag:

Nahrungsmittel essen,

die diese Stoffe enthalten.

Das Coenzym Q10 kommt vor in:

☺ Fleisch (vor allem Innereien wie Leber)

☺ Fisch (Sardinen, Makrelen, Lachs usw.)

☺ Nüssen

☺ Hülsenfrüchten

☺ Zwiebeln

☺ Kartoffeln

☺ Sonnenblumenkernen

☺ Spinat

☺ Pflanzenölen (Palmöl, Kokosöl usw.)

☺ Kohlprodukten (Blumenkohl, Kohlrabi, Rosenkohl, Brokkoli)

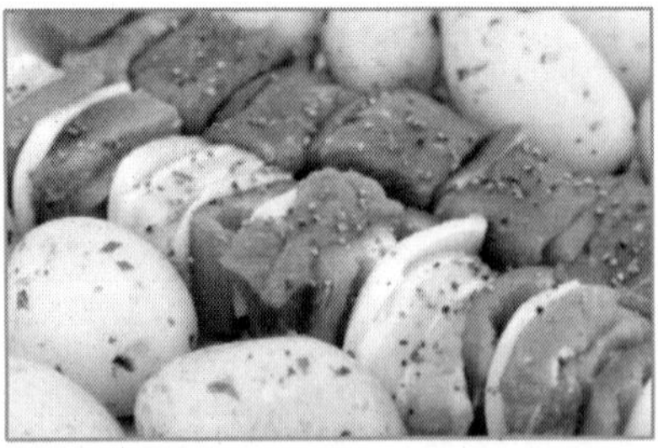

L-Carnitin kommt vor allem vor in

- ☺ Fleisch, besonders in Rind- und Kalbfleisch

In sehr geringer Konzentration (nicht ausreichend!) auch in

- 😐 Pilzen
- 😐 Käse
- 😐 Brot
- 😐 Nudeln
- 😐 Reis
- 😐 Milch
- 😐 und kaum in Gemüsen und Ölen

Magnesium kommt als Verbindung in vielen Lebensmitteln vor:

- ☺ Vollkornprodukten
- ☺ Kürbiskernen
- ☺ Sonnenblumenkernen
- ☺ Spinat
- ☺ Kohlrabi
- ☺ Obst (wie Beeren, Orangen, Bananen)
- ☺ Sesam
- ☺ Wasser (Mineralwasser, Heilwasser, Leitungswasser)
- ☺ Fisch
- ☺ Leber
- ☺ Geflügel
- ☺ Nüssen (wie Cashew, Erdnüssen)
- ☺ Kartoffeln

- ## Monotonie

Dass man alles tut und dennoch nicht mehr abnimmt, kann mit Monotonie zu tun haben. Der Körper ist keine statische Maschine. Er versucht, sich jeder Situation anzupassen und zum Ursprung zu bringen. Er ist klüger und intelligenter, als wir denken. Wenn er sich angepasst hat, dann kann die gewählte Methode nicht mehr helfen. Der Körper „neutralisiert“ faktisch die Wirkung der Methode und nichts passiert mehr.

Mein Ratschlag: Den Körper austricksen

Die Sportübungen ständig wechseln und variieren und eine abwechslungsreiche Ernährung fördern. Iss nicht immer die gleichen Lebensmittel in der gleichen Menge, auch wenn sie gesund sind. Wenn du Diät machst, mache nicht die gleiche Diät über längere Zeit. Steige nach einiger Zeit aus, mache was anderes und komm später wieder darauf zurück. So wirst du deinen Körper immer in Bewegung halten.

Je mehr du abnimmst, desto weniger Kalorien brauchst du

Das bedeutet, dass dein schlankerer Körper nicht mehr so viel verbrennt wie zu den Zeiten als du noch mehr gewogen hast. Nimmst du nach der ersten Phase des Abnehmens die gleiche Menge an Kalorien zu dir, die dazu geführt hat, dass du leichter wirst, wirst du irgendwann nicht mehr abnehmen und vielleicht sogar zunehmen, denn durch den Fettabbau-Prozess sinkt auch dein Grundumsatz.

Wie das geht? Am Anfang wogst du 100 kg. Und aßt 2500 Kalorien am Tag. Um abzunehmen, nahmst du nur noch 2000 Kalorien am Tag zu dir und wiegst nun nach einigen Monaten nur noch 80 Kg und dann plötzlich geht nichts mehr. Das liegt daran, dass du nun 20 kg leichter geworden bist, dein Kalorienverbrauch gesunken ist, aber du isst immer noch 2000 Kalorien am Tag. Das ist für den Körper nun aber zu viel. Er hat deinen Grundumsatz gesenkt, um sich anzupassen. Nun sind 2000 Kalorien für ihn zu viel, weil er mit deinen 80 kg weniger verbrennt als vorher mit 100 kg. Um nun weiter abnehmen zu können, musst du deine Tageskalorien weiter senken, zum Beispiel auf 1800 kcal und auf einmal wirst du wieder Gewicht verlieren.

Mein Ratschlag: Langsam, aber stetig deinen Kalorienverbrauch kontrolliert senken

Am Anfang 10% weniger, nach 6 Wochen 15%, nach 3 Monaten 20% usw. bis zu deinem Wunschgewicht. Das wird 100% funktionieren und dabei bleibst du gesund, ohne den Körper zu stressen.

- ## Mit dem Erfolg wird man nachlässiger und weicht immer stärker vom Programm ab

Du hattest dir früher nur ein Eis im Monat gegönnt. Nun sagst du dir, zwei könnte gehen. Es geht vielleicht auch. Dann sagst du, wenn zwei gehen, dann kann ich auch beim Jogurt wieder eine Ausnahme machen. Anstatt von einem Becher jetzt zwei Becher. Es geht noch. In dieser Euphorie erweiterst du dann die Ausnahmen und irgendwann holt dich plötzlich die Realität ein. Du stagnierst oder nimmst sogar zu, obwohl du glaubst im Großen und Ganzen nichts geändert zu haben.

Mein Ratschlag: Reduziere bewusst die mehr zugefügten Kalorien an anderen Stellen, um das Gleichgewicht wiederherzustellen.

Oder nimm einfach in den nächsten Tag allgemein weniger Kalorien zu dir. So kann man sich flexibel, so oft man will, Ausnahmen erlauben.

- ### Ungesunde oder schlechte Darmflora

Studien haben gezeigt, dass übergewichtige Menschen häufiger eine ungesunde Darmflora aufweisen als normalgewichtige und diese verhindert, dass die Verdauung normal abläuft. Siehe Kapitel 8.2.7.

Mein Ratschlag: Die Darmflora ständig reinigen und säubern!

- Heimliche Entzündungen durch gesunde Lebensmittel

Mein Ratschlag: Auch gesunde Lebensmittel, wie Obst, sollten nur in Maßen gegessen werden.

Zu viel davon kann Entzündungen hervorrufen und man sammelt durch zu viel Obst auch unbewusst viel Zucker im Körper, der dazu führt, dass man nicht abnimmt, obwohl man weniger isst.

- Wasser

Das Wasser kann verhindern, dass du abnimmst oder sogar zunimmst. In meinen Büchern „DAS ESSENS-DRAMA UND DAS ENDE DES ÜBERGEWICHTS“ (ISBN 978-3-946551-44-7) und „FETTWAMPE? Ja, aber richtig!“ (ISBN 978-3-946551-47-8) ist genau beschrieben, warum das so ist. Überprüfe deswegen deine Trinkwassergewohnheit. Verzichte zum Beispiel auf Wasser aus Plastikflaschen und mit Kohlensäure. Das allein hat schon bei vielen meiner Klienten Wunder bewirkt. Ja, das gute Wasser kann wirklich dick machen.

Weitere Gründe, warum das Abnehmen ins Stocken geraten kann

☹ Stress und Druck können dazu führen, dass der Fettabbau ins Stocken gerät.

☹ Wenn du die Verantwortungen für die Fehler, die während deines Abnehmprogramms passieren, nicht übernimmst.

☹ Krankheiten und Medikamente können den Fettabbau stoppen und sogar zu Gewichtszunahme führen.

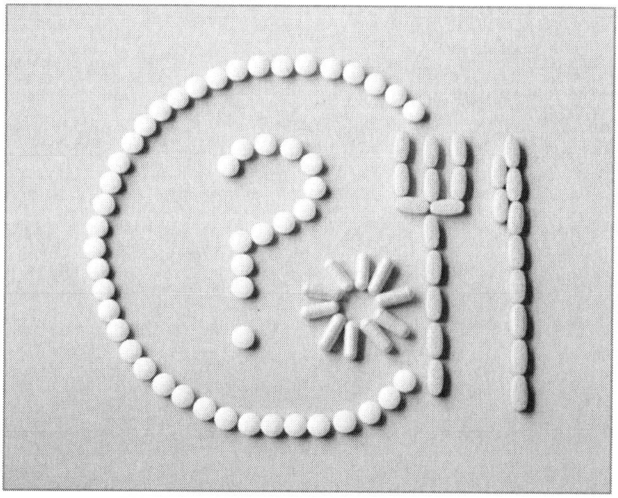

☹ Zu heißes Essen und Trinken kann verhindern, dass du abnimmst.

In einem Satz gesagt: Worauf verzichten, wenn du abnehmen willst?

Du solltest verzichten auf:

☹ Milchprodukte wie Sahne, Butter, Käse, Quark. Das wird dein Immunsystem wesentlich stärken. Du wirst merken, dass bestimmte Leiden wie Migräne, Kopfschmerzen, unreine Haut, Blähungen und Magen-Darm-Probleme verschwinden bzw. nicht mehr so intensiv zu spüren sind. Der Mensch ist das einzige Wesen, das im Erwachsenenalter noch Milch trinkt. Das ist nicht natürlich. Es geht hier um einen übermäßigen Verzehr von Milchprodukten. Ein bisschen davon stört die Gesundheit ganz sicher nicht.

☹ Fertiggerichte und verarbeitete Speisen: Sie enthalten zu viele Chemikalien, welche die Fettverbrennung praktisch unmöglich machen

☹ Fast Food

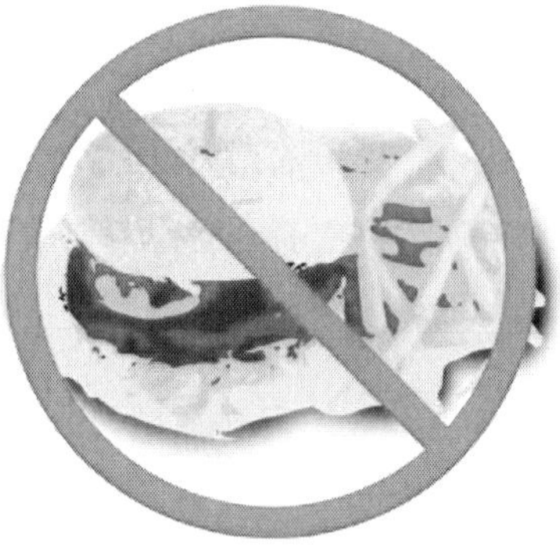

☹ zuckerreiche Nahrung

☹ fades Essen

☹ alle fettarmen Produkte und *light*-Nahrungsmittel

☹ kaltes Essen

☹ fettfreies Essen (pflanzliches Fett)

☹ Müsli

☹ schlechte Getränke und kohlensäurehaltige Getränke

Schlusswort

Wie du schnell gemerkt haben wirst, ist dieser Ratgeber nicht wie die anderen. Dazu lasse ich dir zu viele Freiheiten und die totale Kontrolle, denn ich gebe dir einen Handlungsrahmen vor, in dem du entscheiden kannst, was du umsetzen möchtest. Innerhalb dieses Rahmens kannst du deinen Abnehmplan teilweise beeinflussen, indem du z.B. Zutaten der Rezepte austauschst.

Ich esse gerne Schwein. Aber das bedeutet nicht, dass du auch Schweinefleisch nehmen musst. Es gibt hier keinen strengen Plan, dem du folgen musst. Du musst auch gar nicht alle Tipps beachten, um abzunehmen. 50% davon werden dir schon helfen. Befolgst du aber mein Programm zu 70-100%, wirst du erstaunt sein. Du wirst dir ohne große Anstrengung einen neuen Körper formen. Wichtig ist, dass du das Grundprinzip verstehst. Dieses basiert auf deinem Essverhalten und der Ernährungsumstellung.

Ja, du kannst ohne Sorge und Stress dein Leben verändern und zufrieden essen.

Die Natur bietet uns alles was wir brauchen und benötigen, um glücklich zu leben. Ich berate seit längerer Zeit Menschen mit verschiedenen Problemen, und dabei versuche ich immer die Natur im Blick zu behalten. In manchen Bereichen wie bei der Potenz, bei Diäten und oder bei Cellulite können wir mit Hilfe der Natur vieles bewegen.

Menschen, die alles nur aufgrund wissenschaftlicher Beweise glauben, sollten dieses Buch nicht lesen.

Oft widersprechen sich die Naturweisheiten und die Wissenschaft, da diese mit der Wirtschaft kooperiert. Die Wissenschaft hängt stark mit dem Umsatz der Industrie zusammen. Und da wo man von Geld und Profit spricht, sind Lügen, Betrug und falsche Behauptungen nicht weit.

Viele Wahrheiten aus der Natur werden so lange wissenschaftlich abgelehnt, bis die Wirtschaft diese Erkenntnisse zu Geld machen kann, z.B. indem sie etwas als Produkt verkaufen kann.

Auf einmal liegen dann aus der Wissenschaft Studien vor, die nun belegen, dass diese gestern noch gehassten Aussagen die Wahrheit sind. Ich erinnere mich noch an ein Naturprodukt zur Potenzsteigerung aus Afrika, das wissenschaftlich immer als „Blödsinn" abgestempelt wurde. Als eine Pharmafirma den Wirkstoff dieses Produktes in einer Tablette patentieren konnte, wurde auf einmal die Heilkraft dieser Nüsse gepriesen.

Ein zweites Beispiel ist der Ingwer. Vor Jahren noch haben Ärzte und Experte davor gewarnt. Eine Bekannte von mir, eine schwangere Frau, lehnte es damals ab Ingwer zu essen, weil ihre Ärztin gesagt hatte, dass Ingwer wegen seiner Schärfe zu einem Abort führen könnte. In Afrika ist genau das Gegenteil der Fall. Dort war Ingwer schon immer als Heilmittel bekannt. Heutzutage findet man Ingwer überall! Im Tee, in Tabletten und in Lebensmitteln. Seit Ingwer für die Wirtschaft interessant wurde, gilt er als Heilmittel in der westlichen Welt.

Mit diesen Beispielen möchte ich dir nur zeigen, dass man nicht immer die Kraft und die Wahrheiten aus der Natur missachten und dafür blind glauben darf, was aus der Wissenschaft und Industrie kommt.

Ich sage nicht, dass die Wissenschaft völlig falsch liegt, nein, die Wissenschaft ist so wichtig für die Menschheit und ohne sie würden wir nicht so weit sein wie heute. Viele Krankheiten sind immer noch eine Bedrohung für die Menschheit. Ich liebe die Wissenschaft. Die Wissenschaft selbst ist nicht das Problem, sondern die Definition, die Nutzung und Benutzung der Wissenschaft durch Menschen ist das Problem. Ich möchte nur sagen, dass man auch wissen muss, dass die Wissenschaft nicht die einzige Wahrheit und Lösung ist und sie kann sich auch irren.

Die Natur und die Wissenschaft muss man verbinden. Viel gesünder ist es, die Natur verstehen zu können. Sie hilft dir umsonst und will keinen Gewinn machen, wie die Industrie.

Meine Ratschläge hier sind einfach zu befolgen. Das Ergebnis am Ende beweist dann, dass du alles richtig gemacht hast.

Weiterführende Literatur

- Burgenstein: Handbuch Nährstoffe. TRIAS 2007: S. 391-397
- Crujeiras A.B. et al.: A role for fruit content in energy-restricted diets in improving antioxidant status in obese women during weight loss. Nutrition. 2006 (6): S. 593-599
- DGE, Deutsche Gesellschaft für Ernährung: Die Nährstoffe. DGE 3. Auflage, 2011
- Domke, R. et al.: Verwendung von Mineralstoffen in Lebensmitteln – Toxikologische und ernährungsphysiologische Aspekte. BfR-Wissenschaft 04/2004, Berlin (2004)
- http://www.ncbi.nlm.nih.gov/pubmed/22038945 The effects of capsaicin and capsiate on energy balance: critical review and meta-analyses of studies in humans.
- http://upload.quadriga-communication.de/Fahne-Die-Paleo-Revolution.pdf
- Studie aus dem Jahr 2010: Kokosöl hilft tatsächlich beim Abnehmen, http://www.ncbi.nlm.nih.gov/pubmed/20473577
- The Weston A. Price Foundation, http://www.westonaprice.org/
- Gaullier J.M. et al.: Supplementation with conjugated linoleic acid for 24 months is well tolerated by and reduces body fat mass in healthy, overweight humans. J Nutr. 2005(4): S. 778-784
- Kimmons J.E. et al.: Associations between body mass index and the prevalence of low micronutrientt levels among US adults. MedGenMed. 2006 (4): S. 59
- http://www.zentrum-der-gesundheit.de/uebergewicht-bei-kindern-ia.html

Das Leben des Autors

Anders sein, anders sehen, anders handeln, damit etwas Erfrischendes hereinkommt.

Mein Name ist Dantse Dantse, ich bin gebürtiger Kameruner und Vater von fünf Kindern, die zum Teil schon studieren. Meine Hobbys sind schreiben, joggen, träumen und Gott und alles, was er gemacht hat, bewundern und lieben.

Als ältester Sohn einer afrikanischen „Truppe“ von 8 Kindern meiner Mutter und als Drittältester Sohn und siebtes aller Kinder meines verstorbenen Vaters, der insgesamt 25 Kinder mit drei amtlich verheirateten Frauen hatte, war mein Leben immer ein spannender Film, seit ich ein Kind war. Alle Kinder und alle Frauen wohnten zusammen in einer Anlage, die Kinder in einem Haus und der Vater und seine Frauen in einem separaten Haus. Wir aßen alle zusammen, spielten zusammen. Eine Frau kochte für alle Kinder. Wir Kinder haben immer eine Ansprechpartnerin gehabt, denn jede einzelne Frau war unsere Mutter. Wenn die eigene Mutter verreist war, kümmerte sich die andere Mutter um dich. Diese Erfahrung muss man machen. Das ist etwas Besonderes, man lernt zu teilen, zu lieben, mit 24 gleichwertigen anderen. Automatisch ist die Definition von wichtigen Werten, wie Geben, Teilen, Gefühle, Liebe, Eifersucht, Geduld, Verständnis zeigen uvm. anders als bei Kindern einer sogenannten „normalen" Familie. Wenn du aus solch einer Familie kommst wie ich, erfährst du so viele Sachen, die dich im Leben weiterbringen. Du lernst viel, weil du schnell lernen musst, um nicht runterzufallen.

Mein Leben ging auch im Erwachsenenalter spannend weiter, nicht nur, weil ich Vater von fünf Kindern von unterschiedlichen, schönen Frauen aus unterschiedlichen Kulturen bin, sondern auch, weil ich Grenzerlebnisse hatte, seien sie gut oder schlecht, die mich geformt haben. Ich habe viele Menschen verloren und viele dazu gewonnen. Ich habe so viele schöne Dinge erlebt, aber auch sehr schmerzhafte Erfahrungen gemacht. Ich habe in meinem Leben fast alles probiert, denn ich bin ein Mensch, der ständig das Neue sucht und vor Risiken keine Angst hat, der bereit ist, bis zum Ende zu gehen, um zu wissen, was aus etwas wird.

Frauen waren und sind immer meine Leidenschaft gewesen, auch heute noch, wenn auch nicht mehr in diesen Mengen. Ein kleiner Star war ich immer gewesen, mein Star. Ich brauchte nicht den Erfolg von Robbie Willams, um bei den Frauen anzukommen. Frauen haben somit mein Leben sehr geprägt. Wichtig dabei ist, dass ich mich nicht verloren habe, sondern im Gegenteil mich stetig weiterentwickelt habe. Viele kennen mich als jemanden, der unkonventionell denkt und lebt, der sehr positiv ist, der ein guter Vater ist, dem die Freiheit (die innere und die äußere) fundamental wichtig ist, der an das Gute im Menschen glaubt, trotz mancher unschöner Vorfälle, der hilfsbereit ist und gerne verzeiht, kurz, als eine Person, die glücklich ist, wie sie ist, aber dennoch weitermacht.

Beruflich passierte sehr viel, vom Studium bis heute. Ich habe unterschiedliche Dinge gemacht und dabei habe ich nicht immer die Rahmenbedingungen beachtet, denn die bremsen meistens. Ich lebe und arbeite seit über 25 Jahren in Deutschland und arbeite heute als Erfolgs-Coach und Marketingberater. Ich berate Menschen und Firmen, wenn sie nicht mehr wissen, wie es weitergeht! Vor dem Coaching gab es, wie gesagt, noch vieles anderes: Studium, Geschäftsführer, Außenhandel, Firmengründer, Internet, PR, und, und, und…

Die Idee zu schreiben habe ich schon als Kind gehabt, aber erst die Erfahrungen aus meiner Tätigkeit als Berater und Coach brachten mich dazu, mein Hobby in die Tat umzusetzen. Da mein afrikanisch-inspiriertes Coaching gerade immer mehr Deutsche anspricht und ihnen hilft, habe ich mich auf Anraten einer Kundin entschlossen, meine Erfahrungen und Ratschläge in Büchern weiterzugeben.

Meine Begeisterung für alles, was mit Menschen zu tun hat ist fast selbstverständlich:

1. Seit 23 Jahren bin ich Vater und Erzieher von mehreren Kindern aus verschiedenen Kulturkreisen, dem afrikanischen und dem europäischen. Das macht für mich als Vater die Erziehung jedes Kindes anders und spannend, aber auch

herausfordernd. Durch diese Kinder habe ich außerdem viele andere Kinder und Eltern kennengelernt.

2. Durch meine Erziehung habe ich gelernt, dass Werte und Persönlichkeit sehr wichtig sind. Mein Vater, der beruflich sehr aktiv war als Politiker und hoher Beamter des Landes, fand immer Zeit am Wochenende, um uns Geschichten zu erzählen und Lieder beizubringen. Wir saßen dann stundenlang im Dunkel auf der Wiese vor unseren Häusern (dem Haus der Eltern und dem Haus der Kinder) und hörten ihm zu, seine Geschichte hatte immer mit etwas zu tun, was uns beschäftigte oder was uns als Individuum stärken würde. Er konnte aus einem Zitat aus der Bibel eine herzliche Geschichte erzählen. Diese Geschichten sind Jahrzehnte später immer noch in meinem Kopf. In Afrika sagt man, erst ein starker Mensch als Individuum macht eine starke Gesellschaft. Anders herum ist es ungesund. Die Gesellschaft wäre zwar stark, aber die Menschen darin kaputt und krank. Deswegen sollte jedes Kind seinen eigenen Weg suchen und finden und sich nicht immer dem Diktat der Allgemeinheit beugen. Alleine dastehen bedeutet nicht, dass die anderen Recht haben und auf Seite der Wahrheit stehen, nur weil sie viele sind. Du kannst Recht haben und sie alle nicht. Man sollte keine Angst haben, den Weg zu nehmen, den kein anderer nimmt. Man kann es Sonderweg nennen. Dein Weg aber ist der richtige für dich.

Die Kinder, sagte mein Vater, müssen mit Werten und Liebe zur Selbstständigkeit und Unabhängigkeit erzogen werden. Kinder müssen so erzogen werden, dass sie aus eigener Kraft das Gute vom Schlechten trennen können, erkennen können, was ihnen guttut, damit sie der Gesellschaft auch Gutes tun können. Die Kinder müssen so erzogen werden, dass sie glücklich sind und das Vertrauen haben, dass sie auch nach schwierigen Zeiten, die immer im Leben eines Menschen kommen, trotzdem weiter glücklich sein werden.

Solche Lehre begleitete mich und mit der Zeit war ich auch immer mehr davon überzeugt, dass das wichtig ist. Wir sehen in den westlichen Ländern, wie die Gesellschaft stark ist, aber viele Menschen schwach und krank sind.

In einer solchen Großfamilie musst du bestimmte Eigenschaften und Strategien entwickeln, um auf dich aufmerksam zu machen, ohne den anderen zu schaden. Vieles das dich sehr beschäftigt, passiert schon in sehr frühem Alter, unter anderem ist der Kampf um die Gerechtigkeit und Gleichheit zwischen allen Geschwistern gegenüber den Eltern sehr bedeutend. Da die Eltern nicht so viel Zeit für dich haben wie in einer Familie mit nur zwei Kindern, musst du sehr aufmerksam sein und manche deiner Probleme alleine lösen. Das bedeutet, dass du schon als Kind Philosoph, Psychologe und Therapeut bist.

Als ältester Sohn musste ich, nach der afrikanischen Kultur, schon sehr früh praktisch die Funktion eines Erziehers (hier Vater und Mutter) übernehmen. Dafür wurde ich auch speziell geschult. Das Beste dabei war, dass man die ältesten Kinder geschlechtsneutral ausbildete, damit sie gleichzeitig die Funktion von Papa und Mama übernehmen können. Das heißt, dass ich Papa und Mama bin, seitdem ich 10 war. Und heute freue ich mich sehr, diese Erfahrungen gemacht zu haben und dass ich die Chance hatte, meine jüngeren Geschwister mit zu erziehen und viel daraus für mich zu lernen. All das hat mir sehr bei der Erziehung von meinen eigenen Kindern geholfen. Aus diesen Erfahrungen habe ich sehr viel gelernt und viel Wissen gesammelt, das man kaum aus Büchern lernen kann.

3. Als Coach und Berater habe ich viele Menschen, Frauen, Männer, Paare, Kinder aus unterschiedlichen Kontinenten, Kulturen, sozialen und beruflichen Kreisen betreut.

Ich schreibe, wie ich bin. Ich schreibe vielseitig, weil mein Leben auch vielseitig ist und keinen “normalen und üblichen und planmäßigen” Weg, wie die Menschen ihn gewohnt sind, genommen hat. Das wollte ich auch nie so haben. Ich war und bin die Art von Mensch, die man üblicherweise Lebenskünstler nennt. Unkonventionell, frei in meiner Person und in meiner Denkweise, unabhängig von Etabliertem, das ich aber voll respektiere. Meine Werte sind Liebe, Gerechtigkeit, Verzeihen können, Kulanz, Optimismus, Freigiebigkeit, Verantwortung tragen, Freiheit mit mir selbst und mit anderen und dazu noch ein guter Vater sein.

Fast alle meine Bücher beruhen auf wahren Begebenheiten. Ich schreibe Bücher über moderne Themen, die die Menschen und die Gesellschaft bewegen, Bücher über schwere Schicksale, Tabuthemen, Ethik und Moral, über Erziehung, über das Glück. Ich schreibe auch Ratgeberbücher und Kinderbücher mit interkulturellem Hintergrund, da meine Kinder in interkulturellen Verhältnissen leben. Ich bringe Erfahrungen aus zwei unterschiedlichen Kulturen mit, die ich vereinen musste, um meinen Kindern das Bestmögliche zu geben.

Dieses Wissen und diese Erfahrungen waren für Menschen, die meinen Rat gesucht haben, stets eine große Bereicherung.

Meine afrikanisch-inspirierten Tipps und Tricks helfen in allen Lebensbereichen von Kindererziehung über Partnerschaft, Sexualität, Gesundheit, Ernährung bis zum Glücklichsein. Auch noch so harte Nüsse können weichgekocht werden und das alles mit Liebe, Geduld, Konsequenz und Gerechtigkeit. Dafür ist es sehr wichtig sich selbst zu kennen, zu lieben und sich selbst zum Glücklichsein zu erziehen.

Mein Schreibstil ist authentisch und angenehm zu lesen. Die Wortwahl ist einfach, unkompliziert, verständlich, sowie deutlich. Meine Bücher sollen neugierig und nachdenklich machen und Spaß und Lust am Lesen wecken. Ich möchte meinen Stil unbedingt beibehalten, damit die Leser mich so kennen, so akzeptieren und durch ihn auch erkennen, dass ich kein gebürtiger Deutscher bin. Das ist mein Anreiz, auf Deutsch zu schreiben.

Lies meine Bücher, und du wirst verstehen, was ich über mich geschrieben habe. Gerne können wir weiter streiten, diskutieren und ausdiskutieren und Frieden schließen. Gerne lese ich auch dein Lob.

Meine Autorenseite ist: www.dantse-dantse.com,

E-Mail: Leser@dantse-dantse.com

Meine Coachingseite ist: www.mycoacher.jimdo.com,

E-Mail: mycoacher@yahoo.de

Über indayi edition

Aus einem Traum ist eine Idee entstanden und aus der Idee ist ein Verlag geworden: indayi edition, der erste FAIR Verlag!

Fair zu den Autoren
faire Literatur
für eine faire Welt

indayi edition wurde von Dantse Dantse 2015 in Darmstadt gegründet und ist somit der erste Verlag eines Migranten aus Afrika in Deutschland. Dantse kommt ursprünglich aus Kamerun und lebt seit über 25 Jahren in Deutschland, wo er auch studiert hat. Bücherschreiben ist schon lange seine Leidenschaft und mit der Zahl der veröffentlichten Bücher stieg der Wunsch nach einem eigenen Verlag, um seinem Stil und seiner unkonventionellen Art treu bleiben und unabhängig von Verlagsvorgaben und -regeln schreiben und veröffentlichen zu können.

Wir möchten unkonventionelle Literatur fördern. Alles was den Menschen helfen kann wird bei uns veröffentlicht, auch wenn es gerade kein Trendthema ist, oder sogar tabuisiert wird. Außerdem liegt uns Literatur von Menschen mit Migrationshintergrund am Herzen – ihre Erfahrungsberichte, Romane, Erzählungen, Rezepte, ihr Blick auf die Gesellschaft, auf aktuelle Fragen, auf „die Deutschen", ihr Humor und ihre Kultur. Unser Ziel ist es, Bücher herauszugeben, die der Verständigung zwischen den Kulturen dienen und die die Menschen dazu bringen, die Welt und sich selbst besser zu verstehen. Gute, unkonventionelle Bücher, die dem Mainstream nicht entsprechen, die aber Themen haben, die der Gesellschaft helfen.

Die Bücher von indayi sind anders

...weil wir Themen nicht oberflächlich behandeln, sondern den Sachen auf den Grund gehen

...weil unsere Autoren authentisch, einfach und leserlich schreiben und auf abgehobene Fachsprache verzichten

...weil wir uns für das Fremde interessieren, und versuchen es so darzustellen, wie es wirklich ist – ungeschönt und ohne Vorurteile, damit der Leser sich fühlt, als sei er mit dabei

...weil unsere Bücher Probleme lösen und den Menschen Halt, Hoffnung und Motivation geben und ihnen außerdem ein Lächeln schenken

...weil wir Menschen mit Migrationshintergrund eine Stimme geben

...weil wir die deutsche Sprache für Integration und Frieden zwischen den Kulturen nutzen

...weil alle unsere Kinderbücher von Kindern illustriert werden und nicht von Profis – so zeigen wir, wie Kinder die Welt und die Geschichten sehen

Wir wollen denjenigen eine Stimme geben, die sonst keine haben. Die Erfahrungen, Träume, Ideen, Fantasien, Weisheiten von Menschen mit Migrationshintergrund, ihre Einblicke in ihre Welt eröffnen uns neue, ungewohnte Sichtweisen und bereichern uns, genauso wie die Texte anderer, unkonventioneller, querdenkender Autoren.

indayi will Lustiges, Nachdenkliches, Philosophisches, Erotisches, Hilfreiches, Bewegendes, Berührendes, Wissenswertes, Spannendes, Unterhaltsames, Kontroverses, Streitbares, Erkenntnisreiches, Amüsantes, Erstaunliches veröffentlichen.

Besuche unsere Website: indayi.de

Abonniere unseren Newsletter, um immer auf dem Laufenden zu sein: https://indayi.de/newsletter/

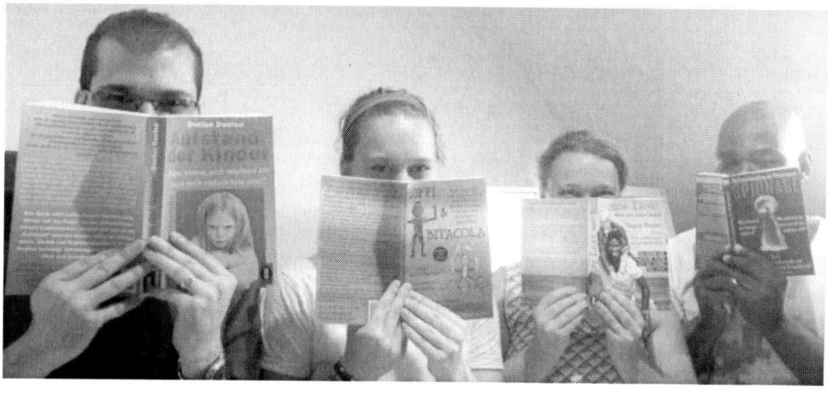

Das Team von indayi edition!

DIFO - DANTSE IMMUN FORTE
Life & health protect energy sauce

Die therapeutische, magische Gesundheits-Sauce aus Ingwer, Knoblauch, Zwiebel, Chili und vielem mehr. Eine Sauce, die körperliche und psychische Krankheiten heilt und magisch schmeckt. Die wunderscharfe Sauce bekämpft sehr wirksam Krankheiten und macht außerdem schlank.

Eine echte Delikatesse zu Fleisch, Fisch, Käse, Weißbrot, Reis, Nudeln etc. Regelmäßig gegessen wirst du ein dauerhaftes Ergebnis und allgemeines Wohlbefinden verspüren. Diese Sauce sollte nicht mehr auf deiner Speisekarte fehlen! Sie wird auch nie mehr fehlen, sobald du sie das erste Mal probiert hast!

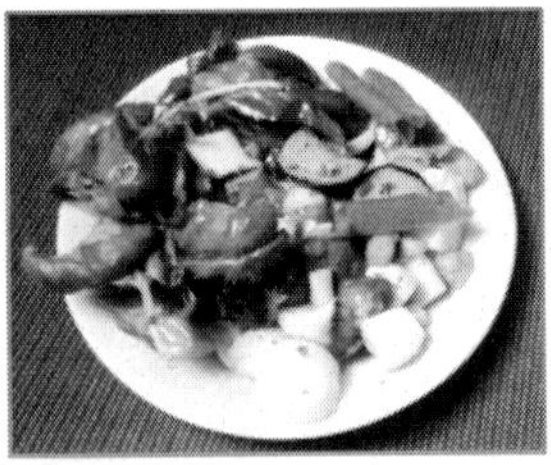
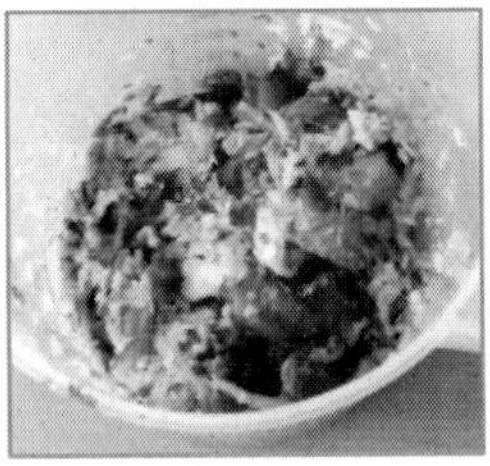
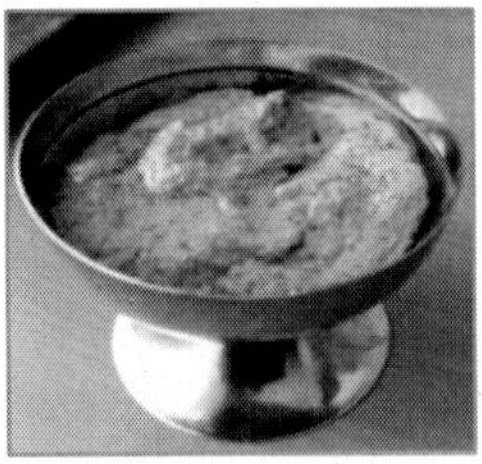

Möchtest du diese Sauce bestellen? Dann gehe auf www.mycoacher.jimdo.com! Mehr Info über DIFO – DANTSE IMMUN FORTE findest du in meinem Buch **Nutrazeutika** (ISBN 97839465581492).

DIFO-Immun-Formel,
trägt zur normalen Funktion des Immunsystems bei.
(enthält Vitamine A, B und C außerdem Natrium, Calcium, Kalium, Magnesium, Silizium, Schwefel, Phosphor, Iod, Eisen, Zink)

DIFO schützt deinen Körper vor Krankheitserregern und hilft dir bei sämtlichen Erkrankungen **schneller gesund zu werden**. Damit dein Immunsystem stark bleibt empfehle ich DIFO®:

- Mit der einzigartigen „Vital-Formel" aus bewährten Pflanzen
- Mit der Kraft der Natur
- Enthält wichtige Mineralien, die Zellen vor oxidativem Stress schützen
- Enthält bereits die Tagesdosis an Vitamin C, A und mehr
- Enthält wichtige Aminosäuren

DIFO, die leckere therapeutische Sauce zur optimalen Stoffwechsel-Harmonisierung

Weitere Bücher des Autors bei indayi edition
(Auszug)

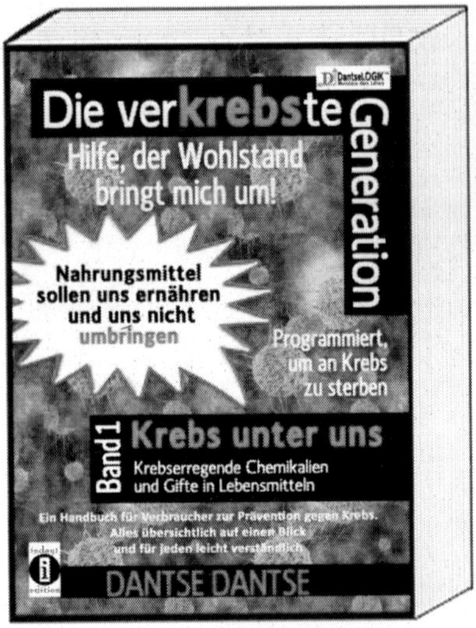

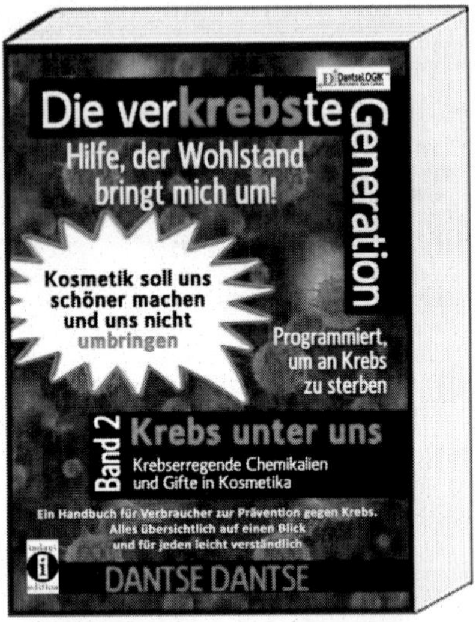

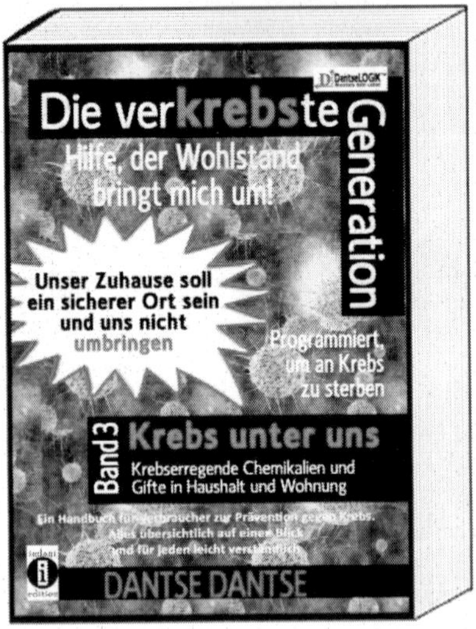

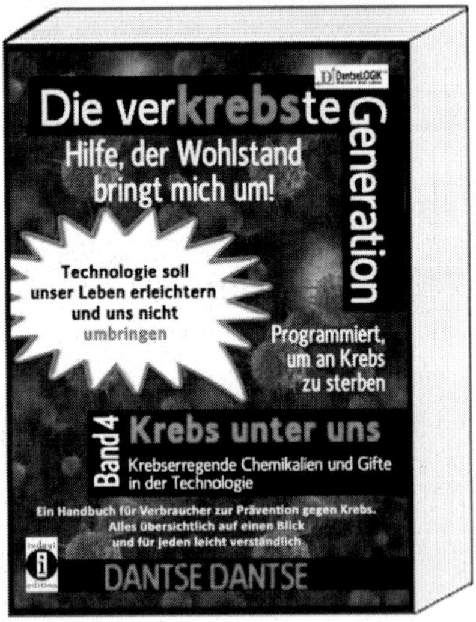

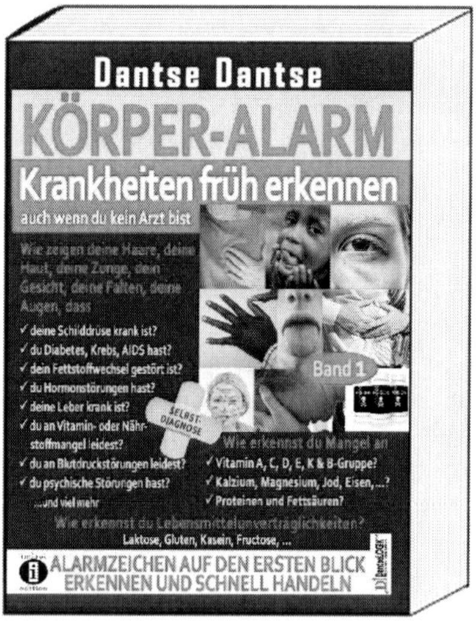
Dantse Dantse
KÖRPER-ALARM
Krankheiten früh erkennen
auch wenn du kein Arzt bist
✓ deine Schilddrüse krank ist?
✓ du Diabetes, Krebs, AIDS hast?
✓ dein Fettstoffwechsel gestört ist?
✓ du Hormonstörungen hast?
✓ deine Leber krank ist?
✓ du an Vitamin- oder Nährstoffmangel leidest?
✓ du an Blutdruckstörungen leidest?
✓ du psychische Störungen hast?
...und viel mehr
Band 1
SELBST-DIAGNOSE
Wie erkennst du Mangel an
✓ Vitamin A, C, D, E, K & B-Gruppe?
✓ Kalzium, Magnesium, Jod, Eisen, ...?
✓ Proteinen und Fettsäuren?
Wie erkennst du Lebensmittelunverträglichkeiten?
Laktose, Gluten, Kasein, Fructose, ...
ALARMZEICHEN AUF DEN ERSTEN BLICK
ERKENNEN UND SCHNELL HANDELN

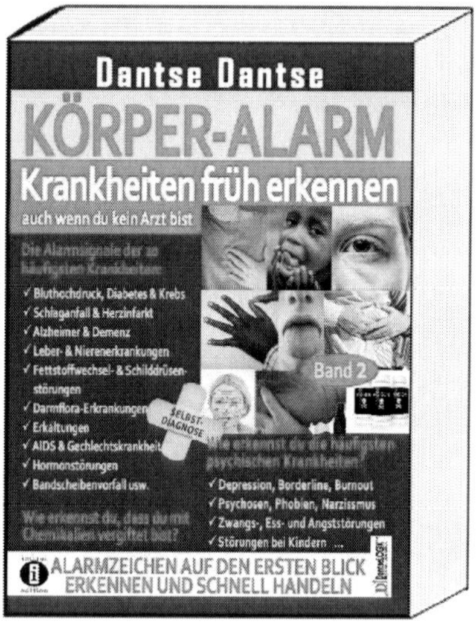
Dantse Dantse
KÖRPER-ALARM
Krankheiten früh erkennen
auch wenn du kein Arzt bist
✓ Bluthochdruck, Diabetes & Krebs
✓ Schlaganfall & Herzinfarkt
✓ Alzheimer & Demenz
✓ Leber- & Nierenerkrankungen
✓ Fettstoffwechsel- & Schilddrüsenstörungen
✓ Darmflora-Erkrankungen
✓ Erkältungen
✓ AIDS & Gechlechtskrankheit
✓ Hormonstörungen
✓ Bandscheibenvorfall usw.
Band 2
SELBST-DIAGNOSE
✓ Depression, Borderline, Burnout
✓ Psychosen, Phobien, Narzissmus
✓ Zwangs-, Ess- und Angststörungen
✓ Störungen bei Kindern ...
ALARMZEICHEN AUF DEN ERSTEN BLICK
ERKENNEN UND SCHNELL HANDELN

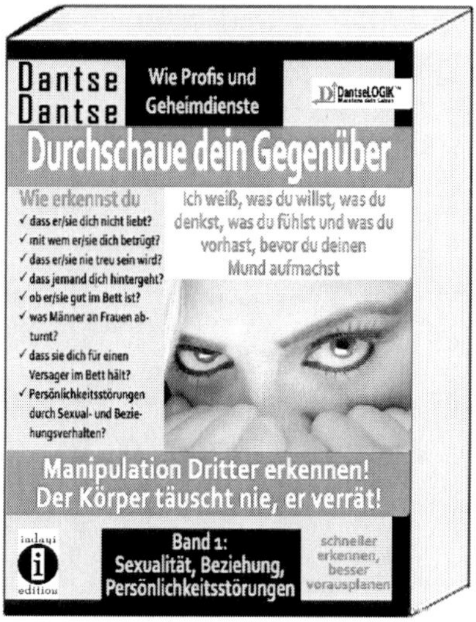
Dantse Dantse
Wie Profis und Geheimdienste
DantseLOGIK™
Durchschaue dein Gegenüber
Wie erkennst du
✓ dass er/sie dich nicht liebt?
✓ mit wem er/sie dich betrügt?
✓ dass er/sie nie treu sein wird?
✓ dass jemand dich hintergeht?
✓ ob er/sie gut im Bett ist?
✓ was Männer an Frauen abturnt?
✓ dass sie dich für einen Versager im Bett hält?
✓ Persönlichkeitsstörungen durch Sexual- und Beziehungsverhalten?
Ich weiß, was du willst, was du denkst, was du fühlst und was du vorhast, bevor du deinen Mund aufmachst
Manipulation Dritter erkennen!
Der Körper täuscht nie, er verrät!
indayi edition
Band 1:
Sexualität, Beziehung, Persönlichkeitsstörungen
schneller erkennen, besser vorausplanen

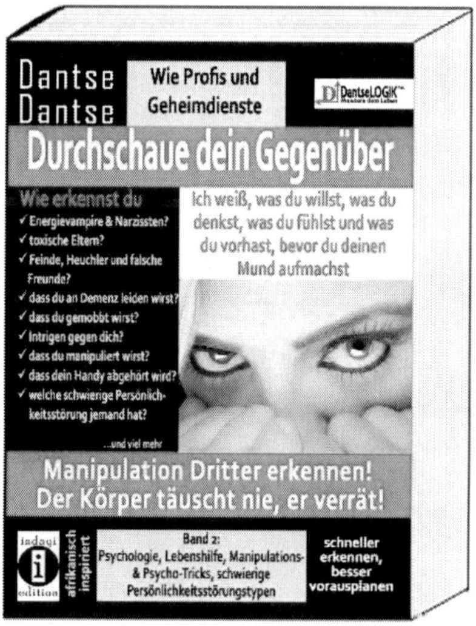
Dantse Dantse
Wie Profis und Geheimdienste
DantseLOGIK™
Durchschaue dein Gegenüber
Wie erkennst du
✓ Energievampire & Narzissten?
✓ toxische Eltern?
✓ Feinde, Heuchler und falsche Freunde?
✓ dass du an Demenz leiden wirst?
✓ dass du gemobbt wirst?
✓ Intrigen gegen dich?
✓ dass du manipuliert wirst?
✓ dass dein Handy abgehört wird?
✓ welche schwierige Persönlichkeitsstörung jemand hat?
...und viel mehr
Ich weiß, was du willst, was du denkst, was du fühlst und was du vorhast, bevor du deinen Mund aufmachst
Manipulation Dritter erkennen!
Der Körper täuscht nie, er verrät!
indayi edition
afrikanisch inspiriert
Band 2:
Psychologie, Lebenshilfe, Manipulations- & Psycho-Tricks, schwierige Persönlichkeitsstörungstypen
schneller erkennen, besser vorausplanen

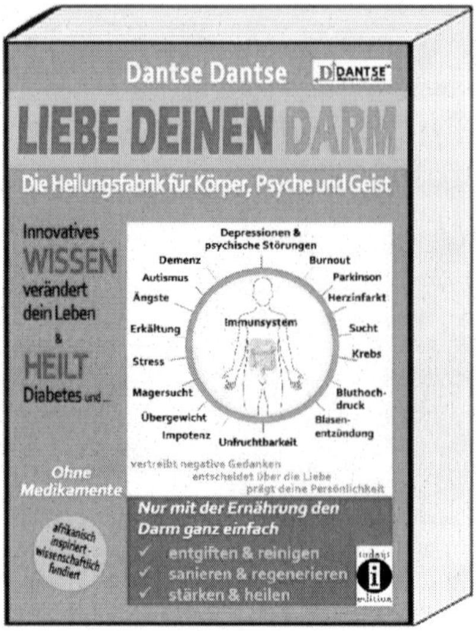
Dantse Dantse
LIEBE DEINEN DARM
Die Heilungsfabrik für Körper, Psyche und Geist
Innovatives WISSEN verändert dein Leben & HEILT Diabetes und ...
Depressionen & psychische Störungen
Demenz
Burnout
Autismus
Parkinson
Ängste
Herzinfarkt
Immunsystem
Erkältung
Sucht
Krebs
Stress
Magersucht
Bluthochdruck
Übergewicht
Blasenentzündung
Impotenz
Unfruchtbarkeit
vertreibt negative Gedanken
entscheidet über die Liebe
prägt deine Persönlichkeit
Ohne Medikamente
afrikanisch inspiriert - wissenschaftlich fundiert
Nur mit der Ernährung den Darm ganz einfach
entgiften & reinigen
sanieren & regenerieren
stärken & heilen
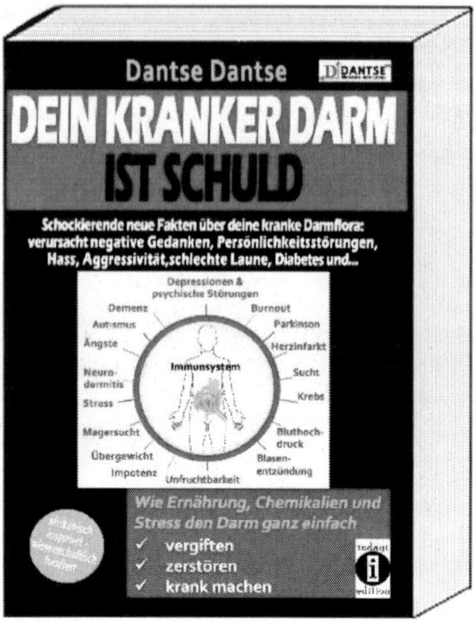
Dantse Dantse
DEIN KRANKER DARM IST SCHULD
Schockierende neue Fakten über deine kranke Darmflora: verursacht negative Gedanken, Persönlichkeitsstörungen, Hass, Aggressivität, schlechte Laune, Diabetes und...
Depressionen & psychische Störungen
Demenz
Burnout
Autismus
Parkinson
Ängste
Herzinfarkt
Immunsystem
Neurodermitis
Sucht
Stress
Krebs
Magersucht
Bluthochdruck
Übergewicht
Blasenentzündung
Impotenz
Unfruchtbarkeit
Wie Ernährung, Chemikalien und Stress den Darm ganz einfach
vergiften
zerstören
krank machen
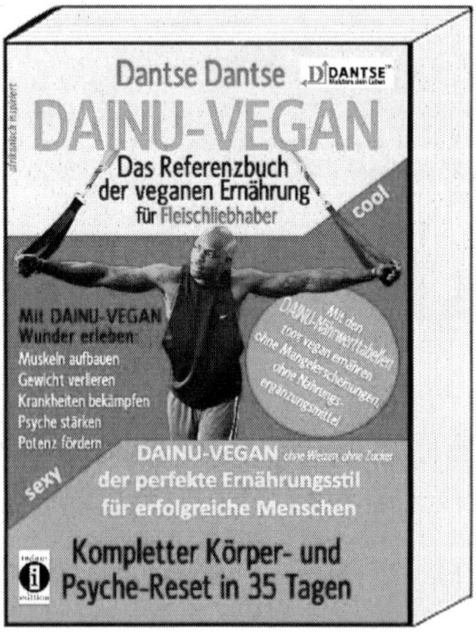
Dantse Dantse
DAINU-VEGAN
Das Referenzbuch der veganen Ernährung für Fleischliebhaber
cool
Mit DAINU-VEGAN Wunder erleben:
Muskeln aufbauen
Gewicht verlieren
Krankheiten bekämpfen
Psyche stärken
Potenz fördern
DAINU-VEGAN ohne Weizen, ohne Zucker
der perfekte Ernährungsstil für erfolgreiche Menschen
sexy
Kompletter Körper- und Psyche-Reset in 35 Tagen
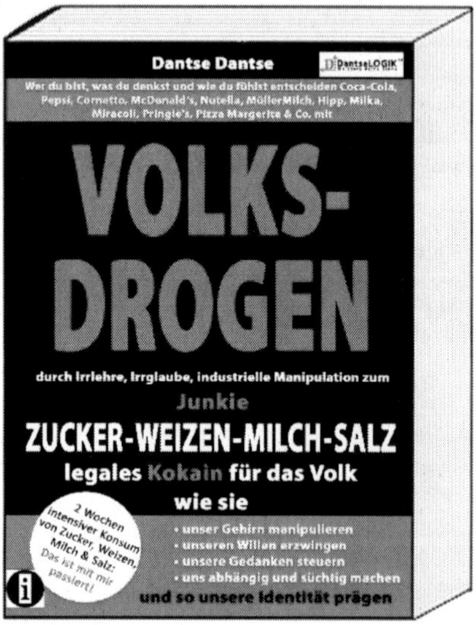
Dantse Dantse
Wer du bist, was du denkst und wie du fühlst entscheiden Coca-Cola, Pepsi, Cornetto, McDonald's, Nutella, MüllerMilch, Hipp, Milka, Miracoli, Pringle's, Pizza Margerite & Co. mit
VOLKS-DROGEN
durch Irrlehre, Irrglaube, industrielle Manipulation zum
Junkie
ZUCKER-WEIZEN-MILCH-SALZ
legales Kokain für das Volk
wie sie
unser Gehirn manipulieren
unseren Willen erzwingen
unsere Gedanken steuern
uns abhängig und süchtig machen
und so unsere Identität prägen
2 Wochen intensiver Konsum von Zucker, Weizen, Milch & Salz: Das ist mit mir passiert!

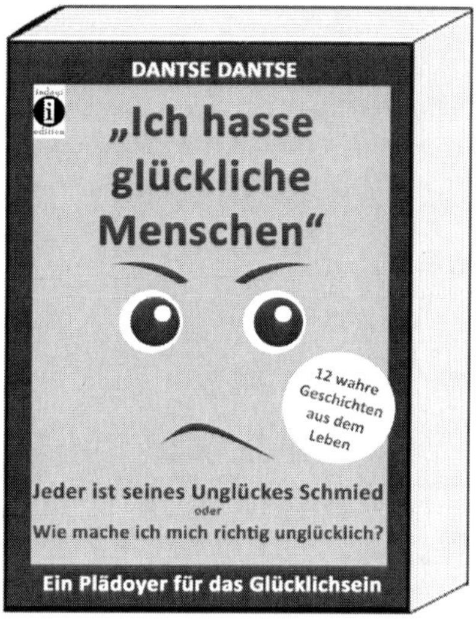
DANTSE DANTSE
„Ich hasse glückliche Menschen“
12 wahre Geschichten aus dem Leben
Jeder ist seines Unglückes Schmied
oder
Wie mache ich mich richtig unglücklich?
Ein Plädoyer für das Glücklichsein

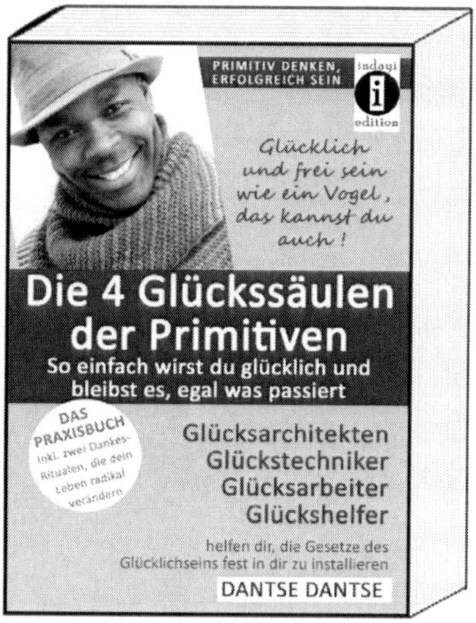
PRIMITIV DENKEN, ERFOLGREICH SEIN
indayi edition
Glücklich und frei sein wie ein Vogel, das kannst du auch!
Die 4 Glückssäulen der Primitiven
So einfach wirst du glücklich und bleibst es, egal was passiert
DAS PRAXISBUCH
inkl. zwei Dankes-Ritualen, die dein Leben radikal verändern
Glücksarchitekten
Glückstechniker
Glücksarbeiter
Glückshelfer
helfen dir, die Gesetze des Glücklichseins fest in dir zu installieren
DANTSE DANTSE

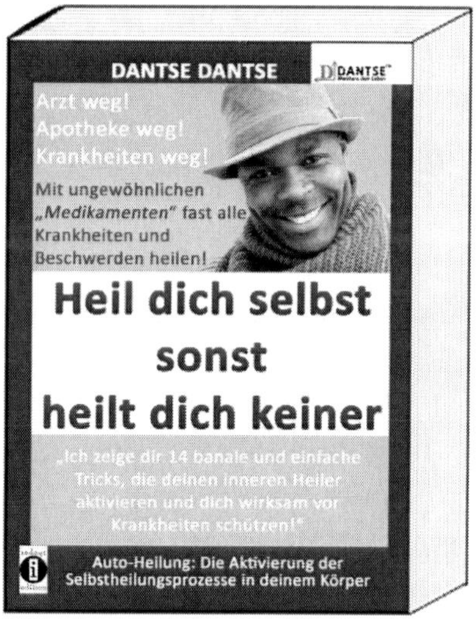
DANTSE DANTSE
Arzt weg!
Apotheke weg!
Krankheiten weg!
Mit ungewöhnlichen „Medikamenten“ fast alle Krankheiten und Beschwerden heilen!
Heil dich selbst sonst heilt dich keiner
„Ich zeige dir 14 banale und einfache Tricks, die deinen inneren Heiler aktivieren und dich wirksam vor Krankheiten schützen!“
Auto-Heilung: Die Aktivierung der Selbstheilungsprozesse in deinem Körper

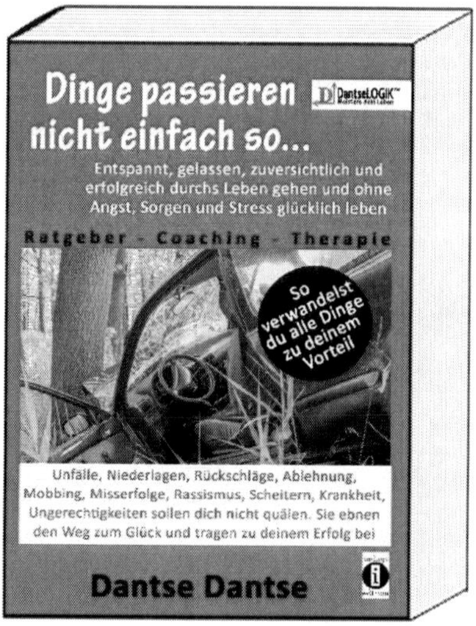
Dinge passieren nicht einfach so...
DantseLOGIK
Entspannt, gelassen, zuversichtlich und erfolgreich durchs Leben gehen und ohne Angst, Sorgen und Stress glücklich leben
Ratgeber - Coaching - Therapie
So verwandelst du alle Dinge zu deinem Vorteil
Unfälle, Niederlagen, Rückschläge, Ablehnung, Mobbing, Misserfolge, Rassismus, Scheitern, Krankheit, Ungerechtigkeiten sollen dich nicht quälen. Sie ebnen den Weg zum Glück und tragen zu deinem Erfolg bei
Dantse Dantse

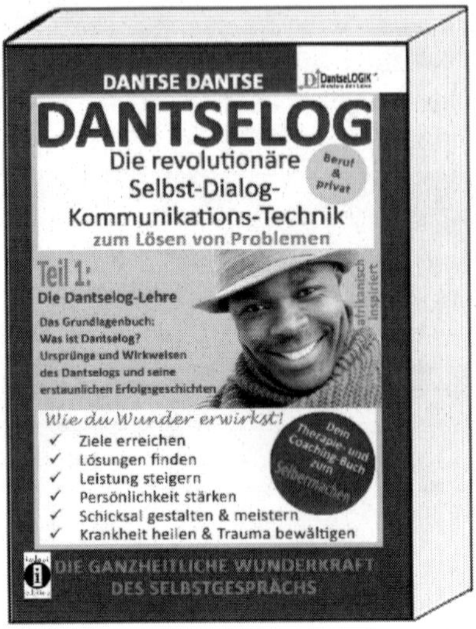
DANTSE DANTSE
DANTSELOG
Die revolutionäre
Selbst-Dialog-
Kommunikations-Technik
zum Lösen von Problemen
Beruf & privat
Teil 1:
Die Dantselog-Lehre
Das Grundlagenbuch:
Was ist Dantselog?
Ursprünge und Wirkweisen
des Dantselogs und seine
erstaunlichen Erfolgsgeschichten
afrikanisch inspiriert
Wie du Wunder erwirkst!
Ziele erreichen
Lösungen finden
Leistung steigern
Persönlichkeit stärken
Schicksal gestalten & meistern
Krankheit heilen & Trauma bewältigen
Dein Therapie- und Coaching-Buch zum Selbermachen
DIE GANZHEITLICHE WUNDERKRAFT
DES SELBSTGESPRÄCHS

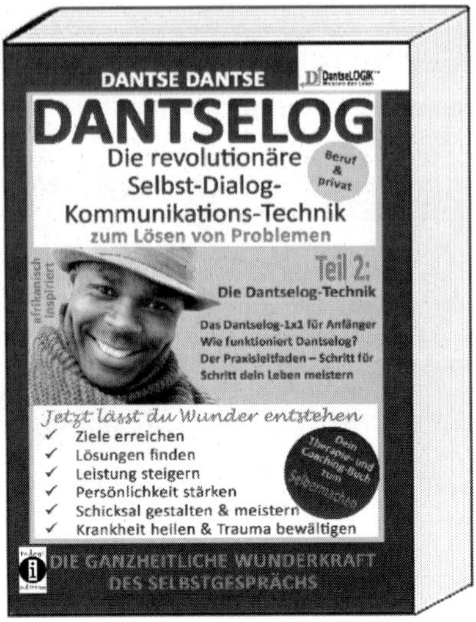
DANTSE DANTSE
DANTSELOG
Die revolutionäre
Selbst-Dialog-
Kommunikations-Technik
zum Lösen von Problemen
Beruf & privat
afrikanisch inspiriert
Teil 2:
Die Dantselog-Technik
Das Dantselog-1x1 für Anfänger
Wie funktioniert Dantselog?
Der Praxisleitfaden – Schritt für
Schritt dein Leben meistern
Jetzt lässt du Wunder entstehen
Ziele erreichen
Lösungen finden
Leistung steigern
Persönlichkeit stärken
Schicksal gestalten & meistern
Krankheit heilen & Trauma bewältigen
Dein Therapie- und Coaching-Buch zum Selbermachen
DIE GANZHEITLICHE WUNDERKRAFT
DES SELBSTGESPRÄCHS

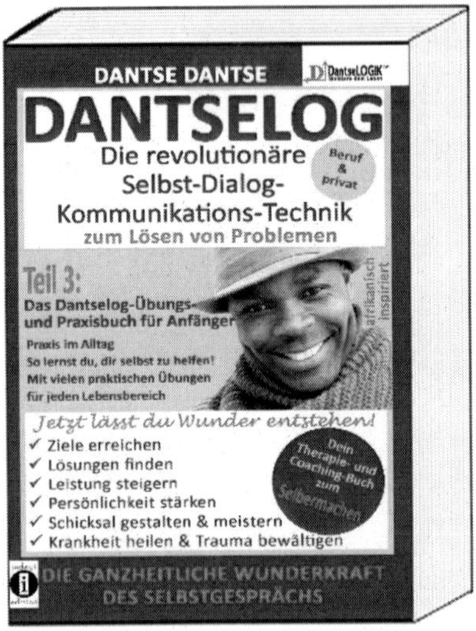
DANTSE DANTSE
DANTSELOG
Die revolutionäre
Selbst-Dialog-
Kommunikations-Technik
zum Lösen von Problemen
Beruf & privat
Teil 3:
Das Dantselog-Übungs-
und Praxisbuch für Anfänger
Praxis im Alltag
So lernst du, dir selbst zu helfen!
Mit vielen praktischen Übungen
für jeden Lebensbereich
afrikanisch inspiriert
Jetzt lässt du Wunder entstehen!
Ziele erreichen
Lösungen finden
Leistung steigern
Persönlichkeit stärken
Schicksal gestalten & meistern
Krankheit heilen & Trauma bewältigen
Dein Therapie- und Coaching-Buch zum Selbermachen
DIE GANZHEITLICHE WUNDERKRAFT
DES SELBSTGESPRÄCHS

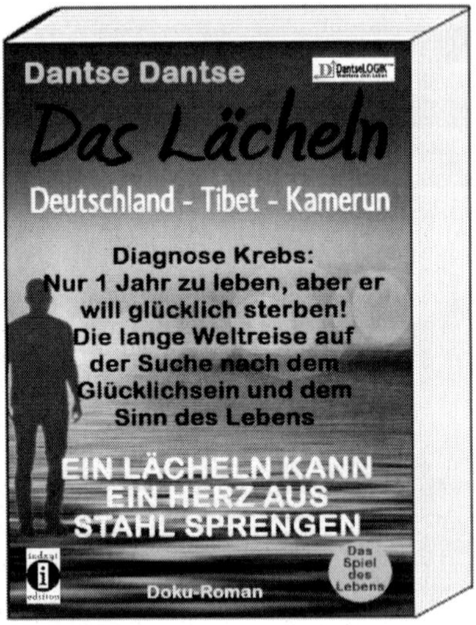
Dantse Dantse
Das Lächeln
Deutschland - Tibet - Kamerun
Diagnose Krebs:
Nur 1 Jahr zu leben, aber er
will glücklich sterben!
Die lange Weltreise auf
der Suche nach dem
Glücklichsein und dem
Sinn des Lebens
EIN LÄCHELN KANN
EIN HERZ AUS
STAHL SPRENGEN
Das Spiel des Lebens
Doku-Roman

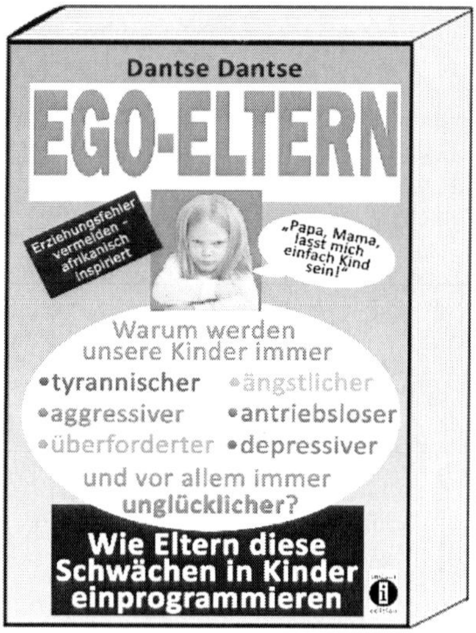
Dantse Dantse
EGO-ELTERN
Erziehungsfehler vermeiden - afrikanisch inspiriert
„Papa, Mama, lasst mich einfach Kind sein!"
Warum werden unsere Kinder immer
•tyrannischer •ängstlicher
•aggressiver •antriebsloser
•überforderter •depressiver
und vor allem immer unglücklicher?
Wie Eltern diese Schwächen in Kinder einprogrammieren

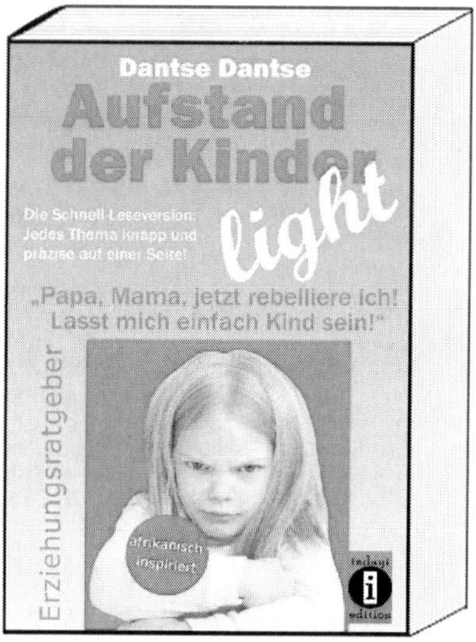
Dantse Dantse
Aufstand der Kinder
light
Die Schnell-Leseversion: Jedes Thema knapp und präzise auf einer Seite!
„Papa, Mama, jetzt rebelliere ich! Lasst mich einfach Kind sein!"
Erziehungsratgeber
afrikanisch inspiriert

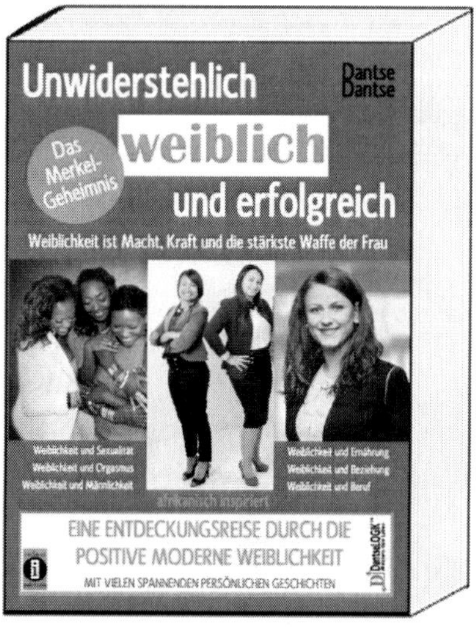
Unwiderstehlich
Dantse Dantse
Das Merkel-Geheimnis
weiblich
und erfolgreich
Weiblichkeit ist Macht, Kraft und die stärkste Waffe der Frau
EINE ENTDECKUNGSREISE DURCH DIE POSITIVE MODERNE WEIBLICHKEIT
MIT VIELEN SPANNENDEN PERSÖNLICHEN GESCHICHTEN

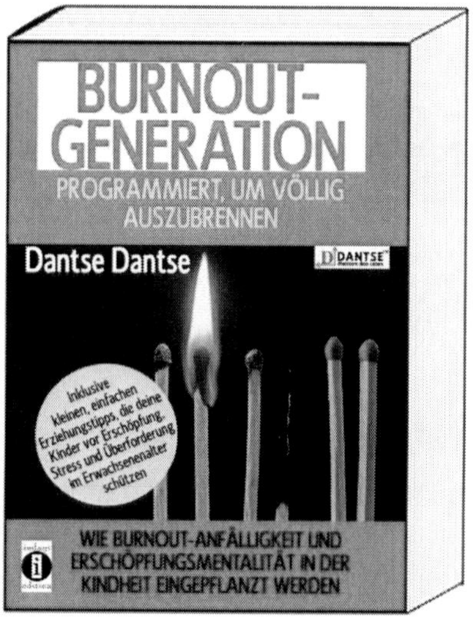
BURNOUT-GENERATION
PROGRAMMIERT, UM VÖLLIG AUSZUBRENNEN
Dantse Dantse
Inklusive kleinen, einfachen Erziehungstipps, die deine Kinder vor Erschöpfung, Stress und Überforderung im Erwachsenenalter schützen
WIE BURNOUT-ANFÄLLIGKEIT UND ERSCHÖPFUNGSMENTALITÄT IN DER KINDHEIT EINGEPFLANZT WERDEN

Weitere Bücher von indayi edition (Auszug)

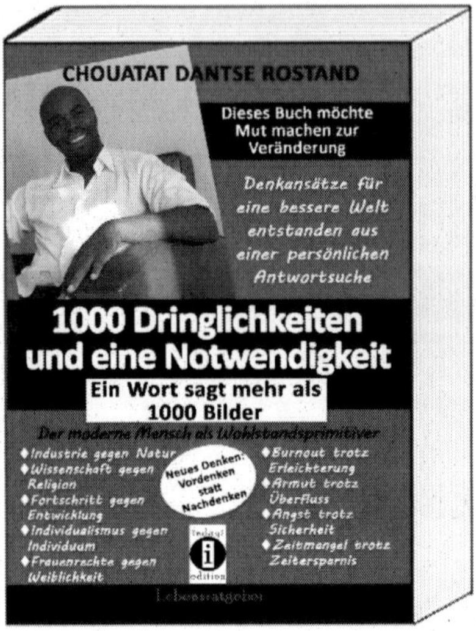

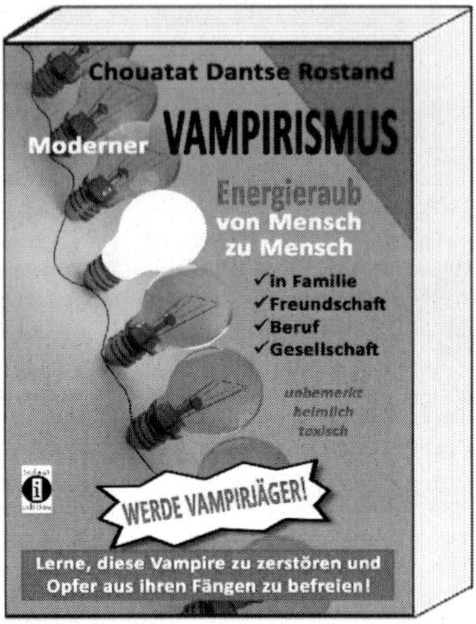

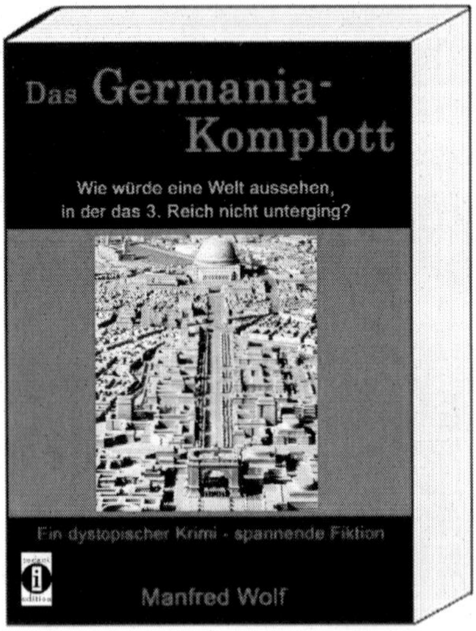

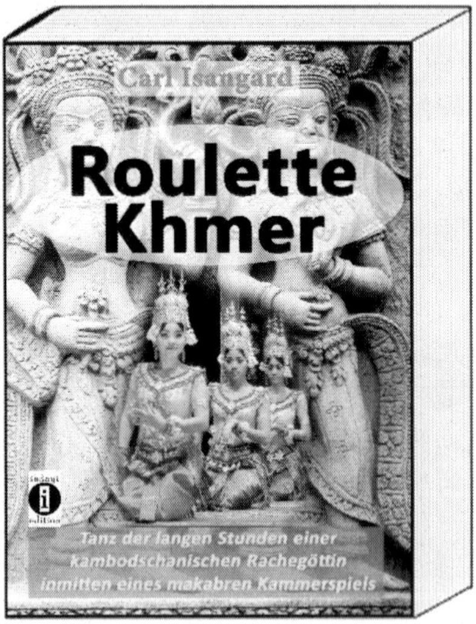

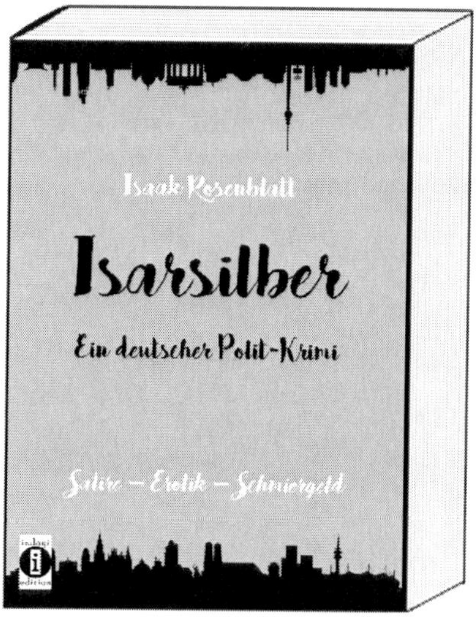
Isaak Rosenblatt
Isarsilber
Ein deutscher Polit-Krimi
Satire – Erotik – Schmiergeld

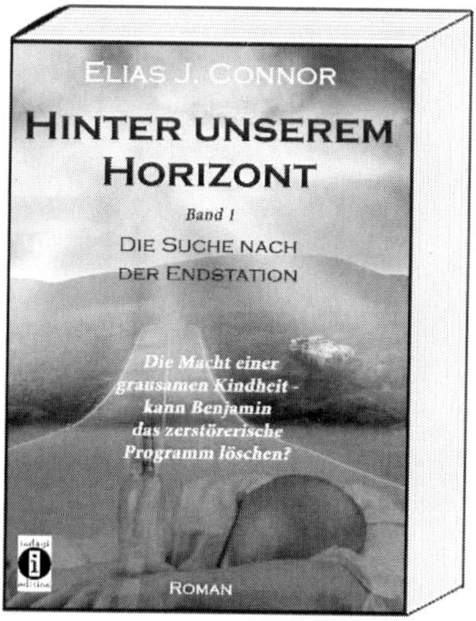
Elias J. Connor
Hinter unserem Horizont
Band 1
Die Suche nach der Endstation
Die Macht einer grausamen Kindheit - kann Benjamin das zerstörerische Programm löschen?
Roman

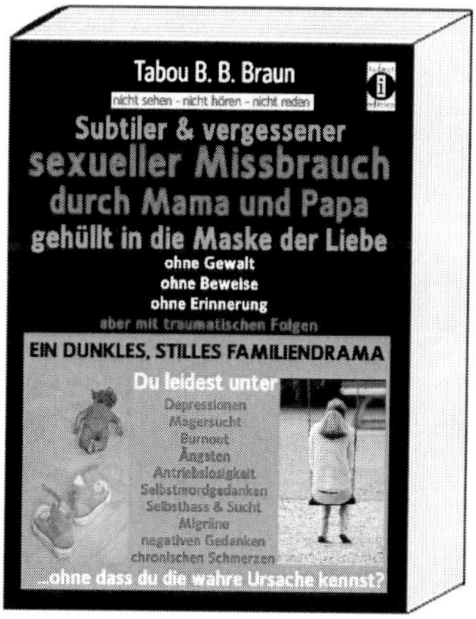
Tabou B. B. Braun
nicht sehen - nicht hören - nicht reden
Subtiler & vergessener
sexueller Missbrauch
durch Mama und Papa
gehüllt in die Maske der Liebe
ohne Gewalt
ohne Beweise
ohne Erinnerung
aber mit traumatischen Folgen
EIN DUNKLES, STILLES FAMILIENDRAMA
Du leidest unter
Depressionen
Magersucht
Burnout
Ängsten
Antriebslosigkeit
Selbstmordgedanken
Selbsthass & Sucht
Migräne
negativen Gedanken
chronischen Schmerzen
...ohne dass du die wahre Ursache kennst?

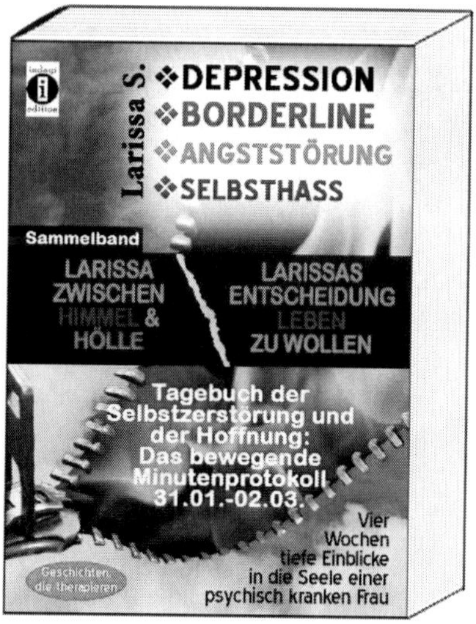
Larissa S.
DEPRESSION
BORDERLINE
ANGSTSTÖRUNG
SELBSTHASS
Sammelband
LARISSA ZWISCHEN HIMMEL & HÖLLE
LARISSAS ENTSCHEIDUNG LEBEN ZU WOLLEN
Tagebuch der Selbstzerstörung und der Hoffnung: Das bewegende Minutenprotokoll 31.01.-02.03.
Vier Wochen tiefe Einblicke in die Seele einer psychisch kranken Frau
Geschichten, die therapieren

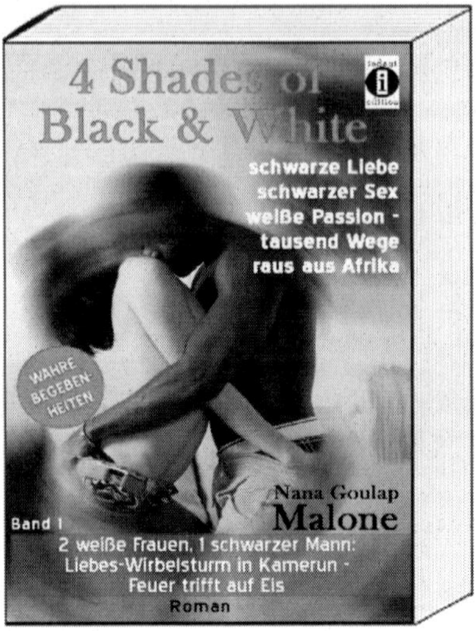
4 Shades of
Black & White
schwarze Liebe
schwarzer Sex
weiße Passion -
tausend Wege
raus aus Afrika
WAHRE BEGEBENHEITEN
Nana Goulap
Malone
Band 1
2 weiße Frauen, 1 schwarzer Mann:
Liebes-Wirbelsturm in Kamerun -
Feuer trifft auf Eis
Roman

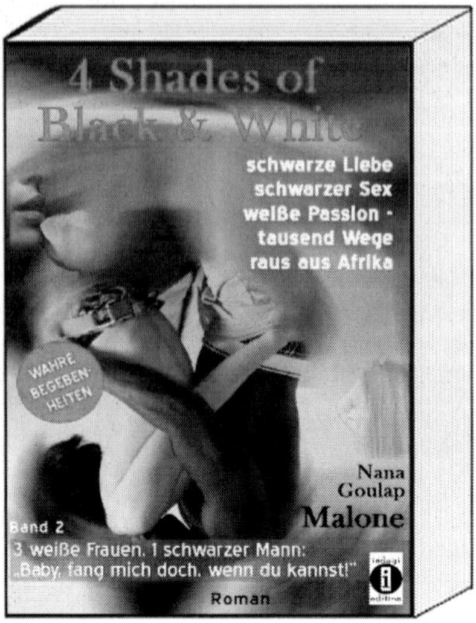
4 Shades of
Black & White
schwarze Liebe
schwarzer Sex
weiße Passion -
tausend Wege
raus aus Afrika
WAHRE BEGEBENHEITEN
Nana
Goulap
Malone
Band 2
3 weiße Frauen, 1 schwarzer Mann:
„Baby, fang mich doch, wenn du kannst!"
Roman

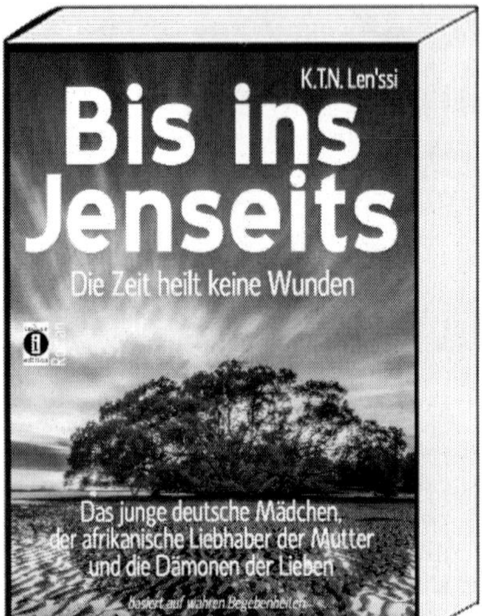
K.T.N. Len'ssi
Bis ins
Jenseits
Die Zeit heilt keine Wunden
Das junge deutsche Mädchen,
der afrikanische Liebhaber der Mutter
und die Dämonen der Lieben
Basiert auf wahren Begebenheiten

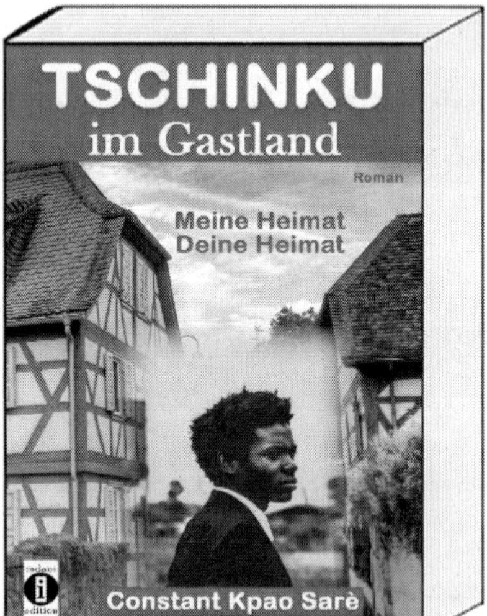
TSCHINKU
im Gastland
Roman
Meine Heimat
Deine Heimat
Constant Kpao Sarè

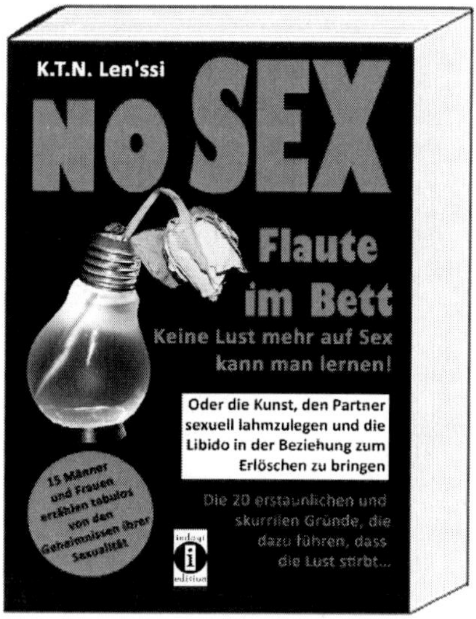
K.T.N. Len'ssi
NO SEX
Flaute im Bett
Keine Lust mehr auf Sex kann man lernen!
Oder die Kunst, den Partner sexuell lahmzulegen und die Libido in der Beziehung zum Erlöschen zu bringen
15 Männer und Frauen erzählen tabulos von den Geheimnissen ihrer Sexualität
Die 20 erstaunlichen und skurrilen Gründe, die dazu führen, dass die Lust stirbt…

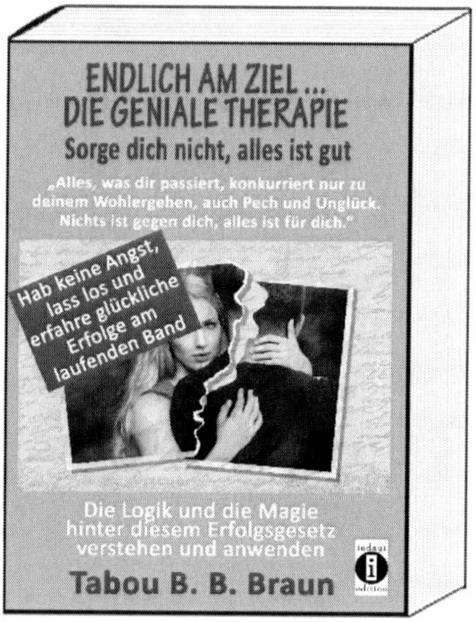
ENDLICH AM ZIEL …
DIE GENIALE THERAPIE
Sorge dich nicht, alles ist gut
„Alles, was dir passiert, konkurriert nur zu deinem Wohlergehen, auch Pech und Unglück. Nichts ist gegen dich, alles ist für dich."
Hab keine Angst, lass los und erfahre glückliche Erfolge am laufenden Band
Die Logik und die Magie hinter diesem Erfolgsgesetz verstehen und anwenden
Tabou B. B. Braun

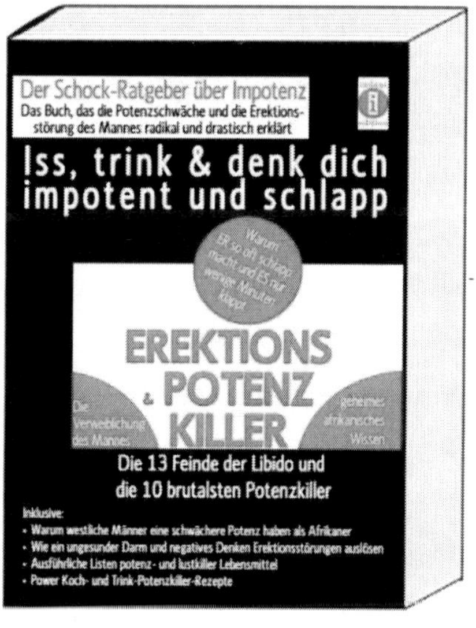
Der Schock-Ratgeber über Impotenz
Das Buch, das die Potenzschwäche und die Erektionsstörung des Mannes radikal und drastisch erklärt
Iss, trink & denk dich impotent und schlapp
Warum ER so oft schlapp macht und ES nur wenige Minuten klappt
EREKTIONS & POTENZ KILLER
Die Verweiblichung des Mannes
geheimes afrikanisches Wissen
Die 13 Feinde der Libido und die 10 brutalsten Potenzkiller
Inklusive:
- Warum westliche Männer eine schwächere Potenz haben als Afrikaner
- Wie ein ungesunder Darm und negatives Denken Erektionsstörungen auslösen
- Ausführliche Listen potenz- und lustkiller Lebensmittel
- Power Koch- und Trink-Potenzkiller-Rezepte

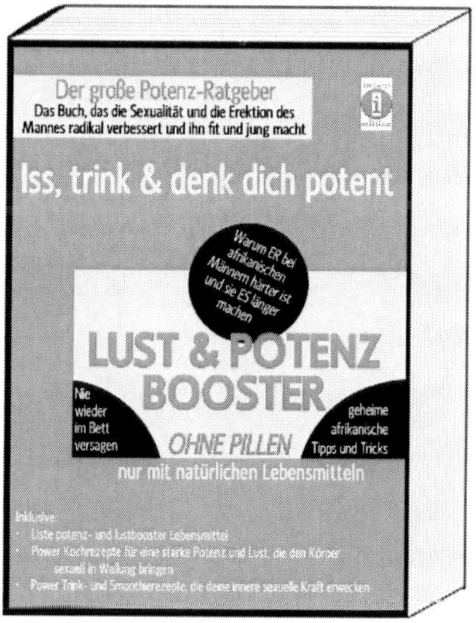
Der große Potenz-Ratgeber
Das Buch, das die Sexualität und die Erektion des Mannes radikal verbessert und ihn fit und jung macht
Iss, trink & denk dich potent
Warum ER bei afrikanischen Männern härter ist und sie ES länger machen
LUST & POTENZ BOOSTER
Nie wieder im Bett versagen
OHNE PILLEN
geheime afrikanische Tipps und Tricks
nur mit natürlichen Lebensmitteln

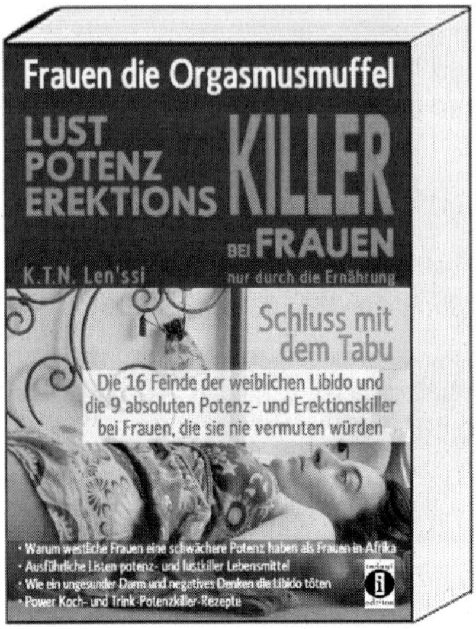

Frauen die Orgasmusmuffel
LUST POTENZ EREKTIONS KILLER
BEI FRAUEN
K.T.N. Len'ssi
nur durch die Ernährung
Schluss mit dem Tabu
Die 16 Feinde der weiblichen Libido und die 9 absoluten Potenz- und Erektionskiller bei Frauen, die sie nie vermuten würden
· Warum westliche Frauen eine schwächere Potenz haben als Frauen in Afrika
· Ausführliche Listen potenz- und lustkiller Lebensmittel
· Wie ein ungesunder Darm und negatives Denken die Libido töten
· Power Koch- und Trink-Potenzkiller-Rezepte

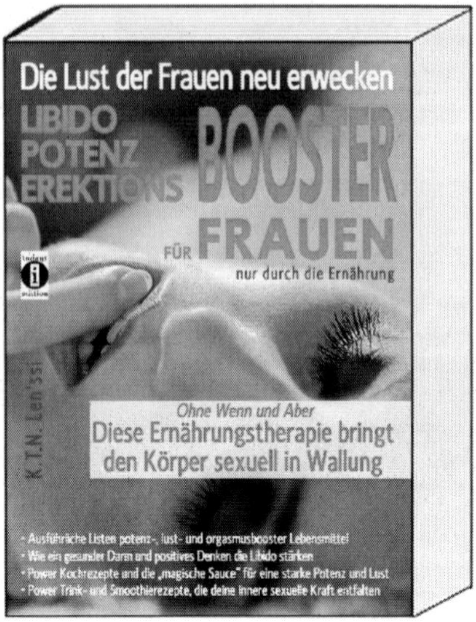

Die Lust der Frauen neu erwecken
LIBIDO POTENZ EREKTIONS BOOSTER
FÜR FRAUEN
nur durch die Ernährung
K.T.N. Len'ssi
Ohne Wenn und Aber
Diese Ernährungstherapie bringt den Körper sexuell in Wallung
· Ausführliche Listen potenz-, lust- und orgasmusbooster Lebensmittel
· Wie ein gesunder Darm und positives Denken die Libido stärken
· Power Kochrezepte und die „magische Sauce" für eine starke Potenz und Lust
· Power Trink- und Smoothierezepte, die deine innere sexuelle Kraft entfalten

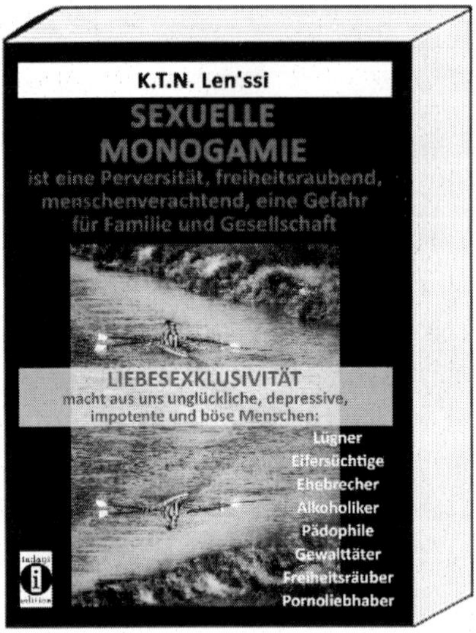

K.T.N. Len'ssi
SEXUELLE MONOGAMIE
ist eine Perversität, freiheitsraubend, menschenverachtend, eine Gefahr für Familie und Gesellschaft
LIEBESEXKLUSIVITÄT
macht aus uns unglückliche, depressive, impotente und böse Menschen:
Lügner
Eifersüchtige
Ehebrecher
Alkoholiker
Pädophile
Gewalttäter
Freiheitsräuber
Pornoliebhaber

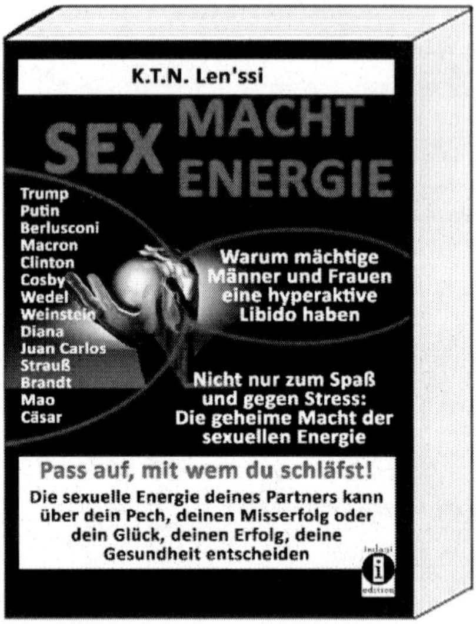

K.T.N. Len'ssi
SEX MACHT ENERGIE
Trump
Putin
Berlusconi
Macron
Clinton
Cosby
Wedel
Weinstein
Diana
Juan Carlos
Strauß
Brandt
Mao
Cäsar
Warum mächtige Männer und Frauen eine hyperaktive Libido haben
Nicht nur zum Spaß und gegen Stress: Die geheime Macht der sexuellen Energie
Pass auf, mit wem du schläfst!
Die sexuelle Energie deines Partners kann über dein Pech, deinen Misserfolg oder dein Glück, deinen Erfolg, deine Gesundheit entscheiden

Made in United States
North Haven, CT
06 November 2026

21814773R00286